老年患者个体化诊疗病例精选

主编　曹艳杰　尹巧香

河南科学技术出版社
·郑州·

图书在版编目（CIP）数据

老年患者个体化诊疗病例精选/曹艳杰，尹巧香主编.—郑州：河南科学技术
出版社，2022.8

ISBN 978-7-5725-0778-6

Ⅰ.①老… Ⅱ.①曹…②尹… Ⅲ.①老年病-病案-汇编 Ⅳ.①R592

中国版本图书馆CIP数据核字（2022）第053953号

出版发行：河南科学技术出版社

地址：郑州市郑东新区祥盛街 27 号　邮编：450016

电话：（0371）65788613　65788625

网址：www.hnstp.cn

责任编辑：王婷婷　武丹丹

责任校对：董静云

封面设计：张　伟

责任印制：张艳芳

印　　刷：洛阳和众印刷有限公司

经　　销：全国新华书店

幅面尺寸：720 mm×1 020 mm　1/16　印张：16.25　彩页：20　字数：266 千字

版　　次：2022 年 8 月第 1 版　2022 年 8 月第 1 次印刷

定　　价：79.80 元

如发现印、装质量问题，影响阅读，请与出版社联系并调换。

本书编委会

主　　审	魏　璇　张　波
主　　编	曹艳杰　尹巧香
副 主 编	田建伟　刘丽芳
学术秘书	刘丽芳　张蓝宁
编　　者	（按姓氏拼音排序）

常欣欣	陈大伟	陈　英	陈宇飞	崔　菲	邓　娟
董丽莎	杜俊杰	杜文津	段景琪	丰爱华	黄丛春
靳　英	孔令红	李凤芝	李　利	李　琦	李妍妍
李玉茜	刘　东	刘海艳	刘　静	刘　平	刘　业
罗慧兰	马　文	马艳敏	苏菲菲	孙津津	孙雪银
童　英	王　东	王俊华	王丽娟	徐　姗	姚旭贤
于心亚	张　妲	张海涛	张红星	张　婧	张蓝宁
张丽娜	张立宁	张　伟	朱伟伟		

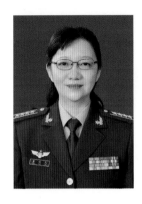

　　曹艳杰，女，医学博士，中国人民解放军空军特色医学中心（原中国人民解放军空军总医院）老年医学科主任医师，副教授，硕士研究生导师，全科医学住院医师规范化培训基地主任。兼任中国智慧工程研究会委员、中国人民解放军老年医学专业委员会感染与防控学组委员、中国高血压联盟理事、国家卫生健康委员会介入培训基地导师等。长期从事心血管内科常见疾病及老年心血管疾病的临床诊治与科研工作，以及医学生（含研究生）及住培医师的医学教育工作。以第一负责人分别主持国际合作基金项目、军队重点课题分课题、保健专项课题、校级重点课题及院级重点教学课题共5项。参编、参译专著5部，发表SCI及核心期刊专业学术论文70余篇。

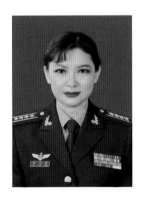

　　尹巧香，女，中国人民解放军空军特色医学中心老年医学科副主任，副主任医师，老年心血管内科博士。中国人民解放军老年医学专业委员会委员，《医学研究杂志》审稿专家。擅长老年冠心病、高血压、心力衰竭等急危重症的综合诊治。参加国家高技术研究发展计划（863计划）及主持军队科研项目多项。参编《老年心脏病学》《妇女心脏病学》，以第一作者发表论文40多篇，其中SCI论文5篇。

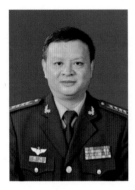

魏璇，男，中国人民解放军空军特色医学中心原干部病房主任，主任医师，硕士研究生导师，空军高层次科技人才，空军保健委员会会诊专家。曾任中国人民解放军老年医学专业委员会副主任委员、中国老年学学会委员、中国医药教育协会老年医学与健康促进专业委员会常务委员、中国救援协会整合康复医学分会常务理事兼心血管康复专业委员会常务委员、北京医师协会老年医学专科医师分会理事等。长期负责空军高级首长的医疗保健工作，具有扎实的专业理论知识和丰富的临床工作经验。主持军队保健课题1项，获军队科技进步奖三等奖1项。参与编写专著4部，发表SCI及核心期刊论文50余篇。

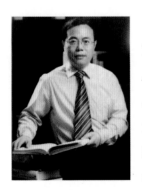

张波，男，主任医师，博士生导师，呼吸与危重症知名专家，中央军委保健会诊专家。曾任中国人民解放军空军特色医学中心医研部部长，原空军总医院副院长、医务部主任、呼吸与危重症医学科主任。兼任中华医学会呼吸病分会呼吸危重症学组副组长、北京医师协会呼吸专科医师分会副会长、中国人民解放军呼吸专业委员会副主任委员、北京医学会呼吸病学分会常务委员等。长期从事呼吸危重病专业和高级干部医疗保健工作，具有丰富的临床经验和深厚的学术造诣。主持多项国家及军队的重大、重点课题，获国家和军队医疗成果奖二等奖3项。主编专著2部，发表SCI及核心期刊学术论文100余篇。

序言一
聚焦老年医学　促进健康老龄化

人口老龄化是 21 世纪全球面临的最严峻问题之一。我国是世界上老龄化速度最快的国家之一。第七次全国人口普查数据显示：2020 年我国 60 岁以上老年人口有 2.64 亿，占比为 18.7%；65 岁以上老年人口有 1.91 亿，占比为 13.5%。我国人口老龄化以慢病高发为特点，对整个社会的发展形成了严峻挑战。为积极应对人口老龄化，中共中央、国务院提出《国家积极应对人口老龄化中长期规划》。老龄化带来的核心问题是老年人健康，发展以人为本、融合医疗与照护、医养综合体系是促进健康老龄化的关键举措。如何利用有限的资源为老年人提供高效优质的医疗服务，是当前我国老年医学工作者需要承担的首要任务。

现代老年医疗卫生服务体系正在从以疾病为中心的模式转向以患者为中心的综合模式，摒弃专科碎片化医疗，实现疾病诊疗与全生命周期健康管理相结合的整合医疗模式。老年人群有其特殊的医学特点，包括生理功能衰退、脏器储备能力下降、多种慢性病和老年综合征共存等。传统医学对老年人的功能状态和社会心理方面关注有限，而老年综合评估是依据生物－心理－社会－环境的医学模式，对老年人做出健康状况和患病情况的综合评价，通过跨学科团队，制订并落实有个体针对性的综合干预方案。

中国人民解放军空军特色医学中心老年医学科（前身是干部病房）成立 50 余年来，经过几代人的不懈努力，已建设成集老年医疗与健康保健于一体的综合学科。该学科已开设老年心血管病区、老年呼吸与危重症病区、老年消化病区和老年神经病区，初步建立了老年综合评估、多学科联合诊疗、全生命周期健康管理的整合医学模式，成为军队医疗保健的重要力量。《老年患者个体化诊疗病例精选》汇集了近十年来老年医学科及多学科联合诊疗的典型病例，

1

分为医疗篇和护理篇。本书提出老年患者合并多系统疾病的个体化精准诊疗理念，一方面以指南为基础，强调规范化诊治，将指南作为解决临床问题的工具，评估指南提供信息的有效性及适用性；另一方面又以患者为中心，强调患者作为独立整体的个体化诊疗。本书可以为从事老年医学工作者提供更多的诊治思路和借鉴。

中国人民解放军空军特色医学中心

罗正学

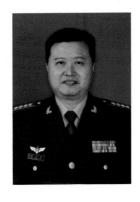

罗正学，男，教授，博士生导师，中国人民解放军空军特色医学中心主任。主要从事航空航天医学研究、医院管理及医学教育工作。曾任空军军医大学唐都医院院长，现任中华医学会航空航天医学分会候任主任委员、中国人民解放军卫生勤务学专业委员会副主任委员。先后承担国家、军队科研项目 10 余项，现主持军队重大、重点项目 3 项。获国家科技进步奖一等奖 1 项，军队科技进步奖一等奖 2 项，陕西省教学成果特等奖 1 项。主编教材获"全国优秀教材（高等教育类）"二等奖，以第一或通讯作者发表论文 40 余篇。

序言二
守正创新　精准诊疗

近年来，人口老龄化、老年病患增加的问题日趋凸显。老年患者的诊疗具有一定的特殊性和复杂性，因老年患者常同时并存多种慢性病和多器官功能减退，因此病情复杂，恢复慢，易突发、恶化，治疗方案也经常面临多重矛盾。

在新的医学模式不断涌现的形势下，老年医学更多地融合了多学科联合诊疗、个体化精准诊疗、整合医疗的理念，老年医学已经发展成为一个特色鲜明的专业学科。未来 20 年，全球人均期望寿命还会再增加 5 岁，失能老年人群的规模不断扩大，以急性器官疾病为中心的传统医疗模式不再适应这种人口学模式的转变，致残、致死的主要病因不再是急性传染性疾病，而是难以治愈的慢性病。因此，对老年患者"要先进行综合评估，再进行综合治疗"的诊治理念被越来越多的老年医务工作者认同，而个体化精准诊疗逐渐成为老年患者诊治的主要模式。老年医学未来的发展方向是，通过全程的、连续的、个体化的综合医疗资源，满足老年人生命历程中的多重需求，改善老年人的健康和生活质量，让每一位老年人都得到以人为本的优质医疗照护。

在迫切需要学科创新和整合的大前提下，本书应运而生。它汇集了近年来中国人民解放军空军特色医学中心老年病综合内科、心内科等各科常见的老年经典病例，涵盖了老年心血管、呼吸、消化及其他系统疾病的诊断、治疗相关内容。结合病例着重阐述了老年常见疾病的临床表现、治疗及护理的新进展；展示了老年患者心血管疾病、呼吸系统疾病、消化系统疾病、血液疾病、内分泌疾病、认知功能障碍等的个案特点；同时强调针对老年患者病情发展特性，借鉴指南进行个体化诊治与护理。

本书为从事老年病专业和卫生保健的医务工作者提供参考，也可供医学院校学生和基础研究人员学习使用。

中国人民解放军空军特色医学中心

王建昌

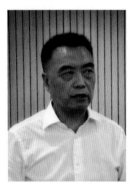 王建昌，男，博士生导师，中国人民解放军空军特色医学中心主任医师。原空军总医院院长。国家、军队科研课题和科研成果评审专家。现任中华医学会航空航天医学分会和中国人民解放军航空航天医学专业委员会主任委员，《中华航空航天医学杂志》副主编，《中华老年心脑血管病杂志》编委。曾任中国人民解放军保健医学专业委员会常务副主任委员、中国老年学学会心脑血管病专业委员会常务理事和中国老年学学会委员。获多项军队科技进步奖和国家专利。主编多部专著，发表百余篇核心期刊论文。

目录

医疗篇

护理篇

医疗篇

一、老年房颤患者并发急性冠脉综合征的抗栓治疗 1 例

心房颤动（简称房颤）是最常见的心律失常之一，是一种年龄相关性疾病，以老年人居多。最新流行病学调查显示，我国房颤的总患病率约为 0.71%，男性房颤发病率为 0.72%，女性房颤发病率为 0.70%；患病率随年龄增长而增加，≥ 75 岁的老年人房颤总发病率为 2.35%，其中男性发病率为 2.05%，女性发病率为 2.59%。房颤和冠心病有着很多共同的危险因素，冠心病患者中有 10%~15% 的患者同时伴有房颤，而房颤患者中约有 30% 的患者合并有冠心病。

房颤血栓和冠状动脉内血栓形成的机制不同，故其抗栓治疗的方法也不同。抗血小板治疗是冠心病二级预防及经皮冠状动脉介入治疗（PCI）后支架血栓预防的关键，而口服抗凝药物是房颤患者预防脑卒中最重要的治疗措施。房颤合并急性冠脉综合征的治疗是临床常见的棘手问题，一方面，房颤伴快速心室率时可加重心肌缺血，严重者可诱发急性心肌梗死或心力衰竭，严重影响急性冠脉综合征的预后；另一方面，需长期抗凝治疗的房颤患者接受冠状动脉支架植入后的抗血栓治疗也面临出血风险显著增高的挑战。

本例慢性非瓣膜病性房颤患者并发急性冠脉综合征，接受了冠状动脉支架植入术治疗，通过综合评估血栓栓塞风险和出血风险，合理选择抗栓治疗方案，取得了良好的治疗效果。

1. 病情及诊治经过

【病史】

患者，女，82 岁，主因"间断胸痛 10 年，加重伴气促 3 天"来院就诊。10 年前患者长时间体力活动或情绪过度激动后出现胸痛、胸闷，持续 10 余分

钟至半小时不等，休息或含服硝酸甘油后缓解，在当地医院诊断为"冠心病心绞痛、心房纤颤"，长期口服"阿托伐他汀、比索洛尔"药物治疗，病情尚平稳。入院前 3 d 无明显诱因频繁出现胸部压榨样疼痛，每天发作 3~5 次，含服硝酸甘油 2~10 min 后症状缓解，伴心悸及全身微汗，急来我院就诊。既往有高血压 20 年，血压最高 180/100 mmHg（23.94/13.33 kPa，1 mmHg 约相当于 0.133 kPa），近期血压控制良好；高脂血症 20 年；"2 型糖尿病"10 余年，口服阿卡波糖 + 胰岛素皮下注射治疗，血糖控制尚可。10 年前诊断为"阵发性心房纤颤"，近 5 年房颤呈持续性，口服"利伐沙班 20 mg，1 次 /d"治疗。

【体格检查】

体温（T）36.2 ℃，脉搏（P）82 次 /min，呼吸（R）14 次 /min，血压（BP）132/92 mmHg。一般状况良好，听诊双肺呼吸音清晰，未闻及干、湿啰音，心界不大，心律绝对不齐，第一心音强弱不等，平均心室率 96 次 /min，各瓣膜听诊区未闻及病理性杂音。触诊腹软无抵抗，肝脾不大，双下肢无水肿。

【辅助检查】

实验室检查：心肌损伤标志物三项示肌钙蛋白 I（cTnI）0.06 ng/mL（稍增高），肌酸激酶同工酶（CK-MB）、肌红蛋白（MYO）均阴性；脑利尿钠肽（BNP）阴性；生化示血糖 6.8 mmol/L，余各项均正常；糖化血红蛋白 5.8%；血常规、尿常规、大便常规、手术感染八项、甲状腺功能七项、风湿三项均正常。

心电图：异位心律，心房纤颤，平均心室率为 72 次 /min，T 波普遍低平（图 1-1-1）。

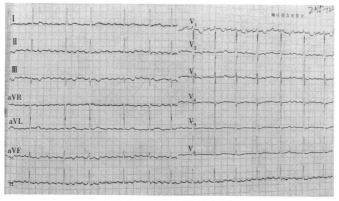

图 1-1-1　入院心电图

心脏彩超：左房增大，前后径 45 mm，主动脉瓣钙化，下壁节段性室壁运动减弱，运动不协调，左室射血分数（LVEF）54%。

【诊断】

①冠心病：不稳定型心绞痛；②心律失常：持续性房颤；③高血压病 3 级（很高危）；④ 2 型糖尿病；⑤高脂血症。

【治疗】

患者因急性冠脉综合征合并房颤入院，有强化抗血小板聚集及抗凝治疗指征，给予阿司匹林肠溶片（100 mg，1 次 /d）+ 氯吡格雷（75 mg，1 次 /d）抗血小板聚集，利伐沙班（15 mg，1 次 /d）抗凝，β 受体阻滞剂比索洛尔片（5 mg，1 次 /d）降低心肌耗氧，阿托伐他汀钙片（20 mg，1 次 /d）调脂治疗以稳定冠状动脉粥样硬化斑块，以及单硝酸异山梨酯缓释片（40 mg，1 次 /d）扩张冠状动脉。患者合并高血压、糖尿病，给予硝苯地平控释片（30 mg，1 次 /d）及缬沙坦胶囊（80 mg，1 次 /d）降血压，西格列汀（100 mg，1 次 /d）及重组人胰岛素 30R（10 IU/ 早 +6 IU/ 晚）降血糖等治疗。患者病情稳定，未再发胸痛。

次日患者完善冠状动脉造影检查，可见左前降支中段、第一对角支近段及左回旋支中段浸润病变，管腔未见明显狭窄（图 1-1-2），右冠状动脉近段

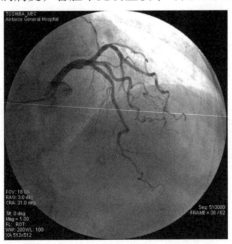

图 1-1-2　左冠状动脉造影：左前降支中段、第一对角支近段及左回旋支中段浸润病变，管腔未见明显狭窄

轻度浸润病变，管腔无明显狭窄，后降支开口 90% 狭窄（图 1-1-3）。遂对右冠状动脉后降支行介入治疗。经 6 F JR4.0 指引导管，送 Runthrough NS 导引导丝分别至后降支远段，另一根 Runthrough NS 导引导丝保护左室后侧支，应用 Sprinter Legend 2.5/10 mm 球囊 8 atm（810.6 kPa，1 atm=101.325 kPa）预扩张后 Crossover 植入 2.5/12 mm Medtronic Resolute Integrity 支架，12 atm 释放支架（图 1-1-4），支架膨胀良好，血流 TIMI 3 级（图 1-1-5）。术后继续给予抗血小板聚集、抗凝、调脂、降低心肌耗氧、扩张冠状动脉及降血压、降血糖等治疗，

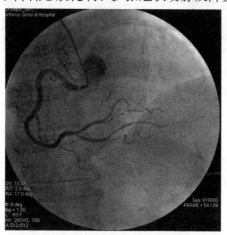

图 1-1-3　右冠状动脉造影：右冠状动脉近段轻度浸润病变，管腔无明显狭窄，后降支开口 90% 狭窄

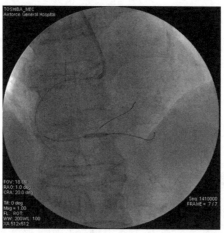

图 1-1-4　右冠状动脉介入治疗：6 F JR4.0 指引导管，2 根 Runthrough NS 导引导丝分别至后降支及左室后侧支，Sprinter Legend 2.5/10 mm 球囊 8 atm 预扩张后 Crossover 植入 2.5/12 mm Medtronic Resolute Integrity 支架，12 atm 释放支架

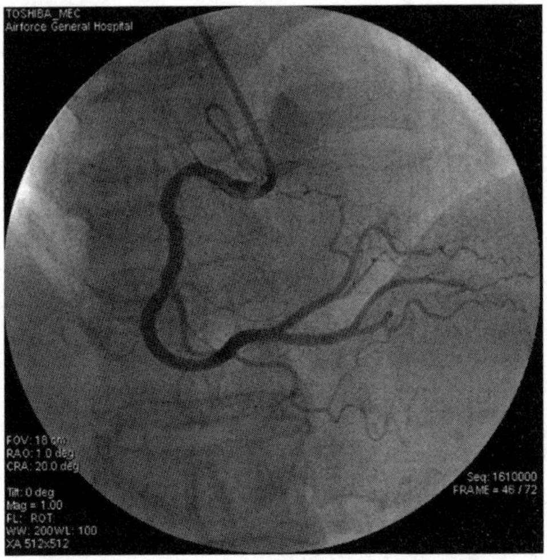

图 1-1-5　右冠状动脉支架术后造影结果

患者病情平稳。

术后 1 个月随访，患者牙龈间断出血，刷牙后加重，出血量不多，无皮肤、黏膜自发性淤斑及出血，无血尿、便血、咯血等情况。停用阿司匹林肠溶片，继续给予氯吡格雷片（75 mg，1 次 /d）+ 利伐沙班（15 mg，1 次 /d）双联抗血小板聚集、抗凝治疗，余药物治疗同前。患者牙龈出血消失，无其他不适症状及表现。随访 1 年，患者病情稳定，停用氯吡格雷片，给予单药利伐沙班（15 mg，1 次 /d）抗凝治疗，目前（截至 2021 年，下文同）随访 3 年，患者未再发胸闷胸痛，无出血，血压控制良好，测血压 128/80 mmHg，血糖 6.8 mmol/L，糖化血红蛋白 5.6%。

2. 讨论

高龄是房颤患者血栓栓塞（脑卒中 CHA_2DS_2-VASc 评分）和出血风险（HAS-BLED 评分）增加的共同危险因素，随着年龄增加，房颤的血栓风险及出血风险均明显增加。房颤患者合并急性冠脉综合征时，有较高的栓塞风险，需要继续抗凝治疗，针对急性冠脉综合征的动脉粥样硬化斑块破裂、出血，血栓形成的病理基础及支架治疗术后均需要强化抗血小板聚集治疗。然而，高龄患者双联抗栓合并抗凝治疗的出血风险显著增高，三联抗栓治疗方案及治疗时程的选择对减少血栓事件、降低出血风险尤为关键。

首先评估房颤患者的栓塞风险和出血风险，制订优化的抗栓治疗方案。目前临床上最常用的房颤脑卒中风险评分是 $CHADS_2$ 评分和 CHA_2DS_2-VASc 评分（表 1-1-1），评分分别为 3 分和 6 分的患者是血栓栓塞的高危人群（表 1-1-2）。在抗凝药物选择方面，新型口服抗凝剂（NOAC）与传统抗凝剂（华法林）相比，前者降低 75 岁以上老年患者的缺血性卒中和出血事件效果更为明显。传统抗凝药物华法林具有抗凝效果不可预测、缓慢起效 / 失效、狭窄的治疗窗［国际标准化比值（INR）范围 2.0~3.0］、药物和食物相互作用多、频繁的剂量调整、需要常规抗凝监测等缺点，而 NOAC 则具有起效迅速、治疗效果稳定、不受治疗窗限制、药物和食物相互作用少、无须频繁调整剂量、无须常规抗凝监测等优点，临床应用日益增多。《2019 AHA/ACC/HRS 心房颤动患者管理指南》和《心房颤动：目前的认识和治疗的建议 –2018》均推荐高龄房颤患者（75 岁以上）起始抗凝治疗首选 NOAC（达比加群酯、利伐沙班、阿哌沙班和艾多沙班），NOAC 效果优于华法林（Ⅰ，A）。

表 1-1-1　$CHADS_2$ 评分和 CHA_2DS_2-VASc 评分

危险因素	$CHADS_2$ 评分（分）	CHA_2DS_2-VASc 评分（分）
充血性心力衰竭 / 左心室功能障碍（C）	1	1
高血压（H）	1	1
年龄 ≥ 75 岁（A）	1	2
糖尿病（D）	1	1
脑卒中 /TIA/ 血栓栓塞病史（S）	2	2
血管性疾病（V）	—	1
年龄 65~74 岁（A）	—	1
性别（女性）（Sc）	—	1
最高总分	6	9

注　TIA：短暂性脑缺血发作；血管性疾病：心肌梗死、复合型主动脉斑块及外周动脉疾病。

表 1-1-2　房颤 CHA$_2$DS$_2$-VASc 评分与年卒中率

CHA$_2$DS$_2$-VASc 评分（分）	校正的年卒中率（%）
0	0
1	1.3
2	2.2
3	3.2
4	4.0
5	6.7
6	9.8
7	9.6
8	6.7
9	15.2

　　抗凝治疗可增加出血风险，常用 HAS-BLED 评分（表 1-1-3）评估患者的出血风险。其中，高血压：收缩压 > 160 mmHg；肾功能异常：长期肾透析或肾移植术后，或血清肌酐 ≥ 200 μmol/L；肝功能异常：慢性肝病（如肝硬化）或有严重肝功能损害的生化指标异常（如胆红素高于正常值高限 2 倍伴转氨酶高于正常高限 3 倍等）；出血：既往有出血病史或现在有出血倾向；INR 波动大：INR 变化大或 INR 达到治疗目标范围值时间（TTR）< 60%；合并用药：同时使用抗血小板药、非甾体抗炎药等。如果肝、肾功能均异常计 2 分；如果同时使用增加出血风险的药物并伴酗酒计 2 分。总评分为 9 分，评分为 0~2 分者属于出血低风险，评分 ≥ 3 分出血风险较高。该患者高龄，有高血压、牙龈出血、急性冠脉综合征并联用抗血小板药物治疗，HAS-BLED 评分为 4 分，属于抗凝治疗出血的高危人群。

表 1-1-3 房颤患者抗凝出血风险评估——HAS-BLED 评分

字母代号	危险因素	评分（分）
H（Hypertension）	高血压	1
A（Abnormal renal and liver function）	肝、肾功能不全	各 1
S（Stroke）	卒中	1
B（Bleeding）	出血	1
L（Labile INRs）	异常 INR	1
E（Elderly）	年龄＞65 岁	1
D（Drugs or alconol）	药物或饮酒	各 1

注 积分≥3 分时提示"高危"。

患者因急性冠脉综合征行支架术治疗，术后需要双联抗血小板聚集加抗凝治疗，同时患者出血风险较高，治疗方案选择非常重要。房颤合并冠心病 PCI 术后的患者选择何种抗凝和抗血小板聚集药物联合一直是临床研究的热点。研究表明，房颤合并稳定型冠心病 PCI 术后的患者选择华法林联用双重抗血小板聚集药物治疗，并不能明显减少血栓栓塞、心肌梗死和（或）冠心病死亡的发生，反而显著增加患者的出血风险。而在急性冠脉综合征患者中，三联抗栓治疗能够减少心血管死亡、心肌梗死和脑卒中事件，但是出血事件也明显增加，因此三联抗栓治疗的时间应尽量缩短。

2010 年《欧洲心脏病学会（ESC）心房颤动治疗指南》推荐房颤 PCI 术后植入裸金属支架的患者三联抗栓治疗至少 1 个月，急性冠脉综合征患者三联抗栓治疗建议 3~6 个月，此后口服抗凝剂联合一种抗血小板聚集药（阿司匹林或氯吡格雷）治疗。若患者病情稳定，1 年后则按照稳定型冠心病伴房颤的抗凝治疗原则，仅应用华法林单药抗凝治疗。CHADS$_2$ 评分 0~1 分者建议在支架植入后 1 年内接受阿司匹林与氯吡格雷治疗，无须进行三联抗栓治疗，1 年后若病情稳定则参照稳定型冠心病伴房颤的治疗原则进行抗凝治疗。2017 年《ESC 冠心病患者双抗治疗指南》推荐评估 PRECISE-DAPT 评分和 DAPT 评分（表 1-1-4），通过评估双联抗血小板聚集治疗（DAPT）的获益和危害来指导双抗治疗的持续时间。PRECISE-DAPT 评分≥25 分的患者实行 3~6 个月短期 DAPT，评分 < 25 分的进行标准 DAPT，也就是 12~24 个月的疗程。针对缺血事件风险增加的患者，DAPT 评分 ≥ 2 分建议延长 DAPT，就是 30 个月的 DAPT，DAPT 评分 < 2 分则建议标准 DAPT。

表 1-1-4　PRECISE-DAPT 评分和 DAPT 评分

项目	PRECISE-DAPT 评分	DAPT 评分	
评估时间	冠状动脉支架植入后	DAPT 持续治疗 12 个月无事件后	
评估的双抗疗程	短期 DAPT（3~6 个月） vs. 标准 / 长期 DAPT（12~24 个月）	标准 DAPT（12 个月） vs. 长期 DAPT（12 个月）	
分值计算	HB ≥12 11.5 11　10.5 ≤10 WBC ≤5 8 10 12 14 16 18≥20 年龄 ≤50 60 70 80 ≥90 CrCl 100 80 60 40 20 0 出血史 No　　　　　　　Yes 对应分值 0 2 4 6 8 10 12 14 16 18 20 22 24 26 28 30	年龄 　≥ 75 　65~74 　< 65 吸烟 糖尿病 心肌梗死发病 PCI 史或心肌梗死史 紫杉醇药物洗脱支架 支架直径 < 3 mm CHF 或 LVEF < 30% 静脉支架	−2 分 −1 分 0 分 +1 分 +1 分 +1 分 +1 分 +1 分 +1 分 +2 分 +2 分
分值范围	0~100 分	−2~10 分	
进行决策的阈值建议	分值 ≥ 25 →短期 DAPT 分值 < 25 →标准 / 长期 DAPT	分值 ≥ 2 →长期 DAPT 分值 < 2 →标准 DAPT	

　　根据本例患者血栓形成、栓塞、出血风险均增高的病情特点，并结合最新指南推荐，三联抗栓方案优选氯吡格雷片而非替格瑞洛片，同时抗凝治疗可给予较小剂量。因此，给予阿司匹林肠溶片（100 mg，1 次 /d）+ 氯吡格雷片（75 mg，1 次 /d）+ 利伐沙班（15 mg，1 次 /d）三联抗栓治疗，治疗期间需密切观察患者有无出血及出血倾向。患者出血风险高，1 个月后停用三联抗栓方案，改为

氯吡格雷片联合利伐沙班双联抗栓治疗，1 年后停用氯吡格雷片，目前服用利伐沙班抗凝治疗，患者病情稳定。

本例高龄房颤患者并发急性冠脉综合征，并行冠状动脉支架术治疗，术后抗栓治疗方案选择尤为重要。对本例患者综合应用了 CHADS$_2$ 评分、CHA$_2$DS$_2$-VASc 评分、HAS-BLED 评分、PRECISE-DAPT 评分和 DAPT 评分等评估系统进行精准评估，制订安全有效的抗栓治疗方案和治疗时程，提高了治疗效果，改善了临床预后。

参考文献

[1] Wang Z，Chen Z，Wang X，et al. The disease burden of atrial fibrillation in China from a national cross-sectional survey [J]. Am J Cardiol，2018，122（5）：793-798.

[2] Chang S S，Dong J Z，Ma C S，et al. Current status and time trends of oral anticoagulation use among chinese patients with nonvalvular atrial fibrillation：The Chinese atrial fibrillation registry study [J]. Stroke，2016，47（7）：1803-1810.

[3] Wan H，Wu S，Wang J，et al. Body mass index and the risk of all-cause mortality among patients with nonvalvular atrial fibrillation：a multicenter prospective observational study in China [J]. Eur J Clin Nutr，2017，71（4）：494-499.

[4] January C T，Wann L S，Calkins H，et al. 2019 AHA/ACC/HRS focused update of the 2014 AHA/ACC/HRS guideline for the management of patients with atrial fibrillation：A report of the American College of Cardiology/American Heart Association Task Force on Clinical Practice Guidelines and the Heart Rhythm Society in collaboration with the Society of Thoracic Surgeons [J]. Circulation，2019，140（2）：e125-e151.

[5] 黄从新，张澍，黄德嘉，等. 心房颤动：目前的认识和治疗建议（2018）[J]. 中华心律失常学杂志，2018，22（4）：279-346.

[6] Dewilde W J，Oirbans T，Verheugt F W，et al. Use of clopidogrel with or without aspirin in patients taking oral anticoagulant therapy and undergoing percutaneous coronary intervention：an open-label，randomised，controlled trial [J]. Lancet，2013，381（9872）：1107-1115.

［7］Lamberts M，Gislason G H，Olesen J B，et al. Oral anticoagulation and antiplatelets in atrial fibrillation patients after myocardial infarction and coronary intervention ［J］. J Am Coll Cardiol，2013，62（11）：981-989.

［8］Yeh R W，Secemsky E A，Kereiakes D J，et al. Development and validation of a prediction rule for benefit and harm of dual antiplatelet therapy beyond 1 year after percutaneous coronary intervention ［J］. JAMA，2016，315（16）：1735-1749.

［9］Hess C N，Peterson E D，Peng S A，et al. Use and outcomes of triple therapy among older patients with acute myocardial infarction and atrial fibrillation ［J］. J Am Coll Cardiol，2015，66（6）：616-627.

［中国人民解放军空军特色医学中心（以下简称空军特色医学中心）心血管内科：

田建伟　李　利　黄丛春］

二、急性冠脉综合征合并尿毒症透析患者行药物球囊处理 1 例

随着我国人民生活水平的逐渐提高，冠心病发生率逐年攀升，急性心肌梗死是冠心病中最凶险的一种危重症，病情发展迅速，致死率高，严重危害着患者的生命健康。肾功能不全是影响冠心病患者早期及晚期生存率的独立危险因素，尤其是肾功能衰竭透析患者，若同时合并急性心肌梗死，其生存率极低。另外，一旦发生急性心肌梗死，需要对患者进行强化抗血小板聚集、抗凝等处理以避免冠状动脉进一步梗阻，肾功能衰竭患者由于血小板功能异常、血管脆性增加、凝血因子异常及纤溶系统异常等原因，出血风险巨大，在治疗上存在很大的矛盾，往往需要在急诊行 PCI 手术的基础上综合考虑，谨慎处理，严密观察，随时调整治疗策略。

1. 病情及诊治经过

【病史】

患者，男，86 岁，以"间断胸闷、憋气 4 年，加重伴胸痛 8 小时"为主诉入院。患者于 4 年前运动或劳累后出现"胸闷、憋气"，休息 5~10 min 后可缓解，在我院就诊行冠状动脉造影术见右侧冠状动脉次全闭塞，给予右冠状动脉开通并行支架植入术，植入支架 2 枚，患者症状好转后出院。出院后规律服用"阿司匹林肠溶片（100 mg，1 次/d）、氯吡格雷片（75 mg，1 次/d）、阿托伐他汀钙片（20 mg，1 次/晚）"治疗。3 年前患者无明显诱因再次出现胸闷、憋气症状，入我院行冠状动脉造影见右冠状动脉原支架内近段、中段分别再狭窄 95% 及 99%，给予再狭窄处植入支架 1 枚，术后患者症状好转出院，出院后继续规律口服上述药物治疗。入院前 8 h，患者在我院透析时突发胸骨

后持续疼痛，不能缓解，遂就诊于我院急诊科，查心电图提示：异位心律、心房颤动，Ⅲ、V_1 导联异常 "Q" 波；心肌损伤标志物三项提示：肌钙蛋白 0.09 ng/mL，肌酸激酶同工酶 15 ng/mL，肌红蛋白 668 ng/mL。诊断为心房颤动、急性冠脉综合征，急诊给予静脉滴注硝酸甘油、胺碘酮，30 min 后患者胸痛缓解，心电图转为窦性心律。收入 CCU 进一步治疗。

患者既往有"高血压"病史 20 余年，最高血压为 220/110 mmHg，目前口服"苯磺酸左旋氨氯地平片（10 mg，2 次/d）、美托洛尔缓释片（47.5 mg，1 次/d）"，血压控制不佳；有"尿毒症"病史 13 年，目前每周二、周四、周六进行透析治疗。

【体格检查】

T 36.8 ℃，P 61 次/min，R 20 次/min，BP 122/59 mmHg。听诊双肺呼吸音清晰，未闻及干、湿啰音；心界正常，律齐，心室率 61 次/min，各瓣膜听诊区未闻及杂音。

【辅助检查】

心电图提示：窦性心律，Ⅰ、aVL 导联 T 波倒置（图 1-2-1）。

床旁心脏彩超提示：符合高血压、冠心病心脏改变，左室收缩功能正常，射血分数（EF）60%。

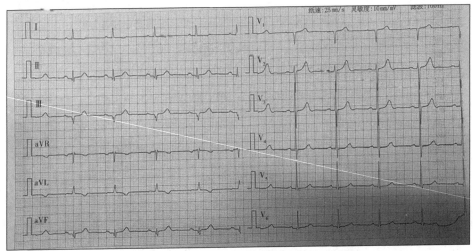

图 1-2-1 患者入心血管内科后采集的心电图

肾脏功能指示：尿素氮 17.9 mmol/L（↑），肌酐 661 μmol/L（↑），尿酸 285 μmol/L。

【治疗】

入院后考虑患者房颤已经转复为窦性心律，胸痛症状已缓解，自出现胸痛到入院患者已接近 12 h 介入治疗时间窗，暂时考虑保守治疗，择期行冠状动脉造影术明确冠状动脉病变并进行介入治疗。

（1）调整口服药物

给予患者口服阿司匹林肠溶片（100 mg，1 次 /d）、替格瑞洛片（90 mg，2 次 /d）（肾功能不全患者无须调整剂量）抗血小板聚集，阿托伐他汀钙片（20 mg，1 次 / 晚）稳定粥样硬化斑块，琥珀酸美托洛尔缓释片（47.5 mg，1 次 /d）抑制交感神经兴奋性，培哚普利片（2 mg，1 次 /d）改善心肌重构，雷贝拉唑钠肠溶片（20 mg，1 次 /d）预防应激性溃疡，单硝酸异山梨酯缓释片（40 mg，1 次 /d）缓解心绞痛症状。患者入院后血压不高，考虑到二氢吡啶类钙拮抗剂用于有症状的心肌缺血患者时可能会出现心绞痛恶化的情况，因此暂时未给予二氢吡啶类钙拮抗剂降压。调整药物后每日观察患者血压，血压波动在（110~130）/（60~80）mmHg，因此未继续加用二氢吡啶类钙拮抗剂。

（2）继续隔日透析

由于患者为终末期肾功能衰竭透析状态，嘱其继续隔日透析 1 次，透析过程中患者偶有胸闷不适，持续 1~2 min 可自行缓解。

（3）行冠状动脉造影术

患者入心血管内科治疗 5 d 后，行冠状动脉造影术，术中可见患者右冠状动脉支架内再次狭窄，狭窄程度约 99%，左冠状动脉中段中 – 重度狭窄，狭窄程度约为 70%（图 1-2-2）。

综合考虑：患者右冠状动脉支架内再次狭窄（已经双重支架重叠植入），且患者为终末期肾功能衰竭，肾脏对血脂的清除代谢障碍、营养不良、低蛋白血症引起脂质代谢紊乱，且透析不能改善脂代谢紊乱的状态。因此，再次通过植入支架的方式处理该病变显然不合适。所以，我们采用先预扩张支架内的再狭窄斑块，随后采用药物球囊贴靠的办法对病变进行再血管化处理（图

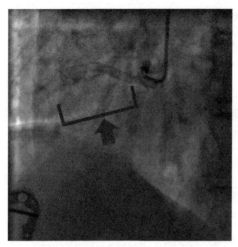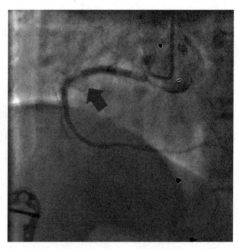

无造影剂时可以看到支架影　　　　　　　　造影剂充填时可见充盈缺损

图 1-2-2　冠状动脉未造影时可见右冠状动脉支架影（左图箭头所示区域），造影时造影
　　　　　剂所在位置出现充盈缺损（右图箭头所示）

1-2-3）。

　　患者行药物球囊处理后继续住院观察 5 d，未见明显胸闷、憋气及胸痛症状后出院。继续口服阿司匹林肠溶片（100 mg，1 次 /d）、替格瑞洛片（90 mg，2 次 /d）抗血小板聚集，阿托伐他汀钙片（20 mg，1 次 / 晚）稳定粥样硬化斑块，琥珀酸美托洛尔缓释片（47.5 mg，1 次 /d）抑制交感神经兴奋性，培哚普利片

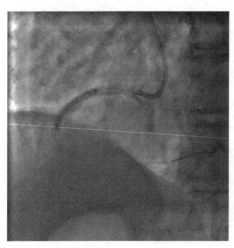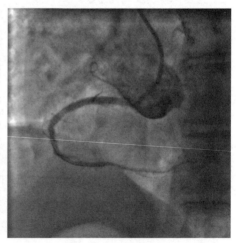

药物球囊对病变进行贴靠　　　　　　　　药物球囊处理后造影

图 1-2-3　病变处理及造影结果

（2 mg，1 次 /d）改善心肌重构。嘱患者定期门诊随访。

2. 讨论

根据本患者的临床症状、心电图表现、心肌损伤标志物等，可诊断为急性冠脉综合征中的非 ST 段抬高型急性冠脉综合征（NSTE-ACS）。该类型急性冠脉综合征的病理生理学基础主要为冠状动脉严重狭窄和（或）易损斑块破裂或糜烂所致的急性血栓形成，伴或不伴血管收缩、微血管栓塞，引起冠状动脉血流减少和心肌缺血。

（1）调整患者口服药物

患者长期口服苯磺酸左旋氨氯地平，理论上讲，所有钙拮抗剂（CCB）均能够扩张冠状动脉，可以用于变异型心绞痛，而长效 CCB 对收缩期高血压的老年患者可能有效，但目前没有关于氨氯地平在 NSTE-ACS 患者应用的临床试验数据，因此我们将患者降压所用的苯磺酸左旋氨氯地平暂时停用，其后发现患者血压并未明显反弹，血压控制较为平稳。另外，继续给予患者 β 受体阻滞剂及血管紧张素转化酶抑制剂（ACEI）改善患者心脏远期重构。

（2）冠状动脉支架术的处理

该患者同时合并终末期肾功能衰竭，肾功能不全会明显增加患者的心血管死亡风险和再发心肌梗死不良事件，与其脂代谢异常有明显关联；另外，持续血液透析也会造成患者钙磷代谢异常，这些因素都会对患者冠状动脉病变形成非常复杂的作用，使大量钙质沉积在冠状动脉斑块内部，不仅促进斑块钙化和增生，而且使介入手术难度明显增大，如球囊无法通过病变、支架无法充分扩张等。本患者进行球囊预扩张斑块时发现预扩张球囊很难通过严重狭窄的斑块，使用了包括延长导管在内的多项介入技术才得以实现狭窄斑块的预扩张。另外，患者为多次冠状动脉支架术后原部位再狭窄，且右冠状动脉支架套支架的双重结构让介入手术更加困难和复杂。在对本患者严重狭窄部分进行预扩张之后，术者采用药物球囊对支架内再狭窄进行处理，这是国际上前沿及主流的处理支架内再狭窄的办法。术后患者冠状动脉血流得到完美恢复，远期效果可期。

（3）评估出血风险

患者急性冠脉综合征合并终末期肾功能衰竭，肾小球滤过率明显下降，不仅需要对患者心血管缺血风险进行评估，如使用 GRACE 风险评分或 GRACE2.0 风险评分直接评估入院，以及出院后 6 个月、1 年和 3 年的病死率，还需要对患者使用 CRUSADE 评分以量化其接受冠状动脉造影的出血风险。经过评估，患者的出血风险和缺血风险都较高，也就意味着患者冠状动脉的堵塞风险与患者器官的出血风险同时存在。此时需要综合全面评估患者的情况，因为患者为急性冠脉综合征，必须使用双联抗血小板聚集防止冠状动脉事件的升级，另外，在合理控制血压的情况下，不给予患者非甾体抗炎药（阿司匹林除外）以避免其出现出血事件，尤其是颅内大出血事件。本患者血压控制尚可，透析过程中使用适量肝素，未加用低分子肝素抗凝，期间患者并未出现心血管事件。患者病情稳定后，立即进行冠状动脉介入手术，对罪犯血管进行处理，解除了患者冠状动脉病变风险，患者病情稳定后出院。

总之，肾功能不全是急性冠脉综合征患者死亡率升高的独立危险因素，在对患者冠状动脉罪犯血管进行处理的同时，有必要考虑肾功能不全对患者钙磷代谢、脂代谢、凝血系统代谢的影响，在严格控制血压的情况下，使用适当的方法避免患者出现相关并发症（如出血）是需要临床医生注意的。当然，此类患者的冠状动脉病变异常复杂，需要术者全面评估，使用适当的介入方法处理冠状动脉。例如，支架内再狭窄需要使用药物球囊，而非套叠支架，这符合目前国际上对冠状动脉支架内再狭窄的处理原则。

参考文献

［1］梁盛伟. 肾功能不全合并 CTO 患者行 PCI 治疗的预后分析［D］. 广州：广州医科大学，2020.

［2］姜丹. 心肌梗死后缺血性心肌病的相关危险因素分析［J］. 中西医结合心血管病电子杂志，2018，6（5）：100，102.

［3］李秀钧. 尿毒症的贫血与出血［J］. 国外医学参考资料（内科学分册），1974（12）：548-552.

［4］Dagenais G R, Lu J, Faxon D P, et al. Effects of optimal medical treatment with or without coronary revascularization on angina and subsequent revascularizations in patients with type 2 diabetes mellitus and stable ischemic heart disease [J]. Circulation, 2011, 123 (14): 1492-1500.

[5] 韦芳宁, 纪玉莲, 林芳宇. 低分子肝素对糖尿病肾衰竭透析患者血脂代谢的临床观察 [J]. 中国中西医结合肾病杂志, 2002 (8): 460-462.

[6] 中华医学会心血管病学分会, 中华心血管病杂志编辑委员会. 非 ST 段抬高型急性冠状动脉综合征诊断和治疗指南(2016)[J]. 中华心血管病杂志, 2017, 45 (5): 359-376.

[7] Aronow W S, Fleg J L, Pepine C J, et al. ACCF/AHA 2011 expert consensus document on hypertension in the elderly: A report of the American College of Cardiology Foundation Task Force on Clinical Expert Consensus documents developed in collaboration with the American Academy of Neurology, American Geriatrics Society, American Society for Preventive Cardiology, American Society of Hypertension, American Society of Nephrology, Association of Black Cardiologists, and European Society of Hypertension [J]. J Am Coll Cardiol, 2011, 57 (20): 2037-2114.

[8] 王瑜, 赵青, 周静. 维持性血液透析与腹膜透析患者脂质代谢的变化及与白蛋白的关系 [J]. 南昌大学学报(医学版), 2014, 54 (1): 61-63.

[9] 肖克君, 刘建. 高通量维持性血液透析对 CRF 患者血清钙、磷、甲状旁腺激素的影响及安全性分析 [J]. 山东医药, 2017, 57 (44): 66-68.

[10] 刘鹏. 不同透析方法对钙磷代谢的临床观察 [J]. 中国医药指南, 2017, 15 (33): 9, 11.

[11] Kiriyama H, Kodera S, Minatsuki S, et al. Short-term and long-term efficacy of drug-coated balloon for in-stent restenosis in hemodialysis patients with coronary artery disease [J]. Int Heart J, 2019, 60 (5): 1070-1076.

[12] Hong M K, Lee S Y. Differential effects of drug-coated balloon angioplasty for in-stent restenosis [J]. J Am Coll Cardiol, 2020, 75 (21): 2679-2681.

[13] Wang W, Wang B, Chen Y, et al. Late stent thrombosis after drug-coated balloon coronary angioplasty for in-stent restenosis: A case report [J]. Int Heart J, 2021, 62 (1): 1-4.

(空军特色医学中心心血管内科: 苏菲菲　田建伟)

三、高龄患者反复支架内再狭窄致多次急性冠脉综合征治疗 1 例

1. 病情及诊治经过

【病史】

患者，女，73 岁，因"发作性胸闷、胸痛 16 年，加重 3 小时"入院。患者于 16 年前劳累后突发心前区持续性压榨样疼痛，向颈部放射，伴恶心、呕吐、头晕，持续 4~5 h，含服"速效救心丸"后不能缓解，于外院诊断为"急性后壁、侧壁心肌梗死"，行"冠状动脉造影 + 支架植入术"，于左回旋支植入支架 1 枚，术后常规服用抗血小板聚集药、他汀类药物等。此后，先后两次因"急性心肌梗死或不稳定心绞痛"入院，冠状动脉造影检查均提示"支架内再狭窄"，行"PTCA 术或支架植入术"。本次入院前 3 h 患者突发心前区持续性疼痛，向肩背部放射，伴恶心、头晕、大汗，自服"硝酸甘油、速效救心丸"等药物后不能缓解，急来我院就诊，查心电图示 Ⅰ、aVL、Ⅱ、Ⅲ、aVF 导联 ST 段抬高，V_1~V_3 导联 ST 段压低，心肌损伤标志物升高，诊断为"急性下壁、侧壁心肌梗死"后收入院。既往有高血压病史 9 年，最高达 180/100 mmHg，服用"硝苯地平缓释片（20 mg，2 次 /d）"，血压控制在（110~130）/（50~70）mmHg；糖尿病病史 14 年，口服"二甲双胍片（500 mg，1 次 / 午）"+ 皮下注射"甘精胰岛素（12 IU，1 次 / 晚）"控制血糖，血糖控制水平可；高脂血症病史 14 年，服用"瑞舒伐他汀钙片（10 mg，1 次 / 晚）"，血脂控制可；"甲状腺功能减低"病史多年，未系统用药，定期复查甲状腺功能无异常。

【体格检查】

P 65 次 /min，R 14 次 /min，BP 130/65 mmHg。听诊双肺底闻及少量湿啰音；

心界正常，心率65次/min，律齐，各瓣膜听诊区未闻及杂音。腹软，无压痛及反跳痛；双下肢无凹陷性水肿。

【辅助检查】

实验室检查：①血常规：白细胞计数 $13.9 \times 10^9/L$，中性粒细胞百分比 80.7%；②生化：血糖 6.4 mmol/L，肌酐 96 μmol/L，尿素氮 9.7 mmol/L；③心肌损伤标志物三项：肌钙蛋白 I 3.2 ng/mL，肌酸激酶同工酶 118 ng/mL，肌红蛋白 275 ng/mL。

影像学检查：心脏彩超示符合冠心病心脏改变，左室收缩、舒张功能减退，EF 47%。胸部 X 线示两肺间质性改变。

入院后行冠状动脉造影检查：左回旋支支架内完全闭塞（图1-3-1）。

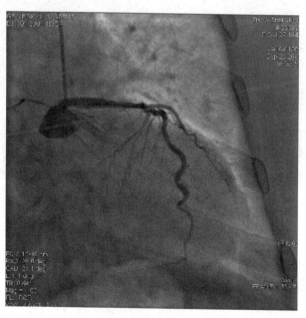

图1-3-1 左回旋支闭塞，可见左回旋支内支架影

【诊断】

①冠心病：急性下壁、侧壁心肌梗死，陈旧性心肌梗死，PCI术后，心功能 I 级；②高血压病3级（很高危）；③2型糖尿病；④高脂血症；⑤甲状腺功能减退。

【治疗】

（1）介入治疗

发病 3 h，首选急诊介入开通靶血管左回旋支；EBU3.5 导引导管送至左冠状动脉；导丝通过左回旋支近段闭塞病变并送至远端；2.0/15 mm 球囊给予 12 atm 预扩张近段病变；2.5/10 mm 切割球囊给予 8~10 atm 扩张；更换2.75/15 mm 高压球囊给予 14~18 atm 充分扩张。因左回旋支靶病变处已先后两次植入支架，故应用 2.75/26 mm 药物球囊给予 10 atm 40 s 释放。复查造影提示：左回旋支 TIMI 血流Ⅲ级，残余狭窄 < 20%，结束手术（图 1-3-2）。

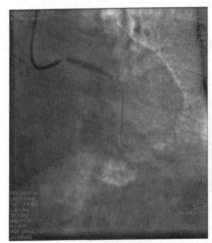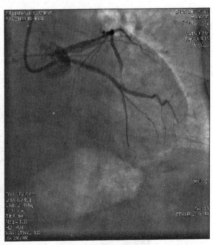

图 1-3-2　左回旋支行球囊扩张、药物球囊处理后结果

（2）术后情况

患者病情基本平稳，术后常规用药：阿司匹林肠溶片（100 mg，1 次 /d，长期）；替格瑞洛（90 mg，2 次 /d，1 年）；阿托伐他汀钙片（20 mg，1 次 /d，长期）；培哚普利（4 mg，1 次 /d，长期）；美托洛尔缓释片（23.75 mg，1 次 /d）。术后随访至今（截至 2021 年，下文同），无明显不适。

2. 讨论

（1）支架内再狭窄（ISR）

支架植入后可引起平滑肌细胞迁移、内膜增生，以及新的动脉粥样硬化形成等，这些因素最终可导致 ISR。ISR 的危险因素包括以下几个方面：①与支架或操作相关的因素：支架扩张不充分、多枚支架植入、长支架、支架直径小等因素，均可导致支架膨胀不良、贴壁不良。有研究认为，植入支架直径 ≤ 2.5 mm 的患者中再狭窄发生率达 41%。②临床特征相关的危险因素：合并糖尿病、慢性肾功能不全、吸烟等，以及复杂冠状动脉病变、分叉病变、钙化病变等。③遗传学因素：一些分子的基因多态性与 ISR 显著相关。④其他因素：血管内膜损伤、平滑肌细胞增殖和随后的动脉粥样硬化斑块增殖，炎症反应及炎性介质参与。相关研究发现，高水平的糖化血红蛋白、超敏 C 反应蛋白、载脂蛋白 B、低密度脂蛋白胆固醇是 ISR 的独立危险因素；另有研究发现，血清胱抑素 C 水平升高也是 ISR 的危险因素之一。

ISR 的处理：①切割球囊：将斑块纵行切开与扩张，获得较大管腔，减少损伤。②药物洗脱球囊（DCB）：治疗 ISR 优于普通球囊，其优势在于避免支架重叠植入，减少再次支架植入对血流的影响；相较于通过支架将药物转移到靶病变血管，DCB 能与血管接触的面积更多；缩减术后双联抗血小板聚集治疗（DAPT）时间，减少 DAPT 不良反应。此外，28 个大型荟萃分析证实，药物洗脱支架（DES）治疗 ISR 的效果显著优于金属裸支架（BMS），与 BMS 相比，DES 明显抑制了新生内膜增生，减少了术后 ISR 的发生。

再发性 ISR：是指 ISR 发生后植入 DES，之后又再次发生 ISR。研究表明，再发性 ISR 植入 DES（血管内 3 枚重叠支架）的效果优于球囊扩张，但安全性和有效性仍需进一步大规模随机对照研究的结果验证；与再次植入 DES 相比，DCB 在再发性 ISR 中可能有积极作用，并可避免多层支架的植入。有研究表明，接受 DCB 治疗的再发性 ISR 患者较接受 DES 治疗的患者心血管不良事件（MACE）发生更少、再次靶病变血运重建（TLR）率更低，尤其对于血管内已有 2 枚及以上重叠支架的 DES-ISR 患者。欧洲心脏病学会 2014 年指南（表 1-3-1）中推荐使用药物涂层球囊治疗支架内再狭窄（BMS 或 DES）。

（2）支架内血栓（ST）

晚期支架内血栓（LST）及极晚期支架内血栓（VLST）是冠状动脉内支架植入术后少见而严重的并发症，虽然 VLST 发生率极低（在 DES 植入 1 年后，

表 1-3-1　欧洲心脏病学会 2014 年指南

推荐	等级	投入水平
早期术后心肌缺血及移植物失败		
· 下列患者推荐冠状动脉造影：	I	C
缺血症状和（或）心肌损伤标志物升高提示围手术期心肌梗死；		
心电图改变提示有大面积心肌缺血风险；		
新出现的显著的室壁运动异常；		
血流动力学不稳定性		
· 建议在心脏团队会诊的基础上，评估血管重建的可行性、梗死心肌面积、合并症和临床状况，决定是否再次行 CABG 或 PCI	I	C
· 如果技术上可行，冠状动脉搭桥术后早期缺血患者应考虑 PCI 治疗	Ⅱa	C
· 如果行 PCI，应考虑对自体冠状动脉或胸廓内动脉进行再血管化，而不处理闭塞或严重病变的静脉桥血管	Ⅱa	C
疾病进展和晚期移植物失败		
· 如果技术上可行，即使已经药物治疗的患者，一旦出现严重症状或广泛缺血仍需要再次行血管重建术	I	B
· 如果技术上可行，PCI 应作为首选，而不是再次行 CABG	Ⅱa	C
· 如果技术上可行，首选对旁路自体动脉进行 PCI	Ⅱa	C
· 如果可行，胸廓内动脉是再次行 CABG 的选择	I	B
· 未将胸廓内动脉搭桥至左前降支的患者，应考虑再次行 CABG	Ⅱa	B
· 病变和解剖结构不适合行 PCI 的患者，可以考虑再次行 CABG	Ⅱb	C
· 如果技术上可行，可以考虑对移植的胸廓内动脉进行 PCI	Ⅱb	C
· 建议对 SVG 的 PCI 使用 DES	I	A
· 如果技术可行，建议对 SVG 行 PCI 术中使用远端保护装置	I	B
再狭窄		
· 如果技术上可行，建议再次行 PCI	I	C
· DES 推荐用于支架内再狭窄的治疗（BMS/DES 内再狭窄）	I	A
· 药物涂层球囊被推荐用于治疗支架内再狭窄（BMS/DES 内再狭窄）	I	A
· 应该考虑 IVUS 和（或）OCT 来检测支架相关的机械问题	Ⅱa	C

发生率仅为 0.3%~0.6%），但与之相关的病死率却高达 45%。VLST 的定义采用美国学术研究联合会（ARC）标准，为造影证实支架内或支架近、远端 5 mm 内明确的血栓，且血栓距离首次 DES 植入时间＞ 1 年。

　　LST/VLST 形成的病理机制：① DES 所致的再内皮化障碍：在临床应用中最常见的 DES 是聚合物中加载增殖抑制剂雷帕霉素及其衍生物的支架，这种支架主要是通过抗增殖药物强效抗有丝分裂的药理学功能，发挥其抑制平滑肌细胞增殖、迁移和基质产生的作用，从而减少新生内膜增厚和再狭窄的发生，这种药理学功能在抑制了平滑肌细胞功能的同时也抑制了内皮细胞的增殖、迁移，从而造成冠状动脉内皮化障碍、延迟了支架植入段血管的再内皮化进程。内皮化延迟使裸露的斑块内坏死脂核持续激活内源性及外源性凝血途径，裸露的支架小梁也成为持续的致血栓因素。②血管壁对 DES 多聚物的过敏及炎症反应：局部的炎症反应可致内皮化不良；过度炎症反应可能导致血管正性重构，表现为血管壁与支架小梁分离，即支架贴壁不良，为纤维蛋白和血小板聚集提供了空间。③ LST/VLST 可能面临着与 ISR 相似的新生动脉粥样硬化进程。当前通过光学相干断层成像（OCT）的腔内影像学技术可发现，VLST 患者的主要表现为新生动脉粥样硬化，占 31.3%。新生动脉粥样硬化主要表现为围绕支架周围的泡沫巨噬细胞簇吞噬形成伴或不伴钙化的薄帽纤维的粥样斑块。④其他：支架材料结构设计、支架断裂、严重支架内再狭窄、无支架覆盖的内膜撕裂、夹层等。

LST/VLST 可能的临床因素：①患者因素：高龄、脑卒中、LVEF 下降、肾功能不全、糖尿病、肿瘤、吸烟、既往心肌梗死史、多支架等。②病变因素：小血管、钙化病变、长病变、开口病变、分叉病变、支架内再狭窄。③双抗治疗不规范、时间短、剂量不足等。

（3）综合处理

1）本例患者共发生 4 次 ACS，靶病变均为左回旋支相同部位，反复发生支架内再狭窄，病变部位已植入 2 枚支架，属再发性 ISR，此次发病为再发性 ISR 并 VLST。

2）针对 ISR 和 VLST 产生的可能机制，进行了切割、反复后扩张使支架充分贴壁，最后药物球囊覆盖。

3）术后用药：阿司匹林长期服用，替格瑞洛服用 1 年；阿托伐他汀钙片 20 mg/d，长期服用；控制血糖、血压等危险因素。

4）术后 2 年，患者入院复查冠状动脉造影提示左回旋支原支架内 40% 狭窄，继续强化降压、降糖、抗血小板聚集、稳定斑块等治疗。

参考文献

［1］Takahashi E A，McKusick M A，Bjarnason H，et al. Treatment of in-stent restenosis in patients with renal artery stenosis［J］. J Vasc Interv Radiol，2016，27（11）：1657-1662.

［2］张代民，李小波，左广锋，等. 冠心病患者药物洗脱支架置入术后支架内再狭窄危险因素分析［J］. 中国医药，2020，15（11）：1672-1675.

［3］张飞飞，谢悦陶，刘立天，等. 经皮冠状动脉药物洗脱支架术后再狭窄影响因素分析［J］. 实用医学杂志，2020，36（14）：1946-1951.

［4］Yutaka Tadano M D，Jun - ichi Kotani M D，Yoshifumi Kashima M D，et al. Predictors of clinical outcomes after coronary implantation of bioresorbable polymer sirolimus - eluting Ultimaster stents in all - comers：A report of 1，727 cases［J］. Catheterization and Cardiovascular Interventions，2019，94（1）：91-97.

［5］蔡振东，胡凯，刘宗军. 冠心病患者药物支架内再狭窄的影响因素分析［J］. 实用医学杂志，2017，33（17）：2904-2906.

［6］Xu B，Qian J，Ge J B，et al. Two-year results and subgroup analyses of the PEPCAD China in-stent restenosis trial：A prospective，multicenter，randomized trial for the treatment of drug-eluting stent in-stent restenosis［J］. Catheterization and cardiovascular interventions：official journal of the Society for Cardiac Angiography & Interventions，2016，87（Suppl 1）：624-629.

［7］师树田，聂绍平. 药物涂层球囊在支架内再狭窄患者治疗中的应用［J］. 中国临床医生杂志，2020，48（8）：894-897.

［8］Wang G Z，zhao Q M，chen Q，et al. Comparison of drug-eluting balloon with repeat drug-eluting stent for recurrent drug-eluting stent in-stent restenosis［J］. Coronary Artery Disease，2019，30（7）：473-480.

［9］Franz X K，Harald R，Klaus B，et al. Drug-coated balloons for treatment of coronary artery disease：updated recommendations from a consensus group［J］. Clinical Research in Cardiology，2013，102（11）：785-797.

［10］高东学，徐庆国，刘艳华，等. 极晚期支架内血栓的临床特征及形成原因［J］. 贵州医科大学学报，2018，43（6）：690-693.

［11］郑剑峰，田原，王勇，等. 晚期／极晚期支架内血栓与支架内再狭窄患者的临床特征及相关因素分析［J］. 中国循环杂志，2019，34（10）：968-973.

［12］Adriaenssens Tom，Joner Michael，Godschalk Thea C，et al. Optical coherence tomography findings in patients with coronary stent thrombosis：A report of the PRESTIGE consortium（Prevention of late stent thrombosis by an interdisciplinary global european effort）［J］. Circulation，2017，136（11）：1007-1021.

［13］Yahagi Kazuyuki，Kolodgie Frank D，Otsuka Fumiyuki，et al. Pathophysiology of native coronary，vein graft，and in-stent atherosclerosis［J］. Nature Reviews Cardiology，2016，13（2）：79-98.

［14］陈昌喆. 白藜芦醇合用阿托伐他汀对药物洗脱支架植入后内皮化的影响及机制研究［D］. 北京：北京协和医学院，2018.

（空军特色医学中心心血管内科、老年医学科：孙雪银　曹艳杰　王俊华　孙津津）

四、冠状动脉介入术后消化道出血风险评估与处理原则——85 岁患者冠状动脉支架术后消化道出血处理与思考

大量循证医学证据证明了抗栓治疗在经皮冠状动脉介入治疗（PCI）围手术期中的治疗价值，国内外指南也一致强调了 PCI 术后双联抗血小板聚集治疗在防止血栓形成中的重要性。同时，出血又是抗栓治疗中常见的并发症，其中上消化道出血又是非常重要的并发症。因此，PCI 术后预防血栓和出血均非常重要。一旦发生消化道出血则需要减停抗栓药物，但减停药物同时增加了血栓形成的概率。这一矛盾非常棘手，也是心血管医生经常要面对的重要课题。

因此，针对 PCI 患者，围手术期消化道出血的风险评估及出血后的治疗原则是每一位心血管医生必须掌握的，其目的是选择适当方案，使心血管事件和消化道出血概率均降到最低。本文报道一例 85 岁高龄患者冠状动脉支架术后由于抗凝、抗血小板聚集治疗引发消化道出血，及时给予调整抗血小板聚集药物、输血、止血及内镜检查等一系列措施，患者最终转归理想，术后随访 1 年，无不良心血管事件及出血事件发生。

1. 病情及诊治经过

【病史】

患者，女，85 岁，主因"胸闷伴气短 3 天，加重 5 小时"入院。

入院前 3 d 患者活动后出现胸闷伴气短，无端坐呼吸、心前区疼痛，无头痛、头晕等不适，患者及其家属未予重视。入院前 5 h 上述症状明显加重，于急诊就诊，查心电图提示Ⅲ度房室传导阻滞，予山莨菪碱及阿托品注射液静脉滴注后症状无明显缓解，紧急床边植入临时起搏器。

既往有"高血压"病史 36 年，口服"氨氯地平（5 mg，1 次 / 早）"；1999年于阜外医院诊断为"急性前壁心肌梗死"，于前降支、左回旋支分别植入支架 1 枚；2006 年被诊断为"乳腺癌"并行左乳切除术；既往因产时大出血，输血 1 000 mL。

【体格检查】

临时起搏器植入后状态，体重 45 kg，身高 155 cm，BMI 18.7，BP 116/52 mmHg；听诊双肺可闻及散在湿啰音，心率 74 次 /min，心律齐；双下肢轻度水肿。

【辅助检查】

急诊心电图：Ⅲ度房室传导阻滞。

心脏彩超：心尖部前壁、下壁搏动幅度减低，运动不协调，EF 45%。

胸片：心力衰竭、肺水肿，肺部感染，右侧胸腔中量积液，心影增大。

血生化：钾离子 3.0 mmol/L，血糖 12.3 mmol/L，尿素氮 12.0 mmol/L，肌酐 232 μmol/L，肌酐清除率 11 mL/min，总胆固醇 5.42 mmol/L，甘油三酯 0.89 mmol/L，高密度脂蛋白胆固醇 0.96 mmol/L，低密度脂蛋白胆固醇 3.36 mmol/L。

心肌酶：肌钙蛋白 I 4.9 ng/mL，肌酸激酶同工酶 114 ng/mL，肌红蛋白＞900 ng/mL。

动脉血气：pH 7.240，动脉血二氧化碳分压（$PaCO_2$）44.7 mmHg，动脉血氧分压（PaO_2）78.9 mmHg，剩余碱 –8.1 mmol/L。

血常规：白细胞计数 13.7×10^9/L，中性粒细胞百分比 92%，血红蛋白 84 g/L，血细胞比容 0.262 L/L。

D– 二聚体 678 ng/mL；BNP 1 286.2 pg/mL。

【诊断】

①冠状动脉粥样硬化性心脏病，陈旧性前壁心肌梗死，冠状动脉支架植入术后，急性下壁心肌梗死；②心律失常，Ⅲ度房室传导阻滞；③心功能Ⅱ级；④高血压病 2 级（很高危）；⑤肺部感染；⑥慢性肾功能不全（CKD 3 期）；

⑦代谢性酸中毒；⑧贫血；⑨乳腺癌术后。

【治疗】

（1）药物治疗

给予阿司匹林肠溶片（100 mg，1 次 /d）、瑞舒伐他汀钙片（10 mg，1 次 /d）、替格瑞洛（90 mg，2 次 /d）、海昆肾喜（0.66 g，3 次 /d）口服治疗，并给予抗感染、平喘、利尿、化痰、镇静、扩张冠状动脉、营养心肌等治疗。

（2）介入治疗

冠状动脉造影（图 1-4-1）显示前降支原支架通畅；左回旋支中段 60% 狭窄，原支架通畅；右冠状动脉中段 95% 狭窄。

结合患者病史及心电图变化，考虑右冠状动脉为此次罪犯血管，术中共给予普通肝素 6 500 U，给予 2.0/20 mm 球囊 8 atm 预扩张，顺利植入 3.5/26 mm 药物涂层支架 12 atm 释放，3.5/12 mm 耐高压球囊 18 atm 后扩张，血流通畅（图 1-4-2），术后症状明显缓解。

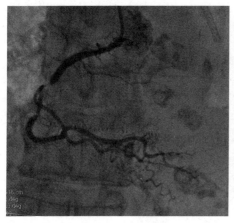
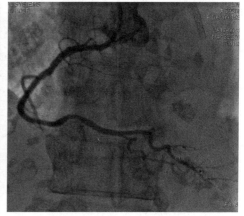

图 1-4-1 术前造影　　　　　　　图 1-4-2 术后造影

（3）术后情况及处理

继续给予阿司匹林肠溶片（100 mg/d）、替格瑞洛（90 mg，2 次 /d）口服治疗。术后第 2 天患者出现精神萎靡、乏力，观察血红蛋白由 84 g/L 降至 67 g/L，血细胞比容 21.9%。第 3 天患者出现暗红色血便，血红蛋白进一步降至 59 g/L，血细胞比容 18.9%。出现大汗、全身湿冷、面色苍白；测血压 80/50 mmHg，心率 116 次 /min，律齐（表 1-4-1）。

表 1-4-1　围手术期主要指标变化

日期	WBC（×10⁹/L）	N（%）	PLT（×10⁹/L）	HGB（g/L）	HCT（L/L）	D-D（ng/mL）	BNP（pg/mL）	大便常规
14/3	11.5	78.8	292	76	0.251	759	1 864.4	
16/3	13.3	86.9	237	80	0.252	1 041	1 286.2	
20/3	8.35	77.4	284	83	0.275		1 411.6	
22/3	8.1	77.3	272	83	0.264		821	
23/3	CAG+PCI 治疗							
24/3	14.6	94.1	243	67	0.219		965.9	红细胞（+）
25/3	12	85.1	215	59	0.189		997	
26/3	13.6	96	215	77	0.245			
27/3	10	78.3	185	52	0.159			（-）
28/3	10.4	83.7	172	65	0.199			
29/3	10.9	82.8	143	59	0.182	2 298	995.6	柏油样（+）
31/3	7.67	78.1	160	79	0.237			
1/4	7.4	81.7	178	87	0.269		1 052.3	柏油样（+）
14/4	4.6	61.6	241	75	0.232	2 959	890.7	（-）

注　WBC：白细胞计数；N：中性粒细胞百分比；PLT：血小板计数；HGB：血红蛋白；HCT：血细胞比容；D-D：D-二聚体；BNP：脑利尿钠肽；CAG：冠状动脉造影术；PCI：经皮冠状动脉介入治疗。

考虑患者出现消化道出血、失血性休克，立即嘱患者禁食并紧急给予补液，泮托拉唑注射用粉针 40 mg 静脉滴注 2 次 /d，生长抑素注射用粉针 3.75 mg 静脉泵入 1 次 /12 h，停阿司匹林肠溶片，并先后给予悬浮红细胞共 7 个单位。术后第 5 天，患者再次出现鲜血便，血红蛋白进一步降至 52 g/L，血细胞比容 0.159，停用替格瑞洛。术后第 7 天血红蛋白仍然较低，给予矛头蝮蛇血凝酶注射用粉针 4 IU 口服 1 次 /6 h，大便呈柏油样黑便。急请消化科会诊，紧急行胃镜检查，提示胃黏膜水肿，胃内可见凝血块，未见活动性出血。继续前述治疗，随后血红蛋白逐渐回升，患者乏力症状好转。术后第 10 天，泮托拉唑注射用粉针 40 mg 静脉滴注 2 次 /d 调整为泮托拉唑肠溶片 40 mg 口服 1 次 /d；考虑患者 BMI 指数较低，暂给予氯吡格雷 50 mg 1 次 /d。

2. 讨论

（1）本例患者出血能否避免

Philippe 等研究发现 PCI 术后整体出血发生率为 6.2%，其中消化道出血发生率为 61.7%，而 Lee 研究提出上消化道出血发生率为 1.1%。研究显示，80% 消化道出血发生在围手术期。澳大利亚学者观察 5 673 例患者，PCI 术后上消化道出血发生的平均时间是 2.8 d。

1）风险评估：上消化道出血的危险因素见表 1-4-2。

表 1-4-2　上消化道出血的危险因素

因素	说明
临床因素	上消化道出血病史
年龄因素	≥ 75 岁，或每增长 10 岁，出血风险明显增加，为独立预测因子
贫血	REPLACE-2 试验发现贫血与非贫血患者大出血的发生率分别为 4.9% 和 2.8%（$P = 0.001$），而上消化道出血发生率相差 4 倍
肾功能不全	GRACE[*] 研究指出肾功能不全患者出血发生率明显增高
性别	女性患者有更高的出血发生率
其他	体重、出血史等
手术操作因素	手术时间过长导致应激时间长，肝素应用增多或应用 IABP 等

注 ＊GRACE 评分为 206 分，院内死亡率＞ 3%；同时合并多种高危因素，包括高龄、女性、低体重、肌酐水平高、出血史、血细胞比容低等，术前应该高度警惕出血风险。

2）预防策略：对于 PCI 术后 CRUSADE 评分提示为极高危出血风险的患者，可以考虑联合使用抗血小板聚集药物与质子泵抑制剂（proton pump inhibitor，PPI），以期有更好的临床获益。而对于其他分组的患者，可以暂缓联用 PPI，这可能是 CRUSADE 评分带给临床工作者的最大启示。CRUSADE 积分法是在美国 485 家医院 89 134 例患者的临床数据基础上建立的。尽管 CRUSADE 研究最初是作为非 ST 段抬高心肌梗死院内出血的基线风险评估，但由于该模型可以有效识别接受 ≥ 2 种和＜ 2 种抗血小板聚集药物，接受有创和保守治疗的出血风险。该病例中，CRUSADE 分数为 81 分，发生重大出血概率为 19.5%。

对于服用双联抗血小板聚集药物的高危患者，国内外专家均已达成需要给予 PPI 进行保护的共识，但要充分考虑不同 PPI 对氯吡格雷抗血小板聚集的影响，建议避免使用对 CYP2C19 抑制作用强的 PPI，如奥美拉唑和埃索美拉唑。

此外，该患者体重 45 kg，术中造影时给予肝素 2 000 U，介入时再次给予肝素 4 500 U，患者高龄、高危、低体重，应该按照 70 U/kg（介入治疗时给予肝素 3 000 U）更为合适。同时建议术中使用比伐卢定抗凝。研究显示，比伐卢定可以明显减少 PCI 围手术期死亡、出血风险。BRIGHT 研究进一步显示，国产比伐卢定用于心肌梗死急诊 PCI 术中抗凝治疗是安全有效的，其出血和血小板减少的发生率明显低于肝素组患者。此患者如果术中应用比伐卢定，可能会有不同转归。

问题与思考：本例患者，高龄女性，低体重，术前采用阿司匹林 + 替格瑞洛，治疗是否过于积极？采用阿司匹林 + 氯吡格雷（阿司匹林 + 替格瑞洛出血风险更高？）或是单抗是否更为合适？应该尽早联用 PPI，是否会降低出血风险？

（2）出血后如何科学处理

1）何时停双抗：PCI 术后贸然停用双抗治疗风险大。一项前瞻性研究纳入了 2 229 例植入 DES 的冠心病患者，随访 9 个月，结果提示，支架内血栓发生率 1.3%，术后 30 d 内中断双抗，亚急性支架内血栓发生率高达 29%，因此自行中断抗血小板治疗是导致支架内血栓的重要因素。

ESC 指南建议，即使出现上消化道出血，也应尽可能继续抗血小板治疗，但要平衡支架内血栓形成和持续出血或再发出血之间的风险，单用氯吡格雷较阿司匹林效果好。

目前研究建议可根据 Rockall 评分（表 1-4-3）对抗血小板药物进行调整，如果积分 ≤ 4 分，血栓风险高于上消化道出血，继续给予抗血小板治疗；如果积分 ≥ 5 分，继续用氯吡格雷，停用阿司匹林 48 h 后，再次评估，2 周内恢复阿司匹林。

2）何时输血：ESC 关于《非 ST 段抬高型急性冠状动脉综合征诊断和治疗指南（2015）》中指出，基础状态下耐受良好的 ACS 合并出血或贫血者，在其血流动力学稳定、HCT > 25% 或 HGB > 70 g/L 时，不建议输血，HGB 目标值为 90~100 g/L；大量失血可同时口服补铁。

表 1-4-3 Rockall 评分系统

危险因素	积分			
	0	1	2	3
年龄（岁）	< 60	60~79	≥ 80	—
休克状况	无休克	心动过速[a]	低血压[b]	—
并发症	无	无	心力衰竭、缺血性心脏病和其他重要并发症	肾衰、肝衰和转移性肿瘤
内镜诊断	无病变、贲门撕裂综合征	溃疡等其他病变	上消化道肿瘤	—
内镜下出血征象	溃疡面无红斑或黑苔	—	活动性出血、血凝块、喷射性出血	

注 a. 脉搏 > 100 次 /min，收缩压 > 100 mmHg；b. 收缩压 < 100 mmHg。

输血治疗能够增加氧的供给，改善预后，但由于库存红细胞中一氧化氮（NO）水平低，输血后导致 NO 明显下降，会造成血管收缩进而加重心肌缺血，同时库存血中红细胞内的 2，3- 二磷酸甘油减少，使得红细胞对氧的亲和力增加，影响氧的释放；输血同时还输入大量的炎症介质或因子，这使心肌缺血进一步恶化。

如出血量大，并伴有血流动力学改变，应先补液扩充血容量，当出现收缩压 < 90 mmHg，或较基础收缩压下降 > 30 mmHg；HGB < 50~70 g/L，HCT < 25%；心率增快 > 120 次 /min，应输血治疗。

3）何时内镜止血：内镜检查可能加重心肌缺血或引发心律失常，但对于出血程度的判断及是否需要输血可提供重要依据。若无明显心肌梗死及危重心力衰竭等，应尽量在 24 h 内行胃镜检查及治疗。具体方法如下：

· 局部使用止血药：凝血酶、去甲肾上腺素、巴曲酶等。

· 通过闭塞病灶周围血管止血，注射组织胶、无水乙醇、乙氧硬化醇等使血管内形成血栓，周围组织坏死继发纤维形成。

· 血管夹夹闭出血血管。

· 应用激光、微波、热探头等产生的热效应，凝固组织止血。

4）其他措施：生长抑素是由 14 个氨基酸组成的环状活性多肽，静脉注射后 1 min 起效，15 min 达峰，利于早期迅速控制常规药物难以控制的急性上消化道出血；静脉或口服止血药物；选择性血管造影及栓塞治疗；手术治疗等。

5）何时恢复双联抗血小板治疗：①隐性出血（大便潜血阳性）：继续双联抗血小板聚集治疗，不用阿司匹林，可以联用西洛他唑（50~100 mg，2 次 /d），同时使用 PPI 或胃黏膜保护剂。②显性出血：呕血或黑便，生命体征平稳，继续口服氯吡格雷，不用阿司匹林，可联用西洛他唑（50~100 mg，2 次 /d）或低分子肝素，同时使用 PPI 或胃黏膜保护剂。5~7 d 患者病情稳定、大便潜血阴性后，停用低分子肝素或西洛他唑，加用阿司匹林。③大量出血：一般出血量在 1 000 mL 以上或血容量减少 20% 以上，伴有急性循环衰竭，有时需输血，24 h 内不用抗栓药物。出血停止 3 d 后开始加用氯吡格雷，7 d 后大便潜血阴性，再加用阿司匹林。

（3）经验与教训

本例患者为高龄、高危患者，冠状动脉造影提示右冠状动脉 95% 重度狭窄，并合并高度房室传导阻滞，术前评估 CRUSADE 评分为 81 分，发生重大出血的概率为 19.5%，GRACE 评分为 206 分，院内死亡率 > 3%，且同时合并多种高危因素，包括高龄（85 岁）、低体重（45 kg，BMI 18.7）、肾功能不全（肌酐 232 μmol/L，肌酐清除率 11 mL/min）、既往有出血史、贫血（血红蛋白 84 g/L，血细胞比容 26.2%）等。因此该患者血栓及出血风险均为高危，在预防血栓形成时，也一定要预防出血。如何平衡抗栓与出血，结合指南，认为应该对患者进行血栓与出血风险评估，采取个体化治疗方案。

在该患者的治疗过程中主要存在以下教训：①术前使用替格瑞洛 90 mg，2 次 /d，无疑增加了出血风险，可改为替格瑞洛 60 mg，2 次 /d，或改用氯吡格雷 75 mg，1 次 /d。②评估为出血高风险，围手术期应该尽早使用 PPI 及胃黏膜保护剂，降低出血风险。③术中肝素用量过大，该患者 45 kg，术中肝素 4 500 U 肝素加上造影 2 000 U，共计 6 500 U，患者高龄、高危，考虑 70 U/kg

（3 000 U）更为合适；或是改用比伐卢定。④临床实践中，没有如果，发生了出血并发症，就必须按照指南推荐，结合个体特点，采用适当扩容、给予 PPI 和凝血酶、输血、胃镜下治疗等措施，但一定要及时、果断，不能犹豫，以免错失救治良机！本例患者后期经过及时救治，总体转归良好。

参考文献

［1］Genereux P，Giustino G，Witzenbichler B，et al. Incidence，predictors，and impact of post-discharge bleeding after percutaneous coronary intervention［J］. J Am Coll Cardiol，2015，66（9）：1036-1044.

［2］Lee J M，Park S Y，Choi J H，et al. Clinical risk factors for upper gastrointestinal bleeding after percutaneous coronary intervention：a single-center study［J］. Gut Liver，2016，10（1）：58-62.

［3］Levine G N，Bates E R，Bittl J A，et al. 2016 ACC/AHA guideline focused update on duration of dual antiplatelet therapy in patients with coronary artery disease：A report of the American College of Cardiology/American Heart Association Task Force on Clinical Practice Guidelines［J］. Circulation，2016，68（10）：1082-1115.

［4］刘莹，尤嘉璐，石进，等. 经皮冠状动脉介入治疗术后阿司匹林联合氯吡格雷抗血小板治疗所致上消化道出血的危险因素分析［J］. 中国医药，2016，11（7）：1022-1026.

［5］宋现涛，吕树铮，陈韵岱，等. 经皮冠状动脉介入治疗后患者住院期间合并上消化道出血分析［J］. 中华心血管病杂志，2007，35（4）：308-311.

［6］魏明丽，丁怀玉. 急诊经皮冠状动脉介入术后贲门黏膜撕裂致上消化道出血一例［J］. 中国循环杂志，2016，31（1）：30.

［7］Iwatsuka K，Gotoda T，Kono S，et al. Clinical backgrounds and outcomes of elderly Japanese patients with gastrointestinal bleeding［J］. Intern Med，2016，55（4）：325-332.

（空军特色医学中心心血管内科：张海涛　张　婧
北京安贞医院心内科：柴　萌）

五、老年患者急性非 ST 段抬高心肌梗死合并多支血管病变血运重建 1 例及相关指南

急性冠脉综合征（ACS）的发病机制较为复杂，目前认为，其主要是由于易损斑块破裂和糜烂并发血栓形成、血管痉挛和微血管栓塞等多因素作用下所致的心肌急性或亚急性缺血缺氧。根据心电图、心肌损伤标志物的改变分为急性 ST 段抬高心肌梗死（STEMI）、非 ST 段抬高心肌梗死（NSTEMI）和不稳定型心绞痛（UA）。其中急性 NSTEMI 的主要临床特点是心肌损伤标志物明显升高、心电图 ST 段压低和（或）T 波改变，且大多伴有心肌缺血症状。NSTEMI 患者因病情程度不同，其治疗方案及预后也存在一定差别，本文报告 1 例老年 NSTEMI 合并多支血管严重病变患者的血运重建策略，并简要回顾 NSTEMI 血运重建相关指南。

1. 病情及诊治经过

【病史】

患者，女，65 岁，因"劳力性胸闷、胸痛伴气短半年，再发 10 天，加重 2 天"入院。既往否认高血压、糖尿病、高血脂等病史。

【体格检查】

入院测 BP 120/70 mmHg。听诊双肺底闻及少量湿啰音；心率为 80 次 /min，律齐，未闻及心脏杂音。双下肢轻度凹陷性水肿。

【辅助检查】

实验室检查：肌钙蛋白 I 0.14 ng/mL。

心电图：$V_3 \sim V_6$ 导联 ST 段压低，T 波普遍低平或倒置。

心脏超声示：左室下壁、前壁搏幅减低，左房、左室大，EF 35%。

【诊断】

急性非 ST 段抬高心肌梗死（NSTEMI），Killip Ⅱ级。

【治疗】

入院时 GRACE 评分为 164 分，高危组（＞140 分），高危患者推荐早期行冠状动脉造影，根据患者病变情况决定是否行侵入策略（＜24 h）[《中国经皮冠状动脉介入治疗指南（2016）》Ⅰ，A]。完善相关检查并与患者家属沟通后，行冠状动脉造影检查，结果见图 1-5-1、图 1-5-2、图 1-5-3。

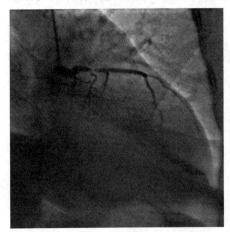

图 1-5-1　左回旋支近乎闭塞

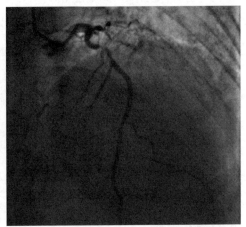

图 1-5-2　左前降支近段局限性重度狭窄＞90%，并向右冠状动脉提供侧支供血

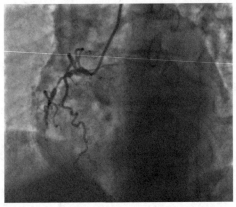

图 1-5-3　右冠状动脉近段狭窄 90%，中段以远完全闭塞

2. 病例特点及治疗分析

患者为老年女性，NSTEMI，心功能差，入院 GRACE 评分高危；冠状动脉造影提示多支血管严重狭窄病变：2 支近乎闭塞，1 支近段狭窄 95%。

（1）NSTEMI 合并多支血管病变并伴有心功能减低患者如何选择血运重建方式

根据患者临床情况、合并症、冠状动脉病变严重程度（如 SYNTAX 评分），由心脏团队或心脏内外科联合会诊制定血运重建策略[《中国经皮冠状动脉介入治疗指南（2016）》I，C]。该患者 SYNTAX 评分为 24.5 分，为中等分值组，PCI 治疗可以作为选择。患者及其家属拒绝外科手术搭桥，心外科会诊意见认为心肌梗死急性期伴有心功能差，外科手术有较高风险，最终决定内科介入治疗，分次 PCI 手术。

（2）NSTEMI 合并多支血管病变 PCI 时先处理哪支血管

靶血管难以确认，根据心电图推测为左前降支，但左前降支为右冠状动脉提供侧支，且左回旋支近乎闭塞，处理时风险大；处理右冠状动脉，闭塞支，相对难度大，左前降支为其提供侧支，处理时相对风险小，于是决定先开通右冠状动脉。经桡动脉途径，SAL 0.75 导引导管，PILOT 50 导丝经过尝试顺利通过闭塞段进入远端真腔，预扩张并依次植入 2 枚支架，术后血流达 TIMI 3 级（图 1-5-4、图 1-5-5、图 1-5-6）。因患者手术过程顺利且时间较短，且考

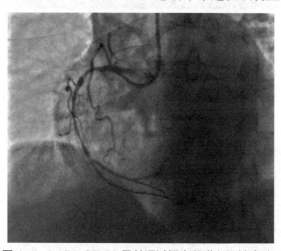

图 1-5-4　PILOT 50 导丝通过闭塞段进入远端真腔

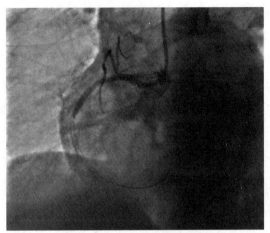

图 1-5-5　依次植入 2 枚支架

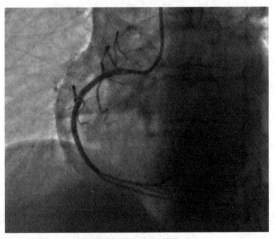

图 1-5-6　结果

虑左前降支可能为靶病变而狭窄程度较重，遂接着处理左前降支，于病变处植入 1 枚支架，结束手术。

（3）NSTEMI 合并多支血管病变是否同期完全血运重建，即左回旋支怎么办

根据患者临床特点、疾病恢复状态、冠状动脉病变特征、手术难易程度及风险预估等综合因素考虑决定左回旋支的处理策略。该患者术后病情稳定，心功能改善，而左回旋支病变狭窄程度较重，手术难度中等。1 周后复查右冠状动脉及左前降支造影，并成功开通左回旋支，植入 1 枚支架。

结合该病例笔者认为 NSTEMI 合并多支血管病变且心功能差的患者，PCI

可作为选择的冠状动脉血运重建方式；同期分次处理靶血管及非梗死相关血管的远期预后需进一步观察。

3. 讨论

（1）NSTEMI 危险分层

ESC 及 ACC/AHA 于 2007 年就提出以全球急性冠状动脉事件注册（GRACE）评分作为 ACS 患者危险分层的主要标准之一，并作为药物治疗或侵入性血运重建及时机的主要依据，还建议对 ACS 患者在入院、出院和门诊均进行GRACE 评分，以作为个体化治疗的有效依据。《中国经皮冠状动脉介入治疗指南（2016）》也推荐对 ACS 患者以 GRACE 评分作为危险分层依据，并进一步指导治疗及判断预后。GRACE 评分总分为 258 分，GRACE 评分＞140 分为高危。评分标准及危险分级见表 1-5-1 和表 1-5-2。此外，也有以 TIMI、PURSUIT等作为评分标准。

表 1-5-1 GRACE 评分标准

年龄（岁）	得分	心率（次/min）	得分	收缩压（mmHg）	得分	肌酐（mg/dL）	得分	Killip 分级	得分	危险因素	得分
＜30	0	＜50	0	＜80	58	0~0.39	1	I	0	心搏骤停	39
30~39	8	50~69	3	80~99	53	0.4~0.79	4	II	20	心电图 ST 段改变	28
40~49	25	70~89	9	100~119	43	0.8~1.19	7	III	39	心肌坏死标志物升高	14
50~59	41	90~109	15	120~139	34	1.2~1.59	10	IV	59		
60~69	58	110~149	24	140~159	24	1.6~1.99	13				
70~79	75	150~199	38	160~199	10	2.0~3.99	21				
80~89	91	≥200	46	≥200	0	≥4	28				
≥90	100										

注 血清肌酐 1 mg/dL 相当于 88.4 μmol/L。

表 1-5-2 GRACE 评分危险分层

危险级别	GRACE 评分	院内死亡风险（%）
低危	≤108	＜1
中危	109~140	1~3
高危	＞140	＞3

（2）NSTEMI 血运重建相关指南回顾

1）国外相关指南回顾：

ESC 2015 NSTEMI 侵入性冠状动脉造影和血运重建推荐见表 1-5-3。

表 1-5-3　ESC 2015 NSTEMI 侵入性冠状动脉造影和血运重建推荐

推荐内容	推荐类别	证据等级
患者至少具备以下一项极高危标准： ·血流动力学不稳定或心源性休克 ·药物难治性胸痛复发或持续性胸痛 ·危及生命的心律失常或心搏骤停 ·心肌梗死机械性并发症 ·急性心力衰竭伴顽固性心绞痛或 ST 段下移 ·ST 段或 T 波重复性动态演变，尤其是伴有间歇性 ST 段抬高 推荐立即（＜2 h）行介入治疗	I	C
患者至少具备以下一项高危标准： ·与心肌梗死对应的肌钙蛋白升高或降低 ·ST 段或 T 波动态演变（有症状或无症状） ·GRACE 评分＞140 分 推荐早期（＜24 h）行介入治疗	I	A
患者至少具备以下一项中危标准： ·患有糖尿病 ·肾功能不全，eGFR ＜ 60 mL/（min·1.73 m²） ·LVEF ＜ 40% 或充血性心力衰竭 ·早期心肌梗死后心绞痛 ·最近行 PCI ·之前行冠状动脉搭桥手术 ·109 分＜ GRACE 评分＜ 140 分，或者非侵入性检查时复发心绞痛或缺血 推荐 72 h 内行介入治疗	I	A
无上述危险指标及无症状复发的患者： 推荐在介入评估之前行非侵入性检查（优先选择影像学检查）	I	A
对于多支冠状动脉病变的患者： 推荐根据临床情况、合并症及疾病严重程度（包括病变分布、病变特征和 SYNTAX 评分）选择血运重建策略（罪犯血管 PCI，多血管 PCI 或冠状动脉搭桥手术）	I	C
对于因出血风险增加，计划短期抗血小板（双联 30 d）的患者： 考虑使用新一代药物洗脱支架	Ⅱ b	B

ESC 2020 NSTEMI 血运重建策略推荐见表 1-5-4。

表 1-5-4　ESC 2020 NSTEMI 血运重建推荐

推荐内容	推荐类别	证据等级
1. 侵入时机		
（1）对于有以下极高危标准之一的患者，建议立即采取侵入性治疗（＜2 h）：	I	C
·血流动力学不稳定或心源性休克		
·尽管接受了治疗，但仍有反复或顽固性胸痛发作		
·危及生命的心律失常		
·心肌梗死的机械性并发症		
·心力衰竭与 NSTE-ACS 明显相关		
·≥ 3 个导联 ST 段压低超过 1 mm 合并 aVR 和（或）V_1 导联 ST 段抬高		
（2）对于有以下任何高危标准的患者，建议在 24 h 内采取早期侵入性治疗：	I	C
·本指南推荐的方法确诊 NSTEMI		
·动态的或可能是新的连续 ST-T 段改变，提示进行中的缺血		
·一过性 ST 段抬高		
·风险评分＞ 140 分		
（3）对于被认为是低风险的患者，建议在适当的缺血检测或 CCTA 检测到阻塞性 CAD 后采取选择性介入策略	I	A
（4）院外心搏骤停后血流动力学稳定但无 ST 段抬高而成功复苏的患者，应考虑延迟而不是立即进行血管造影	II a	B
2. 技术方面		
（1）建议将桡动脉入路作为标准方法，除非存在禁忌	I	A
（2）对于任何 PCI，建议使用 DES 而不是金属裸支架，而不考虑：临床表现；病变类型；有计划的非心脏手术；计划的非预计持续使用时间；同期抗凝治疗	I	A
（3）建议根据稳定型 CAD 的原则，血运重建策略（罪犯病变 PCI/多支血管 PCI/CABG）基于患者的临床状态和并发症，以及疾病严重程度［即分布和血管造影病变特征（如 SYNTAX 评分）］。对罪犯病变进行即刻 PCI，而不需要心脏团队会诊	I	B

ACC/AHA 2014 NSTEMI 诊治指南中对特殊病患群体的血运重建策略进行了推荐，见表 1-5-5。

表 1-5-5　ACC/AHA 2014 NSTEMI 诊治指南特殊病患群体血运重建策略推荐

推荐内容	推荐类别	证据等级
老年 NSTE-ACS 患者（≥ 75 岁）		
·对于老年患者（≥ 75 岁），合理应用药物治疗、早期侵入性治疗和血管重建治疗	I	A
·个体化药物治疗，根据老年患者体重和肌酐清除率调整剂量，减少各种原因引起的不良事件	I	A
·制订以老年患者为中心的治疗方案，充分考虑患者的个人意愿、并发症、功能和认知状态及预期寿命	I	B
·应用比伐卢定加普通肝素，有着近似 GP II b/ III a 的效果，且出血风险较低	II a	B
·血管重建治疗更适合选用 CABG，特别是对有糖尿病和多血管病变的患者，有利于提高生存率，减少心血管疾病事件	II a	B
心力衰竭（HF）患者		
·和无 HF 患者的风险分层指南和推荐内容一样	I	B
·综合考虑 CAD 程度、相关的心脏病变、左室功能不全和已行的血管重建治疗	I	B
心源性休克患者		
·由于出现心力衰竭，早期行血管重建治疗	I	B.
糖尿病（DM）患者		
·采用与无 DM 患者类似的药物治疗、辅助检查和血管重建治疗	I	A
CABG 术后患者		
·采用抗血小板聚集和抗凝治疗及早期侵入性治疗策略	I	B
手术所致 NSTE-ACS 患者		
·对于非心脏手术所导致的患者采用药物治疗方案	I	C
·对手术所致 NSTE-ACS 患者直接采用根除病因的治疗方案	I	C
慢性肾脏病（CKD）患者		
·评估肌酐清除率，根据药物动力学数据调整药物剂量	I	B
·对行冠状动脉和左室造影的患者，充分补液	I	C
·对轻度（2 期）和中度（3 期）CKD 患者考虑侵入性治疗策略治疗	II a	B

续表

推荐内容	推荐类别	证据等级
女性患者		
·采用和男性同样的药物治疗，注意抗血小板聚集和抗凝药物剂量	I	B
·对于有 NSTE-ACS 症状和高危特征（如肌钙蛋白阳性）的女性患者，采用早期侵入性治疗	I	A
·对于孕妇，若缺血指导策略无法应付威胁生命的合并症，则考虑心肌血管重建治疗	Ⅱa	C
·对于低危特征的女性患者，不应采用早期侵入性治疗	Ⅲ	C
贫血、出血和输血患者		
·评估所有患者的出血风险	I	C
·根据体重制订抗凝和抗血小板聚集治疗方案，并为 CKD 患者调整用药	I	B
·对于血流动力学正常且血红蛋白水平 > 80 g/L 的患者，常规输血无益	Ⅲ	B
血管痉挛性心绞痛（变异型心绞痛）患者		
·单独使用 CCB 或者联合使用硝酸酯类药物	I	B
·应用 HMG-CoA 还原酶抑制剂、戒烟和纠正动脉粥样硬化危险因素	I	B
·对偶发胸痛和短暂 ST 段抬高的患者，应用冠状动脉造影检测严重的冠状动脉疾病	I	C
·对疑似变异型心绞痛，但临床条件和非侵入性检查无法确诊时，可以考虑在冠状动脉造影期间做激发试验	Ⅱb	B
冠状动脉血管造影正常的 ACS 患者		
·若疑似内皮功能不全，但造影正常，可以考虑应用侵入性的生理评估（如冠状动脉血流储备分数）	Ⅱb	B
应激性心肌病（章鱼壶心肌病）患者		
·对于有 ACS 和非阻塞性 CAD 症状的患者，考虑压力诱导型心肌病	I	C
·行心室造影术、超声心动图或 MRI，确诊或排除诊断	I	B
·若血流动力学检查正常，则常规治疗（ACEI、β 受体阻滞剂、阿司匹林和利尿剂）	I	C
·若有左室血栓，应行抗凝治疗	I	C
·对于有症状的低血压患者，在无左室流出通道阻塞的前提下，给予儿茶酚胺类药物治疗	Ⅱa	C
·对于顽固性休克的患者，考虑使用主动脉内球囊反搏治疗	Ⅱa	C
·对于左室流出通道阻塞患者，考虑使用 β 受体阻滞剂和甲基肾上腺素受体阻滞剂	Ⅱa	C
·为防止左室血栓形成，可以考虑行预防性抗凝治疗	Ⅱb	C

2）《中国经皮冠状动脉介入治疗指南（2016）》推荐：

危险分层：《中国经皮冠状动脉介入治疗指南（2016）》采用 GRACE 预后评分进行危险分层（表 1-5-6），分为紧急（2 h 以内）、早期（24 h 以内）和延迟（72 h）三种血运重建策略（包括 PCI 和 CABG）。

表 1-5-6　《中国经皮冠状动脉介入治疗指南（2016）》危险分层

推荐内容	推荐类别	证据等级
极高危患者： ·血流动力学不稳定或心源性休克 ·顽固性心绞痛 ·危及生命的心律失常或心脏停搏 ·心肌梗死机械性并发症 ·急性心力衰竭伴难治性心绞痛和 ST 段改变 ·再发心电图 ST-T 动态演变，尤其是伴有间歇性 ST 段抬高 推荐进行紧急冠状动脉造影（＜2 h）	I	C
高危患者： ·肌钙蛋白升高 ·心电图 ST-T 动态演变（有或无症状） ·GRACE 评分＞140 分 推荐早期行冠状动脉造影，根据病变情况决定是否行侵入策略 （＜24 h）	I	A
中危患者： ·糖尿病 ·肾功能不全，eGFR ＜ 60 mL/（min·1.73 m^2） ·左室收缩功能下降（LVEF ＜ 40%）或慢性心力衰竭 ·心肌梗死后早发心绞痛 ·近期行 PCI 治疗 ·既往行 CABG 治疗 ·109 分＜ GRACE 评分＜ 140 分 ·无创负荷试验时再发心绞痛或出现缺血性心电图改变 推荐侵入策略（＜72 h）	I	A
低危缺血患者： 先行非侵入性检查（首选心脏超声等影像检查），寻找缺血证据， 再决定是否采用侵入策略或药物保守治疗	I	A

NSTEMI 合并多支血管病变血运重建策略：中国介入指南仅对稳定型冠心病合并三支病变的血运重建方式进行了界定（表 1-5-7），而指南对于 NSTEMI 合并多支血管病变的侵入性血运重建的策略尚无明确界定。目前提出根据患者临床情况、合并症、冠状动脉病变严重程度（如 SYNTAX 评分）（表 1-5-8），由心脏团队或心脏内外科联合会诊制定血运重建策略（Ⅰ，C）。

表 1-5-7 《中国经皮冠状动脉介入治疗指南（2016）》对稳定型冠心病合并三支血管病变血运重建的推荐

SYNTAX 评分	PCI	CABG
SYNTAX ≤ 22 分	Ⅰ，B	Ⅰ，A
SYNTAX > 22 分	Ⅲ，B	Ⅰ，A

表 1-5-8 SYNTAX 评分临床意义

SYNTAX 评分分组	CABG 与 PCI 的 12 个月 MACCE 率	策略选择
低分组：< 22 分	CABG：14.4% TAXUS：13.5%（P=0.71）	CABG、PCI 均可
中等分值组：22~33 分	CABG：11.7% TAXUS：16.6%（P=0.10）	PCI 可以选择，最终策略取决于患者的特点和伴随疾病情况
高分组：≥ 33 分	CABG：10.7% TAXUS：23.3%（P < 0.01）	优先选择 CABG

对于选择介入方式血运重建的 NSTEMI 合并多支血管病变的患者，是完全血运重建还是部分血运重建，也无定论。有研究表明，同时处理非罪犯血管并不增加主要不良心脑血管事件（MACCE）发生率，并减少再次 PCI 手术次数。发表于《JACC》的 SMILE 试验结果显示，同期完全血运重建对多支血管病变 NSTEMI 患者的治疗效果似乎优于分期血运重建，因为同期血运重建患者的 MACCE 发生率更低。也有学者提出通过检测冠状动脉血流储备分数（fractional flow reserve，FFR）来指导对 NSTEMI 患者做出的治疗策略。依目前的临床研究结果及 PCI 技术的成熟发展现状，NSTEMI 合并多支血管病变患者，在全面评估患者临床状态的前提下，同期逐次行 PCI 治疗以达到完全血运重建可能会使患者获益更多，这一结论尚待多中心的随机对照临床试验验证。

参考文献

［1］Bassand J P，Hamm C W，Ardlsson D，et al. Guidelines for the diagnosis and treatment of non-ST-segment elevation acute coronary syndromes［J］. Eur Heart J，2007，28（13）：1598-1660.

［2］Anderson J L，Adams C D，Antman E M，et al. ACC/AHA 2007 guidelines for the management of patients with unstable angina/non-ST-elevation myocardial infarction：A report of the American College of Cardiology/American Heart Association Task Force on Practice Guidelines (writing committee to revise the 2002 guidelines for the management of patients with unstable angina/non-ST-elevation myocardial infarction) developed in collaboration with the American College of Emergency Physicians，the Society for Cardiovascular Angiography and Interventions，and the Society of Thoracic Surgeons endorsed by the American Association of Cardiovascular and Pulmonary Rehabilitation and the Society for Academic Emergency Medicine［J］. JACC，2007，50（7）：e1-e157.

［3］中华医学会心血管病学分会介入心脏病学组，中国医师协会心血管内科医师分会血栓防治专业委员会，中华心血管病杂志编辑委员会，等. 中国经皮冠状动脉介入治疗指南（2016）［J］. 中华心血管病杂志，2016，44（5）：382-400.

［4］Roffi M，Patrono C，Collet J P，et al. 2015 ESC guidelines for the management of acute coronary syndromes in patients presenting without persistent ST-segment elevation［J］. Eur Heart J，2016，37（3）：267-315.

［5］Bangnlore S，Faxon D P. Coronary intervention in patients with acute coronary syndrome：Does every culprit lesion require revascularization?［J］. Curr cardiol Rep，2010，12（4）：330-337.

［6］Zapata G O，Lasave L I，Kozak F，et al. Culprit-only or multivessel percutaneous coronary stenting in patients with non-ST-segment elevation acute coronary syndrome：one-year follow-up［J］. J Interv Cardiol，2009，22（4）：329-335.

［7］Gennaro S，Luigil L，Roberto G，et al. Single-staged compared with multi-staged PCI in multivessel NSTEMI patients［J］. JACC，2016，67（3）：264-272.

［8］Carrick D，Behan M，Foo F，et al. Usefulness of fractional flow reserve to improve diagnostic efficiency in patients with non-ST elevation myocardial infarction［J］. Am J Cardiol，2013，111（1）：45-50.

（空军特色医学中心老年医学科、心血管内科：朱伟伟　曹艳杰　李玉茜）

六、高龄患者急性心肌梗死合并冠状动脉左主干病变血运重建 1 例

1. 病情及诊治经过

【病史】

患者，男，90 岁，因"间断胸闷 30 年，再发 3 天，加重 4 小时"入院。2016 年 9 月 9 日患者无明显诱因出现胸闷不适，伴有乏力，休息后缓解。2016 年 9 月 12 日入院前 4 h 再次出现胸闷，程度较前加重，伴气短、头晕及视物模糊，无胸痛、大汗及意识丧失，症状持续不缓解，前往干休所诊室测血压 160/80 mmHg，心电图检查提示窦性心律，V_2~V_4 导联 ST 段压低，V_1~V_6 导联 T 波倒置，予以吸氧、口含速效救心丸、阿司匹林，并转送至我院急诊，查心肌损伤标志物三项提示肌红蛋白 152 ng/mL、肌钙蛋白 I 0.10 ng/mL，结合心电图，考虑"急性非 ST 段抬高心肌梗死"，遂收入院。既往有"糖耐量异常" 3 年余；2010 年 2 月因"乙状结肠癌（中分化腺癌Ⅲ期）"在我院普外科行剖腹探查、乙状结肠癌根治术。无高血压、高脂血症病史；无吸烟、饮酒史。

【体格检查】

入院测 BP 96/51 mmHg，神志清楚。听诊双下肺可闻及少量湿啰音；心率为 66 次 /min，律齐，各瓣膜听诊区未闻及病理性杂音。双下肢无水肿。

【辅助检查】

心电图：肢体导联及胸前导联广泛 ST 段压低，T 波低平、双向或倒置（图 1-6-1）。

心脏超声：心尖部、前间隔、左室前壁、下壁节段性运动幅度减低；

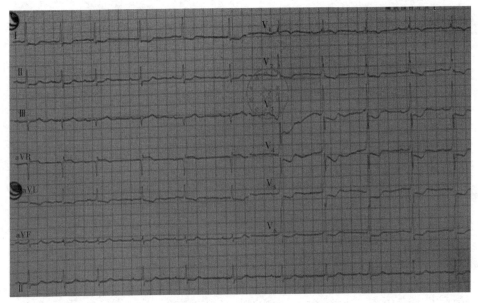

图 1-6-1 入院时心电图

EF：43%。

急诊冠状动脉造影结果：冠状动脉左主干重度狭窄约95%；左回旋支迂曲、多处粥样斑块狭窄病变，近段管腔局限狭窄约60%（图1-6-2）；左前降支钙化，近中段弥漫长病变、迂曲、成角病变，最重处狭窄约95%（图1-6-3）；

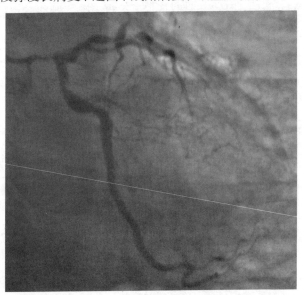

图 1-6-2 冠状动脉左主干全程钙化重度狭窄约95%，左回旋支迂曲、多处粥样斑块，近段管腔局限狭窄约60%

右冠状动脉迂曲，近中段弥漫狭窄病变、成角病变，最重处管腔狭窄约 85%（图 1-6-4）。

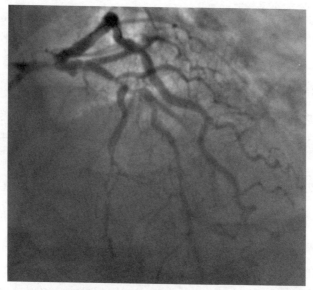

图 1-6-3　左前降支钙化，近中段弥漫长病变、迂曲、成角病变，最重处狭窄约 95%

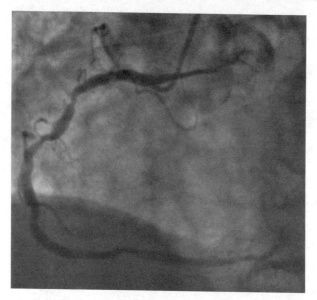

图 1-6-4　右冠状动脉近中段弥漫狭窄病变，最重处管腔狭窄约 85%

【诊断】

①急性非 ST 段抬高心肌梗死，Killip Ⅱ级；②糖耐量异常；③乙状结肠

癌术后；④慢性萎缩性胃炎等。GRACE 评分为 153 分， > 140 分，高危患者。

【治疗】

患者为急性非 ST 段抬高心肌梗死高危患者，完善相关检查及充分术前准备后进行了冠状动脉造影检查。造影结果提示患者冠状动脉左主干严重狭窄且合并多支血管病变，结合患者的 SYNTAX 评分（32 分）、90 岁高龄，以及综合考虑 PCI 介入治疗及外科冠状动脉搭桥术的利弊、近期风险及远期预后等因素，优先选择介入治疗。6 F EBU 3.5 指引导管送至左冠状动脉开口处，2 根 Runthrough NS 导丝分别送至左前降支、左回旋支远端，预扩球囊 2.0 / 20 mm 至冠状动脉左主干病变给予 10 atm 扩张，之后 2.0 / 20 mm 球囊并不能送至前降支病变处，遂退出球囊，考虑前降支狭窄病变严重并伴严重钙化，拟送入 1.25/15 mm 预扩球囊至前降支近段病变扩张，反复尝试，但 1.25/15 mm 球囊始终未能通过前降支中段病变最重处。考虑前降支迂曲、严重狭窄、多处严重成角病变，易致旋磨头嵌顿，故未尝试旋磨治疗。复查造影提示冠状动脉左主干狭窄病变有所改善，冠状动脉左主干及前降支血管未见夹层，TIMI 血流Ⅲ级，遂结束手术。介入治疗失败后，再次与患者及其家属沟通，表示积极接受外科手术治疗。2 周后行外科搭桥手术治疗，术中行大隐静脉 – 前降支端侧吻合、大隐静脉 – 钝缘支端侧吻合、大隐静脉 – 右冠状动脉主干端侧吻合，术程顺利，术后患者病情稳定。随访至今，患者未再出现明显的气短、胸闷、胸痛等症状，长期服用阿司匹林、氯吡格雷、阿托伐他汀钙片等药物，定期门诊复查，并进行康复锻炼。

2019 年 1 月，患者因"严重窦性心动过缓、阵发性心房扑动及Ⅱ度房室传导阻滞"，行"永久起搏器植入术"，术后病情稳定，无不适。

2. 讨论

急性非 ST 段抬高心肌梗死（NSTEMI）的病理生理特点主要是冠状动脉严重狭窄和（或）易损斑块破裂或糜烂所致的急性血栓形成，伴或不伴血管收缩、微血管栓塞，引起冠状动脉血流减少和心肌缺血。临床主要特点是心肌损伤标志物升高、心电图 ST 段压低和（或）T 波改变，且大多数患者伴有心肌缺血的症状。老年人是冠心病的高发人群，研究表明，老年人因认知功能下降，以及长期患有高血压、糖尿病导致自主神经功能紊乱、周围神经病变，使其对疼痛的敏感度下降；缓慢而持久的冠状动脉狭窄有利于侧支循环形成，增加了患者对心肌缺血的耐受性，在发生心肌缺血时症状常表现不典型。此外，NSTEMI 患者的心肌缺血症状本身也不典型。这些因素导致相当一部分老年人延误诊断，错过最佳的治疗时间。高龄患者冠状动脉病变具有慢性闭塞性、钙化、弥漫性、小血管性、多支、多处病变等特点，发生急性心肌梗死时选择完全或不完全血运重建策略对老年多支血管病变患者的预后有何影响，目前的临床研究尚无最后结论。对于多支血管病变，《中国经皮冠状动脉介入治疗指南（2016）》建议：基于患者临床状况、合并疾病和病变严重程度（包括分布、病变特征和 SYNTAX 评分）选择血运重建策略（罪犯血管 PCI，多血管 PCI 或冠状动脉旁路移植术 CABG）（Ⅰ，C）。

本例 90 岁高龄患者，发病时一般状况尚可，语言表达清楚、神志清楚，能够充分理解病情并与医生进行良好沟通，依从性良好。患者既往有冠心病病史 30 余年，此次因胸闷不适入院，入院后心电图提示心肌缺血性 ST-T 改变，心肌损伤标志物升高，结合病情诊断"急性非 ST 段抬高心肌梗死"。诊断明确后与患者及其家属充分沟通，行冠状动脉造影明确冠状动脉病变，造影结果提示冠状动脉左主干及多支血管均有严重狭窄病变，病情风险较高。

目前对合并冠状动脉左主干和（或）左前降支近段病变、多支血管病变的患者，是选择 CABG 还是 PCI 仍有争议。SYNTAX 评分是根据 11 项冠状动脉造影解剖特点定量评价病变复杂程度的危险评分方法，分为低分组（0~22分）、中分组（23~32 分）和高分组（≥ 33 分）。2008 年，ESC 年会公布了为期一年的一项研究结果：PCI 患者中，SYNTAX 评分高分组主要不良心脑血管事件（MACCE）发生率高于低分组（23.4% vs. 13.6%，$P = 0.002$）和中分组（23.4% vs. 16.7%，$P = 0.04$）。CABG 组 MACCE 发生率在各组间的差异无统计学意义（14.7%、12.0%、10.9%，$P > 0.05$）。而对于冠状动脉左主干病变积分值处于低分组和中分组者，可根据患者自身实际情况选择 PCI 或 CABG，高分组则选择 CABG 可显著降低 MACCE 发生率，预后较 PCI 更佳。近年来关于冠状动脉左主干病变治疗的临床研究提示，外科 CABG 与 PCI 介入治疗各有优势，何种治疗方案的疗效更佳取决于患者的并发症、冠状动脉解剖结构与病变特点、左室功能、术者的经验和技术、药物依从性等。最终治疗方案的选择以当前最佳临床证据为基础，由心脏内、外科团队共同决策，并且充分考虑患者及其家属的意愿。

本例患者 SYNTAX 评分处于中等分值组，结合患者高龄、外科手术风险评估、预后及预期寿命等问题，以及与患者和其家属充分沟通后更接受介入治疗，所以首先选择对冠状动脉左主干及左前降支行介入治疗。

患者介入治疗失败，其主要原因考虑与冠状动脉左主干全程钙化及前降支迂曲钙化、成角、弥漫性病变、管腔狭窄严重有关，反复尝试球囊无法通过。老年患者冠状动脉病变中冠状动脉左主干合并三支病变较为常见，且以溃疡及钙化病变较多，溃疡面上随即形成纤维蛋白及血栓，血栓阻塞血流导致心肌梗死。尽管目前药物洗脱支架的广泛使用显著降低了 PCI 术中及术后长期不良事件的发生率，但也有研究提出，对于高龄患者，冠状动脉左主干狭窄的治疗方案应以外科手术为主。本例患者，在 PCI 介入治疗失败后，与心血管外科团队会诊研究患者病情，再次详细评估了患者病情，包括年龄、一般状态、心肺功能、冠状动脉病变特点等，最终建议心外科 CABG 术。与患者及其家属充分沟通，患者及其家属态度积极、充分理解并表示同意医生关于外科手术治疗的决策。2 周后行外科搭桥手术，术中行大隐静脉–前降支端侧吻合、大隐静脉–钝缘支端侧吻合、大隐静脉–右冠状动脉主干端侧吻合。

CABG 的基本原则是完全性血运重建，高龄是增加手术死亡率和并发症发生率的独立危险因素，为使手术安全，应避免过大的手术创伤。高龄患者由于各脏器功能储备的降低、较多的合并症，外科术后更易出现低心排血量综合征、呼吸衰竭、肾功能不全及脑卒中等并发症，因此对于高龄患者术后更应加强监护，监测患者意识、神志、心理及精神状态，维持血流动力学稳定，鼓励患者早期下床进行康复锻炼。尽管外科手术风险大、术后并发症多，但研究表明 CABG 仍可以明显改善严重冠心病患者的生活质量。

本例高龄患者最终能接受 CABG 术，且术后预后良好，除了合理的治疗决策、良好的医疗技术，还得益于患者良好的依从性，医患之间良好的沟通与相互信任，以及患者自身的文化水平、心态等因素。多项研究结果也表明，低教育程度与术后死亡风险的增加、预期寿命降低显著相关。

参考文献

［1］Grosmaitre P，Le Vavasseur O，Yachouh E，et al. Significance of atypical symptoms for the diagnosis and management of myocardial infarction in elderly patients admitted to emergency departments［J］. Arch Cardiovasc Dis，2013，106（11）：586-592.

［2］郭永和，周玉杰，赵迎新，等. 不完全血运重建策略对老年冠状动脉多支血管病变患者预后的影响［J］. 中国介入心脏病学杂志，2012，20（1）：9-11.

［3］中华医学会心血管病学分会，中华心血管病杂志编辑委员会. 非 ST 段抬高型急性冠状动脉综合征诊断和治疗指南（2016）［J］. 中华心血管病杂志，2017，45（5）：359-376.

［4］中华医学会心血管病学分会介入心脏病学组，中国医师协会心血管内科医师分会血栓防治专业委员会，中华心血管病杂志编辑委员会，等. 中国经皮冠状动脉介入治疗指南（2016）［J］. 中华心血管病杂志，2016，44（5）：382-400.

［5］Sianos G，Morel M，Kappetein A，et al. The SYNTAX score：an angiographic tool grading the complexity of coronary artery disease［J］. Euro Intervention，2005，1（2）：219-227.

［6］杨鹏杰，邓勇志. SYNTAX 及 EuroSCORE 评分对左主干和 / 或三支病变血运重建策略选择的指导意义［J］. 中华胸心血管外科杂志，2016，32（5）：309-312.

［7］Fajadet J，Capodanno D，Stone G W. Management of left main disease：an update［J］. Eur Heart J，2019，40（18）：1454-1466.

［8］Ramadan R，Boden W E，Kinlay S. Management of left main coronary artery disease［J］. Am Heart Assoc，2018，7（7）：e008151.

［9］Nielsen S，Giang KW，Wallinder A，et al. Social factors，sex，and mortality risk after coronary artery bypass grafting：a population-based cohort study［J］. J Am Heart Assoc，2019，8（6）：e011490.

［10］Steingrimsdottir O A，Naess O，Moe J O，et al. Trends in life expectancy by education in Norway 1961-2009［J］. Eur J Epidemiol，2012，27（3）：163-171.

（空军特色医学中心心血管内科、老年医学科：姚旭贤　曹艳杰　田建伟）

七、老年急性充血性心力衰竭患者的容量管理1例

充血性心力衰竭（CHF）是老年人发病率和死亡率很高的疾病，无论是在国内还是在国外都是老年人群面临的重要公共卫生问题。尽管治疗有进展，但急性失代偿性心力衰竭的预后仍然很差，5年内死亡率大约为50%，堪比恶性肿瘤。大多数心力衰竭患者住院的病因是严重充血及液体潴留，严重充血及液体潴留是心力衰竭患者预后不良的主要独立危险因素。因此，心力衰竭管理的主要目标是预防和控制慢性液体超负荷，维持"干燥"的临床特征对于预防再住院和改善预后是重要的，最终达到改善心脏功能的目标。

《中国心力衰竭诊断和治疗指南（2018）》将心力衰竭的诊断和评估单独阐述，其中包含了容量状态评估的内容，并提供推荐类别和证据水平。本文结合1例复杂老年患者病历，解读《中国心力衰竭诊断和治疗指南（2018）》，浅谈老年急性充血性心力衰竭患者的容量管理。

1. 病情及诊疗经过

【病史】

患者，男，89岁，主因"间断胸闷16年，加重伴喘憋1天"于2019年8月28日入院。2002年10月，患者因间断胸闷查冠状动脉造影示多支血管病变，于右冠状动脉放置支架1枚；2008年11月，患者因持续胸痛诊断为"急性下壁心肌梗死"，分2次在右冠状动脉、左回旋支及钝缘支处植入支架3枚；2015年2月，患者因再次突发胸闷、胸痛伴心电图ST-T演变诊断为"急性冠脉综合征"，于右冠状动脉远段病变部位行PTCA+药物涂层支架植入。2019年6月27日，患者因吹空调受凉后第1次出现发热，体温最高40℃，伴咳嗽、咯痰，经全面检查明确诊断为"两下肺间质性炎症，Ⅰ型呼吸衰竭，胸腔积液"。

2019 年 7 月 14 日,患者第 2 次出现发热,体温最高 38.4 ℃。2019 年 8 月 14 日,患者受凉后第 3 次出现发热,体温最高 38.2 ℃。以上三次发热均经过抗感染治疗及扩张冠状动脉、降血糖、降血压、抗血小板聚集、调脂、稳定斑块等综合治疗,患者病情好转。2019 年 8 月 28 日,患者无明显诱因喘憋加重,呼吸困难,急查 BNP 893.0 pg/mL,考虑肺部感染合并心力衰竭进一步加重,为进一步诊治遂入院治疗。既往有"高血压""糖尿病"50 年,"脑梗死""慢性肾功能不全"20 余年。

【体格检查】

T 37.7 ℃,P 72 次 /min,R 30 次 /min,BP 127/76 mmHg。患者嗜睡,痴呆,失语。听诊两肺呼吸音粗,双下肺可闻及湿啰音及哮鸣音;心界正常,心率 72 次 /min,心律齐,心音正常,各瓣膜听诊区未闻及杂音。腹软,无压痛及反跳痛,全腹未触及包块,肝脾肋下未触及,移动性浊音(﹣),肠鸣音正常。双下肢中度凹陷性水肿。生理反射存在,病理反射未引出。

【辅助检查】

生化(2019 年 8 月 28 日):钾离子 5.8 mmol/L,钠离子 132 mmol/L,葡萄糖 9.2 mmol/L,尿素氮 20.6 mmol/L,肌酐 136 μmol/L,尿酸 613 μmol/L,甘油三酯 1.96 mmol/L。

血常规:白细胞计数 11.9×10^9/L,中性粒细胞百分比 87.2%,红细胞计数 2.86×10^{12}/L,血红蛋白 90 g/L。快速 C 反应蛋白 16 mg/L;BNP 893.0 pg/mL;肌钙蛋白 I 0.013 ng/mL、肌酸激酶同工酶 4.3 ng/mL、肌红蛋白 126 ng/mL。

胸部 X 线检查(2019 年 8 月 29 日):右肺中上野、左下肺见大片状、斑片状密度增高影。

心电图:窦性心律,符合陈旧性下壁心肌梗死心电图改变,Ⅰ度房室传导阻滞,ST-T 改变,电轴左偏。

心脏超声:符合冠心病心脏改变,主动脉瓣钙化,二尖瓣钙化,左室收缩功能正常(EF 53%)、舒张功能减低、短轴缩短率 27%。

腹部超声:双肾实质回声增强,右肾多发囊肿,余未见异常。

外周血管超声：双下肢深静脉未见异常。

【诊断】

①肺部感染，呼吸衰竭；②冠状动脉粥样硬化性心脏病，陈旧性心肌梗死，冠状动脉支架植入术后，急性心功能不全，心功能Ⅳ级；③高血压病1级（很高危）；④非胰岛素依赖型糖尿病；⑤脑梗死后遗症；⑥慢性肾功能不全（CKD 3期）。

【治疗】

患者，89岁，老年男性，考虑肺部感染合并心力衰竭急性加重，合并多种基础疾病，病情危重，于2019年8月29日15：02第1次报病重。①抗生素升级为美罗培南注射用粉针（H）0.5 g静脉滴注1次/8 h。②加强利尿治疗：首先呋塞米注射液20 mg小壶入（自输液器滴壶注入），继之以呋塞米注射液100 mg+多巴胺注射液40 mg+0.9%氯化钠注射液（袋装）40 mL（3~5 mL/h）持续静脉滴注。另有口服药物螺内酯20 mg，1次/d；托伐普坦15 mg，1次/d。③扩张血管，减轻后负荷治疗。④平喘、化痰治疗。⑤抑酸、保护胃黏膜治疗及其他对症治疗。⑥患者血糖突然增高，考虑肺部感染后应激反应，持续静脉滴注胰岛素注射液降血糖治疗。经综合治疗，患者体温降至正常，肺部感染略减轻，血糖控制正常，但肌酐呈上升趋势，在充分药物利尿治疗后，尿量仍较少（每日入量为1 500~2 000 mL，出量为500~800 mL），考虑患者已出现利尿剂抵抗，为预防急性肾功能损伤、肾功能不全进一步加重，考虑行床旁血液滤过治疗，转入重症医学科进一步加强监护治疗。在重症医学科连续行床旁血液滤过治疗3 d，停静脉用利尿剂，患者尿量恢复正常，血肌酐亦降至正常，转出重症医学科后转入我科继续治疗。

2019年9月2日患者第4次出现发热，由于病情持续加重，于2019年9月6日15：01第2次报病重。抗生素调整为：哌拉西林钠他唑巴坦钠注射用粉针3.75 g静脉滴注，1次/8 h；氟康唑氯化钠注射液（H）0.2 g静脉滴注，1次/d；替考拉宁注射用粉针（H）200 mg静脉滴注，1次/d；三联针对耐药菌抗感染治疗；予以冰毯机持续降温；同时改善心功能治疗，予以正性肌力药

物左西孟旦注射液 12.5 mg + 0.9% 氯化钠注射液（袋装）50 mL 静脉滴注
（2 mL/h）。经治疗患者病情明显好转，生命体征平稳，体温已降至正常，24 h
出入液量平衡，胸闷、喘憋症状消失，咳嗽、咯痰明显减轻，一般状况好转。
听诊双下肺啰音明显减少；双下肢水肿消退。

2. 讨论

患者，89 岁，高龄男性，合并心、脑、肾等多种基础疾病。在 2 个多月
的病程中，患者 4 次发热，2 次报病重，经综合治疗均转危为安。患者反复多
次肺部感染合并心力衰竭急性加重，治疗重点、难点在于利尿治疗，本例患者
在出现利尿剂抵抗的情况下及时行床旁血液滤过治疗，取得了较好的治疗效果。

（1）容量状态评估

心力衰竭是多种原因导致心脏结构和（或）功能的异常改变，使心室收缩
和（或）舒张功能发生障碍，从而引起的一组复杂临床综合征，体液潴留（肺
淤血、体循环淤血及外周水肿）是其主要临床表现。虽然体液潴留并不全是心
力衰竭所致，但心力衰竭患者大多有体液潴留。准确评估容量状态是容量管理
和控制的基础。心力衰竭患者容量状态复杂且动态变化，应从多方面进行容量
评估，包括总体容量状态（容量正常、容量超负荷或容量不足）及判断容量分
布（肺淤血为主、体循环淤血为主）。

1）临床症状和体征评估：《中国心力衰竭诊断和治疗指南 2018》在心力
衰竭的诊断和评估部分中推荐体格检查应评估患者的生命体征和判断体液潴留
的严重程度，注意近期有无体重增加、颈静脉充盈、外周水肿、端坐呼吸等（Ⅰ,B）
症状，临床上应详细采集病史和查体。典型左心衰竭肺淤血症状包括劳力性呼
吸困难、夜间阵发性呼吸困难、平卧后干咳或端坐呼吸等；典型右心衰竭体循
环淤血症状包括外周水肿、腹胀、纳差等。存在上述任何一种症状，均提示容
量超负荷。短期体质量明显增加、尿量减少、入量大于出量，也提示容量超负
荷。如无淤血症状，同时皮肤弹性差、干燥、眼窝凹陷，则提示容量不足。查
体方面应重点评估以下体征：颈静脉怒张、肝颈静脉回流征、肺部啰音、浆膜
腔积液、肝脏肿大及水肿等。对于急性心力衰竭，临床上还需评估低灌注表现。

2）常规检查和实验室检查评估：X线胸片检查可提供肺淤血、肺水肿及胸腔积液等信息，《中国心力衰竭诊断和治疗指南2018》将X线胸片的推荐类别提高至 I 类推荐。经胸超声心动图是常见的无创性检查心血管结构和功能的方法。生物标志物利钠肽［脑利尿钠肽（BNP）或 N 末端 B 型利钠肽原（NT-proBNP）］是心肌细胞在容量、压力负荷增加时分泌的一种多肽，《中国心力衰竭诊断和治疗指南2018》提出了利钠肽作为心力衰竭筛查（ II a，B）和预后评估（ I，A）的新用途。临床上，根据利钠肽进行容量评估时要动态个体化监测利钠肽水平。但需要注意的是，容量超负荷并不是利钠肽升高的唯一因素，容量负荷减轻后利钠肽不一定下降。此外，血细胞比容、血红蛋白浓度、血钠、白蛋白水平、尿素氮等提示血液浓缩指标的实验室检查也有助于评估容量状态。

3）评估时机：对于慢性心力衰竭，容量管理关口应前移，随访时及时评估患者体液潴留情况，随时调整利尿剂剂量，目标是以最低有效利尿剂剂量维持"干体质量"，避免反复因症状加重而住院。对于急性心力衰竭患者，院前急救时应询问病史，检查患者心力衰竭的体征，有助于准确识别和诊断急性心力衰竭，判断患者病情严重程度，协助患者正确就诊。急诊室阶段尽快进行相关检查评估容量状态，目的是对心力衰竭患者进行分类，制订早期的治疗方案。住院期间应动态个体化监测容量状态，以评估治疗效果，调整治疗方案。出院时仍存在淤血症状或体征与再住院率、死亡率的升高相关，是重要的预后指标。因此，出院前应评估容量状态。容量状态评估应贯彻整个诊疗和随访过程，动态评价容量状态，有助于及时调整容量管理策略，从而改善症状，降低再住院率。出入量管理需要患者及其家属的配合，《中国心力衰竭诊断和治疗指南2018》强调患者教育的重要性，应对患者及其家属进行心力衰竭基础知识普及、饮食和生活方式指导，以提高患者的自我管理能力，改善生活方式（ I，B）。

容量状态评估流程见图 1-7-1，容量管理流程见图 1-7-2。

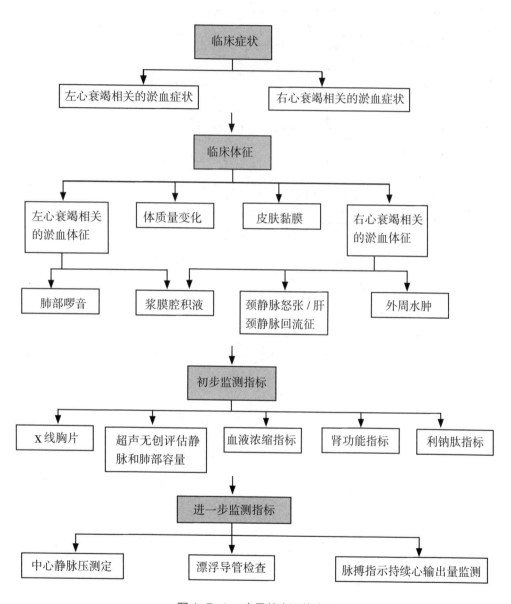

图 1-7-1 容量状态评估流程

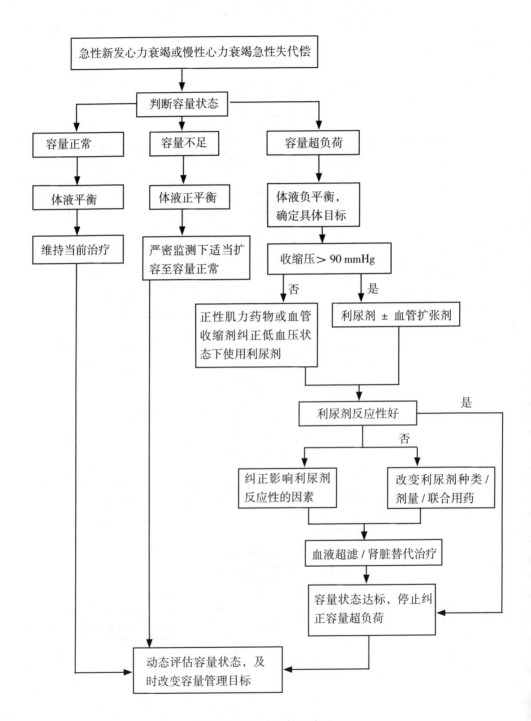

图 1-7-2 容量管理流程

（2）利尿剂治疗

治疗心力衰竭的药物中，利尿剂消除水钠潴留，有效缓解心力衰竭患者的呼吸困难及水肿，改善运动耐量。恰当使用利尿剂是药物治疗心力衰竭取得成功的关键和基础。《中国心力衰竭诊断和治疗指南 2018》推荐有体液潴留证据的所有类型心力衰竭患者使用利尿剂治疗，并强调根据患者淤血的症状和体征、血压、肾功能选择起始剂量，根据患者对利尿剂的反应调整剂量，体重每天减轻 0.5~1.0 kg 为宜。一旦症状缓解、病情控制，即以最小有效剂量长期维持，并根据体液潴留的情况随时调整剂量。每天体重的变化是最可靠的监测指标。可教会患者根据病情需要（症状、水肿、体重变化）调整剂量。利尿剂开始应用或增加剂量 1~2 周后应复查血钾和肾功能。

1）传统利尿剂：控制体液潴留首选袢利尿剂。《中国心力衰竭诊断和治疗指南 2018》推荐的袢利尿剂有 3 种：呋塞米、布美他尼和托拉塞米。最常用的为呋塞米，呋塞米的剂量与效应呈线性关系。长期口服利尿剂者，急性期一般首选静脉应用呋塞米，剂量应大于平时每日剂量（推荐剂量为平时日剂量的 2.5 倍）。《中国心力衰竭诊断和治疗指南 2018》中指出，利尿剂可选择静脉推注或持续静脉滴注的方式，根据患者症状和临床状态调整剂量和疗程。有低灌注表现的患者应在纠正后再使用利尿剂。袢利尿剂在给药途径方面，与间歇静脉快速推注相比，持续静脉泵入具有潜在的益处，理论上利尿剂峰浓度降低，神经激素活性减少，钠和水潴留减少。老年 CHF 患者常出现利尿剂抵抗，临床上常以小剂量的多巴胺 [1~2 μg /（kg·min）] 持续静脉滴注改善肾血流量。多巴胺是去甲肾上腺素的前体，其作用随剂量的大小而表现不同，较小剂量多巴胺 [1~2 μg /（kg·min）] 表现为心肌收缩力增强，扩张肾、肠系膜及冠状血管，特别是扩张肾小动脉，改善肾血流量，提高肾小球滤过率及利尿作用，降低心脏前后负荷，改善心功能，对心率加快不明显。

《中国心力衰竭诊断和治疗指南 2018》推荐：对于 LVEF ≤ 35%、使用 ACEI/ARB/ARNI 和 β 受体阻滞剂治疗后仍有症状的射血分数降低的患者（Ⅰ，A）；急性心肌梗死后且 LVEF ≤ 40%，有心力衰竭症状或合并糖尿病者（Ⅰ，B），推荐应用醛固酮受体拮抗剂。应用方法：螺内酯，初始剂量为 10~20 mg，1 次 /d；

至少观察 2 周后再加量，目标剂量为 20~40 mg，1 次 /d。不良反应主要是肾功能恶化和高钾血症，还可引起男性乳房疼痛或乳房增生症，为可逆性，停药后症状可减轻或消失。

2）新型利尿剂托伐普坦：新型口服利尿剂托伐普坦可选择性地作为拮抗剂与血管升压素 V_2 受体拮抗。V_2 受体位于肾集合管中，其中精氨酸加压素（AVP）与 V_2 受体结合导致细胞内环磷酸腺苷（cAMP）升高，通过将含有水通道蛋白 –2 的细胞内囊泡易位到顶端质膜中并增加水通道蛋白 –2 的转录来促进肾脏水重吸收，具有排水不排钠的特点，能减轻容量负荷加重诱发的呼吸困难和水肿，并使低钠血症患者的血钠正常化，其不良反应主要是口渴和高钠血症。托伐普坦的起始剂量为 7.5 mg/d，通常利尿效果好的更容易产生口渴的感觉，因此，服药两天后就需要复查血钠，防止血钠的快速升高。如口渴明显或者每天尿量达 2 500 mL，可以将剂量减量为 3.75 mg/d，通常耐受良好。《中国心力衰竭诊断和治疗指南 2018》延续推荐，且将推荐级别从（Ⅱa，B）提升到（Ⅱa，A）。托伐普坦对顽固性水肿或低钠血症者疗效更显著，推荐用于常规利尿剂治疗效果不佳、有低钠血症或有肾功能损害倾向的患者。

其他降低容量负荷的药物：《中国心力衰竭诊断和治疗指南 2018》中推荐重组人脑利钠肽（Ⅱa，B）用于急性心力衰竭。该药通过扩张静脉和动脉（包括冠状动脉），降低心脏前后负荷，并有一定的抑制肾素 – 血管紧张素 – 醛固酮系统和交感神经系统的作用，同时该药具有一定的促进钠排泄、利尿的作用，从而降低容量负荷。该药用于急性心力衰竭患者是安全的，可明显改善患者血流动力学和呼吸困难的相关症状。

（3）超滤治疗

《中国心力衰竭诊断和治疗指南 2018》推荐高容量负荷如肺水肿或严重外周水肿，且存在利尿剂抵抗的患者可考虑进行超滤治疗（Ⅱa，B）。难治性终末期心力衰竭患者通常有明显水钠潴留和电解质紊乱，容易合并利尿剂抵抗。推荐床旁超滤治疗，以减轻体液潴留（Ⅱa，B）。使用超滤治疗已经被证明是治疗失代偿性 CHF 安全有效的方法，是出现利尿剂抵抗以后的合理选择。与利尿剂相比，超滤治疗已被证明可以去除更多的钠盐，产生的超滤液与血浆相比是等渗的，而袢利尿剂产生的尿液是低渗的。因此，与利尿剂相比，超滤治疗也减弱了神经激素的激活，由此血浆脑利钠肽、去甲肾上腺素、肾素和醛固酮水平进一步降低。

（4）利尿剂抵抗

利尿剂抵抗的定义是：在每天静脉输入至少 80 mg 袢利尿剂（呋塞米或托拉塞米）后，尿液输出 < 800 mL/d。容量管理中利尿剂抵抗是临床上比较棘手的问题，利尿剂反应不佳或抵抗的处理：①增加袢利尿剂剂量；②静脉推注联合持续静脉滴注，可避免因为袢利尿剂浓度下降引起的钠重吸收；③ 2 种及以上利尿剂联合使用，如在袢利尿剂基础上加噻嗪类利尿剂，也可加用血管升压素受体拮抗剂；④应用增加肾血流的药物，如小剂量多巴胺，改善利尿效果和肾功能提高肾灌注，但益处不明确（Ⅰb，B）；⑤纠正低血压、低氧、酸中毒、低钠、低蛋白、感染等，尤其注意纠正低血容量；⑥超滤治疗。

综上所述，老年人对体液急剧变化的代偿和适应能力较差，大量利尿剂使用后易导致体位性低血压，故老年人用药应减少初始剂量，并根据患者24 h 出入液量、体重变化情况缓慢增加剂量。《中国心力衰竭诊断和治疗指南2018》中心力衰竭患者中容量管理的要点，旨在强调容量管理的重要性，使心力衰竭患者达到个体化的最佳容量平衡状态。心力衰竭是一种复杂的临床综合征，病因和临床状态个体差异大，容量状态复杂多变，因此，容量管理应遵循动态管理和个体化原则。

参考文献

[1] 中华医学会心血管病学分会心力衰竭学组，中国医师协会心力衰竭专业委员会，中华心血管病杂志编辑委员会，等. 中国心力衰竭诊断和治疗指南 2018 [J]. 中华心血管病杂志，2018，46（10）：760-789.

[2] 张健. 心力衰竭容量管理的再认识 [J]. 中华心力衰竭和心肌病杂志，2018，2（1）：2-3.

[3] 中国医师协会心力衰竭专业委员会，中华心力衰竭和心肌病杂志编辑委员会. 心力衰竭容量管理中国专家建议 [J]. 中华心力衰竭和心肌病杂志，2018，2（1）：8-16.

[4] 国家卫生计生委合理用药专家委员会，中国药师协会. 心力衰竭合理用药指南 [J].

2 版 . 中国医学前沿杂志（电子版），2019，11（7）：1-78.

[5] Gupta R，Testani J，Collins S. Diuretic resistance in heart failure[J]. Curr Heart Fail Rep，2019，16（2）：57-66.

[6] Vaduganathan M，Claggett B L，Jhund P S，et al. Estimating lifetime benefits of comprehensive disease-modifying pharmacological therapies in patients with heart failure with reduced ejection fraction：a comparative analysis of three randomised controlled trials[J]. Lancet，2020，396（10244）：121-128.

[7] Kazory A，Costanzo M R. Extracorporeal isolated ultrafiltration for management of congestion in heart failure and cardiorenal syndrome[J]. Adv Chronic Kidney Dis，2018，25（5）：434-442.

[8] Emani S. Ultrafiltration for the treatment of acute heart failure[J]. Heart Fail Clin，2018，14（4）：517-524.

（空军特色医学中心老年医学科：尹巧香　罗慧兰）

八、Micra 无导线起搏器治疗 De Bakey Ⅰ型主动脉夹层术后心房扑动伴高度房室传导阻滞 1 例

Micra 无导线起搏器也称为"胶囊起搏器"，与传统心脏起搏器相比，无导线起搏器不用在胸前"开口子"，而是通过静脉穿刺，把小小的起搏器从血管里送到心腔内部，具有无切口、无伤疤、术后恢复快的优势，减少了创伤与感染风险，在植入后几乎没有异物感。

本例患者既往多次行外科手术，因 De Bakey Ⅰ型主动脉夹层动脉瘤行 Bentall 术 + 冠状动脉搭桥术，此后行胸主动脉覆膜支架植入术及主动脉机械瓣置换术，患者合并冠心病、高血压，一般情况较差，出现心房扑动伴严重房室传导阻滞、心率缓慢，应用无导线起搏器治疗取得了良好的临床效果。

1. 病情及诊治经过

【病史】

患者，男，70 岁。主因"Bentall 术 + 冠状动脉搭桥术后 24 年，间断胸闷 1 年，加重 2 周"入院。于 1996 年年初因突发胸部撕裂样疼痛在阜外医院诊断为"主动脉夹层动脉瘤（De Bakey Ⅰ型）"，急诊行"带主动脉瓣人工血管主动脉替换术（Bentall 术）+ 冠状动脉搭桥术（AO–SVG–LAD，AO–SVG–RCA）"，术后恢复顺利，无不适主诉。4 年后患者因主动脉瓣关闭不全再次在阜外医院行"主动脉机械瓣置换术"，术后恢复良好。2016 年 5 月在北京友谊医院复查主动脉增强 CT，诊断为"胸主动脉夹层动脉瘤"，行"胸主动脉带膜支架腔内隔绝术"，术后病情稳定。2019 年 9 月在空军特色医学中心因活动后胸闷不适诊断为"冠心病、心房扑动、高血压病 3 级"，给予抗血小板聚集、抗凝、扩张冠状动脉

及降压等治疗后病情好转，此后服用华法林抗凝、阿司匹林肠溶片抗栓、氨氯地平＋缬沙坦降血压、阿托伐他汀钙片调脂、单硝酸异山梨酯缓释片扩张冠状动脉治疗，胸闷症状缓解，自测脉搏为 50~60 次 /min。入院前 2 周无明显诱因胸闷较前明显加重伴全身微汗，活动后明显，自测脉搏较前明显降低，平均 40 次 /min，夜间最低脉搏 27 次 /min，脉搏减低时胸闷、头昏，无黑矇、晕厥及意识丧失，在保定市第二中心医院化验甲状腺功能七项、血电解质、肝肾功能未见异常，心电图提示心房扑动伴高度房室传导阻滞，心室率为 36 次 /min，为进一步诊治转入我院就诊。既往有高血压 46 年，最高血压为 190/90 mmHg，目前血压控制良好；高脂血症 10 年；1 年前住院诊断"前列腺增生、肾囊肿"。否认"糖尿病、慢性阻塞性肺疾病、慢性肾病"等疾病。1982 年 10 月因"左侧腹股沟疝"行"腹股沟疝修补术"；2014 年 6 月因左眼白内障行"左眼人工晶体植入术"；2019 年 10 月因"结石性胆囊炎"行"经腹腔镜胆囊切除术"。

【体格检查】

T 36.6 ℃，P 42 次 /min，R 14 次 /min，BP 158/78 mmHg。身高 168 cm，体重 85 kg。一般状况良好，胸部正中可见 15 cm 纵向手术瘢痕。听诊双肺呼吸音粗，双肺底可闻及少量细湿啰音；心界不大，心律不齐，第一心音强弱不等，平均心率 42 次 /min，各瓣膜听诊区未闻及病理性杂音。脐下、剑突下、右肋缘可见约 1 cm 手术瘢痕，左侧腹股沟区可见长约 3 cm 手术瘢痕，腹软无抵抗，肝脾不大，双下肢无水肿。

【辅助检查】

实验室检查：BNP 336 pg/mL；凝血四项示凝血酶原时间 26.1 s，INR 2.31；生化示甘油三酯 1.74 mmol/L，高密度脂蛋白胆固醇 0.08 mmol/L，低密度脂蛋白胆固醇 1.45 mmol/L，总胆红素 35.9 μmol/L，乳酸脱氢酶 350 U/L；甲状腺功能七项、心肌损伤标志物三项（cTnI、CK–MB、MYO）、手术感染八项、风湿三项、血常规、尿常规、大便常规均未见明显异常。

心电图：异位心律，心房扑动，房室（6~8）：1 传导，平均心室率 40 次 /min，偶发室性早搏，T 波普遍低平。

24 h 动态心电图：异位心律，心房扑动；平均心率 50 次 /min，最慢心率 36 次 /min，最快心率 56 次 /min；室性早搏 16 814 次，平均 701 次 /h；短阵室性心动过速 3 阵，频率 91 次 /min。

心脏彩超：Bentall 术后，未见明显瓣周漏，双房增大，二尖瓣轻度反流，三尖瓣轻度反流，收缩功能正常（LVEF 60%），左室舒张功能减低。

颈部血管 B 超：双侧颈动脉内中膜不均匀增厚伴多发斑块形成，双侧椎动脉未见异常，双侧颈内静脉未见异常。

腹部 B 超：胆囊切除术后，双肾囊肿，肝、脾、胰未见异常。

【诊断】

①心律失常 – 心房扑动伴高度房室传导阻滞，室性期外收缩，短阵性室性心动过速；②冠状动脉粥样硬化性心脏病；③高血压病 3 级，很高危；④高脂血症；⑤双肾囊肿；⑥前列腺增生；⑦主动脉夹层动脉瘤 Bentall 术后；⑧胸主动脉带膜支架术后；⑨主动脉机械瓣置换术后；⑩冠状动脉搭桥术后；⑪左侧腹股沟疝修补术后；⑫胆囊切除术后；⑬左眼白内障术后。

【治疗】

患者冠心病合并高血压病和高脂血症，继续给予阿托伐他汀钙片（20 mg，1 次 /d）调脂，单硝酸异山梨酯缓释片（60 mg，1 次 /d）扩冠，左旋氨氯地平（2.5 mg，1 次 /d）+ 厄贝沙坦氢氯噻嗪（1 片，1 次 /d）降血压，血压控制在 130/80 mmHg 左右。患者主动脉瓣机械瓣置换术后，继续服用华法林（3 mg，1 次 /d）抗凝，监测 INR 波动在 2.0~3.0 范围内。患者心房扑动合并高度房室传导阻滞，严重心动过缓，药物治疗短阵性室性心动过速存在心率进一步降低风险，有心脏起搏器安置术的手术适应证，无明显手术禁忌证，考虑患者心房扑动，适宜安置心脏单腔起搏器；同时患者长期抗凝治疗出血风险高，给予 Micra 无导线心脏起搏器安置术（图 1-8-1、图 1-8-2、图 1-8-3、图 1-8-4），减少了出血与感染风险，手术用时约 30 min，术后患者返回病房，恢复良好。

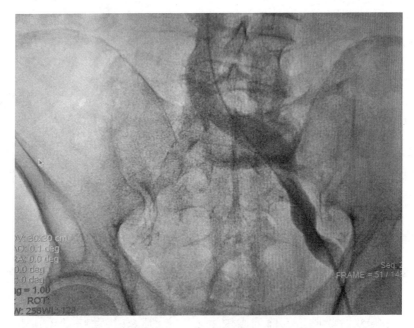

图 1-8-1 左股静脉植入路径

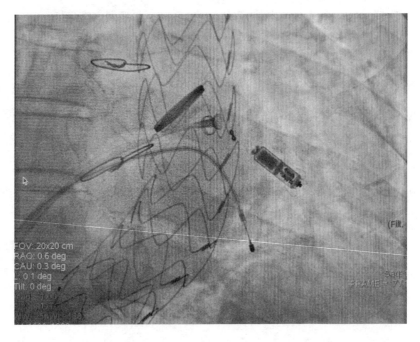

图 1-8-2 Micra 起搏器植入右心室中位间隔（术中测量阈值 1.13 V/0.24 ms，阻抗 620 Ω，感知 > 20 mV）

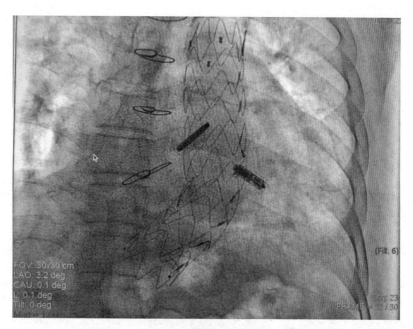

图 1-8-3　Micra 起搏器释放后（RAO 30°）

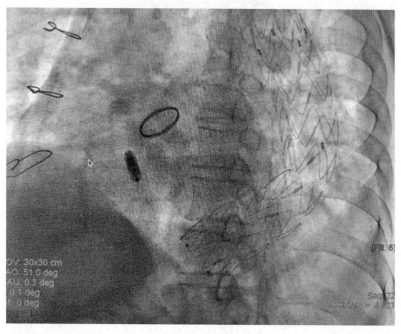

图 1-8-4　牵拉试验确认固定良好后释放 Micra 起搏器（LAO 50°，测量起搏阈值 1.63 V/0.24 ms，阻抗 640 Ω，感知 > 20 mV）

Micra 起搏器体积小、重量轻（图 1-8-5），可经股静脉穿刺，23 F 输送鞘（图 1-8-6，彩图）送入右心室，通过 FlexFix™ 固定小翼固定于右心室。Micra 起搏器的起搏模式为 VVIR，具有基于加速度感知的 3 轴（X、Y 和 Z 轴）频率适应自动阈值管理功能，MRI SureScan™ 可兼容 1.5 T（特斯拉）或 3 T 全身 MRI，具有程控关闭和电池耗竭自动关闭功能。术后定期随访，内容包括电池状态、阈值、阻抗、起搏百分比等。

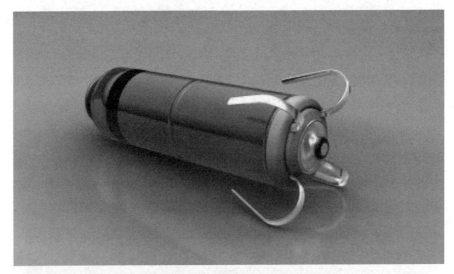

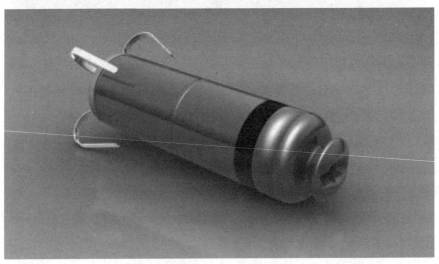

图 1-8-5　Micra 起搏器放大图片

术后患者胸闷症状缓解，精神状态良好。继续给予华法林抗凝、阿托伐他汀钙片调脂、单硝酸异山梨酯缓释片扩张冠状动脉、左旋氨氯地平联合厄贝沙坦氢氯噻嗪降血压治疗，3 d 后患者顺利出院。术后 1 个月随访测量起搏阈值为 0.88 V/ 0.24 ms，阻抗 620 Ω，感知 > 20 mV，预计寿命 > 9 年。

2. 讨论

1958 年，瑞典外科医生 Ake Senning 为完全性房室传导阻滞患者 Arne Larson 进行了世界上首例埋藏式心脏起搏器安置术，此后人工心脏起搏器挽救了无数患者的生命。目前全球每年约有 60 万人接受心脏起搏器植入术治疗。随着接受心脏起搏器植入术患者的不断增加，起搏器囊袋及导线植入相关的并发症也越来越受到重视。统计资料表明，传统心脏起搏器电极相关并发症发生率为 2.4%~5.5%，囊袋相关并发症发生率为 0.4%~4.8%，对患者健康带来严重的威胁。因此，早在 20 世纪 70 年代，就有学者开始研究不需要囊袋和导线的无导线起搏器，先后设计了经超声和磁场传导起搏能量的无导线起搏器，并在动物体内开展了研究，但是未能获得可供临床使用的产品。21 世纪初，圣犹达公司和美敦力公司先后设计制造出了电池和脉冲发生器一体化的微型无导线起搏器 Nanostim 和 Micra。圣犹达公司的 Nanostim 在上市后因发生多起不良事件，最终因安全原因被召回，从侧面显示了该技术及产品研发具有相当大的难度。

2013 年第一例 Micra 无导线起搏器于奥地利 AKH 医院植入，经导管无导线起搏器的微型化和微创手术在全球范围内引起了极大的轰动，可以说是起搏治疗领域里程碑式的创新。Micra IDE 研究结果发表在 2016 年的《新英格兰医学杂志》，该研究入选了 56 个中心的 726 名患者，随访观察 2 年，研究发现无导线起搏器和传统起搏器相比，降低了 48% 的主要并发症的发生率，手术即刻成功率达 99.2%；而后发表于 2018 年的 Micra 注册研究进一步证实了无导线起搏器的安全性和有效性，植入 12 个月后严重并发症发生率为 2.7%（CI 2.0%~3.7%），比传统起搏器降低 63%，没有电池或遥测相关问题的报告，从而标志着起搏器进入了无导线时代。临床研究结果表明，Micra 植入成功率 > 99%，平均起搏阈值 < 1.0 V/0.24 ms。首次植入后，每次植入的手术时间均比

之前减少 2%，中位植入时间（鞘管进入 / 出）：28.0~32.3 min，大多数植入（77%~79%）在释放两次后即可成功。目前，全球累计超过 7 万名患者受益。Micra 在我国大陆 2019 年上市，目前治疗超过 1 500 位患者。

Micra 无导线起搏器是当今全球体重最轻、体积最小的起搏器，其大小类似一粒维生素胶囊，重量仅为 1.8 g，比传统起搏器体积减小 92%，其临床应用具有以下优势：① Micra 经皮穿刺股静脉导管技术植入，操作简单便捷，手术过程时间短，植入成功率高，患者的术后恢复情况相对于传统方式更好。可以减少伤疤与感染，术后恢复 4~6 h 可下地活动。②无须外科手术制作囊袋，创伤小，不影响患者外观，起搏器植入后完全"无感"，兼之不再应用导线，可以完全避免囊袋和导线相关的所有并发症。③电池续航能力更强，预估使用寿命超过 12.8 年；兼容 1.5 T/3.0 T 无部位限制的核磁共振扫描。患者术后可以进行全身核磁共振扫描，不会影响其他疾病的诊断和治疗需求。④目前越来越多的起搏器植入患者同时需要抗凝或抗血小板聚集治疗，无导线起搏器植入不需要制作囊袋，不影响抗凝治疗决策，为患者提供了更加安全的手术方式，尤其是近期行冠状动脉支架植入、因合并房颤同时需要行射频消融术治疗，以及人工机械瓣膜术后患者选择植入无导线起搏器可带来更多安全益处。

同时我们应该看到，无导线起搏器应用于临床的时间相对较短，与传统心脏起搏器相比功能简单，存在以下劣势或不足：① Micra 仅有单腔起搏功能，不利于保护患者心功能，甚至可能加重心功能不全。②在股静脉内径不足以植入 23 F 血管鞘的患者中，虽然可以选择颈内静脉植入，但是存在操作困难、术后颈内静脉压迫止血困难，可能需要血管缝合等不便因素，此类患者选择无导线起搏器应该慎重。③ Micra 相比传统起搏器而言价格昂贵，经济负担较重。④虽然发生率很低，但是在植入过程中仍有心脏穿孔和心包填塞的风险，需要在植入时尽量避免选择在薄弱的右心室前壁和下壁植入。

基于无导线起搏器的优势和缺点，目前通常建议下列患者可以选择植入无导线起搏器：①有传统 VVI 起搏器适应证患者，包括房颤合并心动过缓、病态窦房结综合征或阵发性高度房室传导阻滞、预计植入后起搏比例不高的患者。②传统起搏器植入后发生囊袋和导线并发症的患者。③囊袋感染高风险的患者。

④存在血管病变或者解剖畸形不宜植入传统起搏器者。⑤传统起搏器风险高于无导线起搏器的患者。⑥预计传统起搏器植入术后身心健康和生活质量劣于无导线起搏器的患者。⑦患者因职业、年龄、心理等方面有特殊要求，对美观要求高者。同时，医生需要综合评估，权衡利弊，尊重患者意愿。

虽然无导线起搏器目前尚存不足，但是其临床应用前景广阔，代表着未来心脏起搏器的发展方向。目前，VDD 型无导线起搏器已经进入临床前研究阶段，该型起搏器设计原理是通过检测心房收缩产生的血流和震动来感知跟踪心房活动，保持房室收缩同步性，从而弥补现有无导线起搏器仅有单腔起搏 VVI 功能的缺陷。此外，通过超声或其他无线信号传递，无导线起搏有望实现左心室心内膜起搏并保持双心室同步，相比传统 CRT 起搏具有起搏阈值低、膈肌刺激可能性小的优势，激动顺序由心内膜向心外膜更符合生理等优势。在预防猝死方面，无导线起搏和全皮下 ICD（S-ICD）结合，能够互相取长补短，无导线起搏弥补了后者不能有效持续起搏的缺憾，为 S-ICD 的推广应用开拓了进一步的空间。总之，随着医学科学的进步，无导线起搏器这一划时代的技术产品将为更多的患者带来获益，我们期待相关技术的进一步发展及其临床试验的开展和公布。

参考文献

[1] Reynolds D, Duray G Z, Omar R, et al. A leadless intracardiac transcatheter pacing system [J]. N Engl J Med, 2016, 374 (6): 533-541.

[2] El-Chami M F, Al-Samadi F, Clementy N, et al. Updated performance of the micra transcatheter pacemaker in the real-world setting: A comparison to the investigational study and a transvenous historical control [J]. Heart Rhythm, 2018, 15 (12): 1800-1807.

[3] Duray G Z, Ritter P, El-Chami M, et al. Long-term performance of a transcatheter pacing system: 12-month results from the micra transcatheter pacing study [J]. Heart Rhythm, 2017, 14 (5): 702-709.

[4] Roberts P R, Clementy N, Samadi F A, et al. A leadless pacemaker in the real-world setting: The micra transcatheter pacing system post-aproval registry [J]. Heart Rhythm,

2017，14（9）：1375-1379.

［5］El-Chami M，Kowal R C，Soejima K，et al. Impact of operator experience and training strategy on procedural outcomes with leadless pacing: Insights from the micra transcatheter pacing study［J］. Pacing Clin Electrophysiol，2017，40（7）：834-842.

（空军特色医学中心心血管内科：田建伟　苏菲菲　李玉茜　于心亚）

九、老年难治性高血压 1 例及诊疗对策探讨

难治性高血压（RH）是高血压治疗中的一个难点。随着人口老龄化及肥胖、睡眠呼吸暂停低通气综合征、慢性肾脏病等疾病的增多，难治性高血压成为越来越常见的临床问题。血压控制不良会导致心、脑、肾等靶器官损害，从而增加临床心血管事件的发生，积极有效地使血压达标是高血压治疗的重要环节。影响血压难以达标的因素较多，包括患者的不良生活方式、患者的依从性差、药物治疗的不足或不规范及继发性高血压等多方面。有效的诊断及合理的药物治疗是控制难治性高血压的重要手段。本文展现 1 例老年难治性高血压诊疗过程，旨在探讨、归纳难治性高血压的临床特点、诊断评估方法及最佳血压控制的治疗策略。

1. 病情及诊疗经过

【病史】

患者，男，73 岁。主因"发作性头晕 40 年，加重 5 天"于 2016 年 11 月 11 日入院。40 年前，患者出现发作性头晕，血压最高达 200/100 mmHg，诊断为"高血压病"，近年服用非洛地平缓释片（10 mg，1 次 /d）、氯沙坦钾（100 mg，1 次 /d），平时血压控制在（160~180）/（80~100）mmHg；入院前 5 d 患者因睡眠不好，再次出现头晕加重，测血压最高达 204/147 mmHg，为进一步诊断治疗入院。既往有高脂血症 13 年；发现血糖增高 3 年，但未使用降糖药物治疗。2014 年在北京大学第一医院行"副脾切除术"。

【体格检查】

T 36.3 ℃，P 75 次 /min，R 20 次 /min，BP 166/114 mmHg，身高 175 cm，体重 91 kg，体质量指数 29.7。听诊两肺呼吸音清，未闻及干、湿啰音及哮鸣音。心界正常，心率 75 次 /min，心律齐，心音正常，各瓣膜听诊区未闻及杂音。腹软，

腹部可见术后瘢痕，无压痛及反跳痛，全腹未触及包块，肝脾肋下未触及，移动性浊音（－），肠鸣音正常。双下肢无明显凹陷性水肿。膝反射、跟腱反射正常，生理反射存在，病理反射未引出。

【辅助检查】

实验室检查：血常规示血红蛋白 168 g/L；生化示钾离子 3.5 mmol/L，尿素氮 8.2 mmol/L，肌酐 41 μmol/L，总胆固醇 4.66 mmol/L、甘油三酯 3.87 mmol/L、高密度脂蛋白胆固醇 0.76 mmol/L、低密度脂蛋白胆固醇 1.95 mmol/L，空腹血糖 8.1 mmol/L；餐后 2 h 血糖 18.0 mmol/L，糖化血红蛋白 7.6 %；甲状腺功能七项（血清）未见异常；醛固酮（卧位）162.46 pg/mL，醛固酮（立位）260.03 pg/mL，血管紧张素（卧位）19.18 pg/mL，血管紧张素（立位）67.40 pg/mL。

肾上腺 CT：左肾上腺增厚，考虑为增生。

血管超声：双侧颈动脉硬化改变伴斑块形成，右侧颈动脉血流速度慢，右侧椎动脉细。

心脏超声：室间隔及左室后壁厚度为 12 mm，左室收缩功能正常（EF 61%）。

颅脑磁共振：双侧额顶皮层下小缺血灶；垂体略显丰满。

【诊断】

①高血压病 3 级（很高危）；②高血压性心脏病；③非胰岛素依赖型糖尿病；④高脂血症；⑤颈动脉硬化改变伴斑块形成。

【治疗】

（1）药物治疗

1）降压治疗：硝苯地平控释片 30 mg，口服，1 次/d；厄贝沙坦氢氯噻嗪片 1 片，口服，1 次/d；螺内酯片 20 mg，口服，1 次/d。

2）降糖治疗：瑞格列奈片 1 mg，口服，3 次/d；西格列汀片 100 mg，口服，1 次/d；二甲双胍片 500 mg，口服，3 次/d。

3）调脂、稳定斑块等治疗：由于患者肥胖，甘油三酯 3.87 mmol/L，给予非诺贝特胶囊 200 mg，口服，1 次 / 晚，1 个月后复查血脂，如甘油三酯达标改口服瑞舒伐他汀钙片。

4）抗血小板聚集治疗：阿司匹林肠溶片 100 mg，口服，1 次 /d。

（2）健康教育

纠正不良生活方式：

1）减轻体重，建议身体质量指数控制在 24 kg/m² 以下。

2）戒烟戒酒。

3）限盐，建议食盐量 < 6 g/d。

4）合理膳食，控制总热量摄入，给予高纤维低脂饮食。

5）增加体育锻炼，每次 30 min 左右，每周 3~5 次。

6）同时注意调节心理；减轻精神压力，保持心理平衡。

患者住院 1 周后出院，出院时监测血压（140~150）/（90~100）mmHg；监测血糖，空腹血糖 7.6 mmol/L；早餐后 2 h 血糖 16.3 mmol/L，午餐后 2 h 血糖 14.2 mmol/L，晚餐后 2 h 血糖 10.8 mmol/L。血压、血糖尚未达标。嘱门诊随诊复查。

（3）门诊随诊

1 个月后患者门诊就诊，测血压（130~140）/（90~110）mmHg，患者血压（主要是舒张压）、血糖（空腹血糖）均未达标。调整降压药物：由于患者心率偏快，增加阿罗洛尔 10 mg，1 次 /d；调整降糖药物：由于患者拒绝使用胰岛素，增加二甲双胍片 500 mg，口服，1 次 / 睡前，以控制空腹高血糖。

调整药物治疗后 2 周门诊随诊，血压、血糖均控制达标，患者情况良好。

之后定期门诊随诊 2 年，血压、血糖、血脂均控制良好。患者减重 5 kg，血压稳定在（120~130）/（70~80）mmHg；空腹血糖 5.6~7.0 mmol/L，餐后 2 h 血糖 7~10 mmol/L，糖化血红蛋白 6.5% 左右。

2. 讨论

2018 年美国心脏协会（AHA）发布了新版《2018 AHA 难治性高血压的诊治管理科学声明》，这是对 2008 年发布的难治性高血压科学声明的更新，反映了过去 10 年间新的科学证据。声明的重点内容包括定义的更新、诊断、评估及管理流程。

（1）难治性高血压的定义

难治性高血压（RH）定义：在改善生活方式的基础上应用了可耐受的足够剂量且合理的 3 种降压药物（包括一种噻嗪类利尿剂）至少治疗 4 周后，诊室和诊室外（包括家庭血压或动态血压监测）血压值仍在目标水平之上，或至少需要 4 种药物才能使血压达标时，称为难治性高血压。

（2）难治性高血压的诊断和评估

诊断难治性高血压需排除药物治疗依从性差及白大衣高血压。依从性差可通过调查问卷、尿液药物浓度分析等排查（是否可行），提高药物治疗依从性方案包括尽量选择每日 1 次用药或复方制剂，以及选择便宜且较为普遍的药物等，而白大衣高血压可通过 24 h 动态血压监测及家庭血压监测得以排除。

确立难治性高血压诊断后，应分析导致难治性高血压的原因，包括生活方式、药物因素、睡眠因素及继发性高血压等。

1）生活方式：生活方式导致难治性高血压主要包括肥胖、代谢紊乱、钠盐摄入过多、心理社会压力等不良生活习惯。

2）药物相关性难治性高血压：多种类型药物可升高血压并导致药物相关性难治性高血压（表 1-9-1）。

表 1-9-1 引起药物相关性难治性高血压药物

· 非甾体抗炎药

· 口服避孕药

· 具有拟交感神经作用的药物

· 免疫抑制剂，如环孢素、他克莫司等

· 重组人促红细胞生成素

· 血管内皮生长因子抑制剂

· 可卡因及某些中药（如甘草、麻黄）

· 糖皮质激素、盐皮质激素

· 抗抑郁药

3）睡眠因素：睡眠质量和时间对难治性高血压患者的血压控制至关重要，除了阻塞型睡眠呼吸暂停低通气综合征（OSAS）、睡眠剥夺和不宁腿综合征等均会导致血压升高，其机制可能与交感神经兴奋和肾素－血管紧张素－醛固酮系统激活有关。医生应关注高血压患者的睡眠时间、睡眠模式和睡眠质量。此类患者睡前使用血管紧张素受体拮抗剂（ARB）或β受体阻滞剂等或可改善血压控制，而利尿剂可能导致夜间排尿频繁，影响睡眠。另外，针对合并阻塞型睡眠呼吸暂停低通气综合征的难治性高血压患者，持续气道正压通气（CPAP）可显著改善血压水平。

4）继发性高血压：引起继发性高血压的常见疾病包括原发性醛固酮增多症、肾实质疾病、肾动脉狭窄、嗜铬细胞瘤／副神经节瘤、库欣综合征和主动脉缩窄。可导致继发性高血压的其他疾病：甲状腺功能减退、甲状腺功能亢进、高钙血症和原发性甲状旁腺功能亢进症、先天性肾上腺皮质增生症、肢端肥大症等，诊断主要依靠测定相关激素水平。

5）靶器官损伤评估：靶器官损伤评估针对眼、心、脑、肾、外周血管等器官，评估是否存在视网膜出血、视神经乳头水肿、心肌肥厚、冠状动脉疾病、脑出血、短暂性脑缺血发作、蛋白尿、血肌酐升高、血管硬化、主动脉夹层等情况。

难治性高血压诊断和评估流程见图1-9-1。

（3）难治性高血压的治疗

1）药物治疗原则：在纠正生活方式的同时还要注意降压药物的合理使用。药物选用的原则包括停用干扰药物、正确使用利尿剂，同时注意合理的联合用药（包括单片固定复方制剂），以达到最大降压效果和最小不良反应。首先检查多药联合方案的组成是否合理。推荐选择常规剂量的RAS抑制剂＋CCB＋噻嗪类利尿剂，也可根据患者的特点和耐受性考虑增加各药物的剂量，应达到全剂量。效果仍不理想者可依据患者的特点加用第4种降压药，可在醛固酮受体拮抗剂、β受体阻滞剂、α受体阻滞剂或交感神经抑制剂（可乐定）中做选择，但仍需要采用个体化治疗的原则。

2）本例降压治疗：硝苯地平控释片30 mg，口服，1次／晚；厄贝沙坦氢氯噻嗪片1片，口服，1次/d；螺内酯片20 mg，口服，1次/d；阿罗洛尔

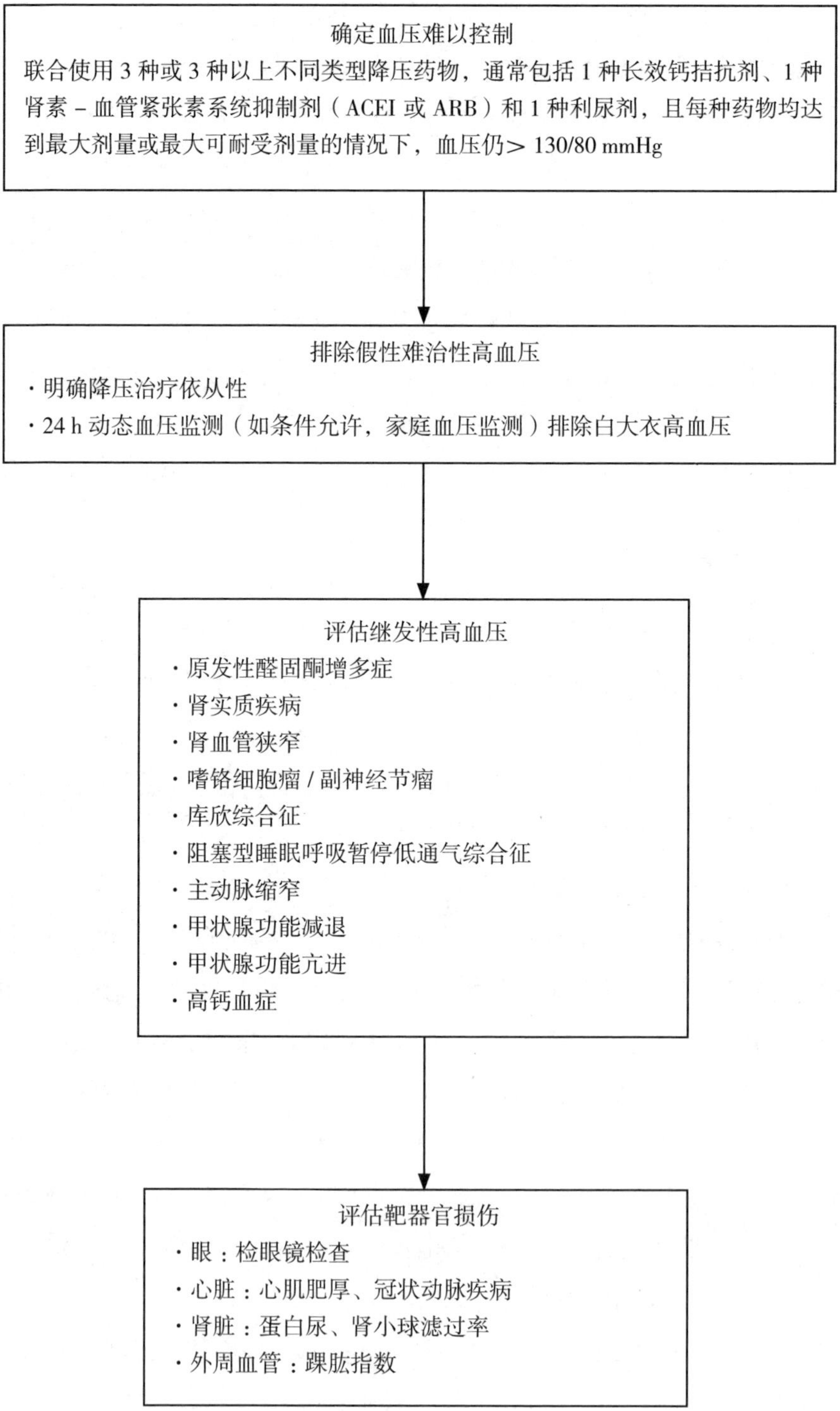

确定血压难以控制

联合使用 3 种或 3 种以上不同类型降压药物，通常包括 1 种长效钙拮抗剂、1 种肾素－血管紧张素系统抑制剂（ACEI 或 ARB）和 1 种利尿剂，且每种药物均达到最大剂量或最大可耐受剂量的情况下，血压仍＞ 130/80 mmHg

排除假性难治性高血压

· 明确降压治疗依从性
· 24 h 动态血压监测（如条件允许，家庭血压监测）排除白大衣高血压

评估继发性高血压

· 原发性醛固酮增多症
· 肾实质疾病
· 肾血管狭窄
· 嗜铬细胞瘤 / 副神经节瘤
· 库欣综合征
· 阻塞型睡眠呼吸暂停低通气综合征
· 主动脉缩窄
· 甲状腺功能减退
· 甲状腺功能亢进
· 高钙血症

评估靶器官损伤

· 眼：检眼镜检查
· 心脏：心肌肥厚、冠状动脉疾病
· 肾脏：蛋白尿、肾小球滤过率
· 外周血管：踝肱指数

图 1-9-1 难治性高血压诊断和评估流程

10 mg，口服，1 次 /d。

本例患者门诊随诊后增加兼具 α、β 受体阻滞作用的阿罗洛尔（10 mg，1 次 /d）后血压达标，血压稳定在（120~130）/（70~80）mmHg。阿罗洛尔是第三代 β 受体阻滞剂，具有 α 受体阻滞作用，抵消了阻滞 β 受体对糖、脂代谢的影响。

3）螺内酯治疗难治性高血压的作用机制：2017 年 ACC/AHA（美国）、2018 年 ESC/ESH（欧洲）推荐难治性高血压的治疗方法是在现有治疗方法的基础上增加低剂量螺内酯。其治疗难治性高血压的作用机制：①对抗醛固酮逃逸：临床难治性高血压患者体内醛固酮逃逸表现为使用 ACEI 或 ARB 治疗后，血浆醛固酮水平可以短暂降低，但长期应用后会呈现明显升高的现象。②改善胰岛素抵抗。③改善内皮细胞功能。④减弱血管对去甲肾上腺素的升压反应。

难治性高血压的管理主要包括生活方式干预、药物治疗和器械治疗（肾交感神经消融术）三个方面，具体管理流程见图 1-9-2。

参考文献

［1］《中国高血压防治指南》修订委员会 . 中国高血压防治指南 2018 年修订版［J］. 心脑血管病防治，2019，19（1）：1-44.

［2］孙宁玲 . 难治性高血压的评估和治疗［J］. 中国实用内科杂志，2019，39（1）：8-10，15.

［3］孙宁玲，霍勇，王继光，等 . 难治性高血压诊断治疗中国专家共识［J］. 中国医学前沿杂志（电子版），2013，5（6）：5-12.

［4］王引利 . 难治性高血压及其非介入治疗进展［J］. 心血管病学进展，2018，39（5）：823-827.

［5］胡大一 . 充分重视螺内酯在难治性高血压患者中的应用［J］. 中华高血压杂志，2016，24（4）：301.

［6］Carey R M，Calhoun D A，Bakris G L，et al. Resistant hypertension：detection，evaluation，and management：a scientific statement from the American Heart Association［J］. Hypertension，2018，72（5）：e53-e90.

除外引起高血压的其他原因，包括继发性高血压、白大衣高血压和药物不依从

保证低盐饮食（＜ 2 400 mg/d）
最大生活方式干预：
· ≥ 6 h 不间断睡眠
· 全面膳食模式
· 减重
· 运动

最佳三药联合方案：
保证服用 3 种不同类型降压药物（RAS 抑制剂、钙拮抗剂和利尿剂），并且达到最大剂量或最大可耐受量，根据肾功能选择合适的利尿剂

替换最佳剂量噻嗪类利尿剂，如氯噻酮或吲达帕胺来替代氢氯噻嗪

加用盐皮质激素受体拮抗剂（MRA），如螺内酯或依普利酮

心率评估：如果心率≥ 70 次 /min，可考虑加用 β 受体阻滞剂（如美托洛尔、比索洛尔），或 α 和 β 受体阻滞剂（如拉贝洛尔、卡维地洛等）。如 β 受体阻滞剂存在禁忌，可考虑中枢性 α 受体激动剂（如每周用 1 次可乐定贴片或睡前用胍法辛）。如果上述药物都不能耐受，可考虑地尔硫草，每天 1 次

加用肼屈嗪 25 mg，每天 3 次，逐渐滴定至最大剂量。射血分数降低的慢性心力衰竭患者，肼屈嗪必须在每天应用 30 mg 单硝酸异山梨酯（最大剂量 90 mg/d）的基础上应用

将肼屈嗪替换为米诺地尔（2.5 mg，每日 2~3 次，可逐渐滴定至最大剂量）。若血压仍未达标，需要转诊给高血压专科医生或接受新药试验

图 1-9-2　难治性高血压治疗流程

［7］Pathan M K, Cohen D L. Resistant hypertension：Where are we now and where do we go from here?［J］. Integr Blood Press Control, 2020, 5（13）: 83-93.

［8］Asgedom S W, Amanuel K, Gidey M T, et al. Treatment resistant hypertension among ambulatory hypertensive patients：A cross sectional study［J］. PloS one, 2020, 15（4）: e0232254.

（空军特色医学中心老年医学科：尹巧香）

十、氨氯地平致高龄高血压患者多浆膜腔积液及全身水肿 1 例

高龄高血压是指年龄 ≥ 80 岁，血压持续或 3 次以上坐位收缩压 ≥ 140 mmHg 和（或）舒张压 ≥ 90 mmHg；若收缩压 ≥ 140 mmHg，舒张压 < 90 mmHg，定义为单纯收缩期高血压。

1. 病情及诊治经过

【病史】

患者，男，83 岁，因"反复头昏伴血压升高 38 年，加重 2 周"于 1999 年 9 月 21 日入院。既往有冠心病心绞痛、Ⅰ度房室传导阻滞 29 年；阵发性心房颤动 3 年；原发性醛固酮增多症 10 年；2 型糖尿病 2 年；长期服用硝酸酯类、氯沙坦钾、螺内酯、阿卡波糖等药物。近 2 周血压控制不理想，头昏较前加重。

【体格检查】

T 36.3 ℃，P 60 次 /min，R 18 次 /min，BP 170/ 80 mmHg，未见颈静脉充盈。听诊双肺呼吸音清，未闻及干、湿啰音；心浊音界向左扩大，心率 60 次 /min，心律规整、A2 > P2，各瓣膜听诊区未闻及病理性杂音。腹软，肝脾肋下未触及，无移动性浊音，双下肢无水肿。

【辅助检查】

肝功能、肾功能、电解质、血糖、肿瘤标志物、风湿免疫指标、甲状腺功能等均正常。

心电图：心肌缺血、Ⅰ度房室传导阻滞、频发房性期前收缩。

胸部 X 片：心胸比率 0.57。

【诊断】

①高血压 2 级（很高危）；②冠心病；③Ⅰ度房室传导阻滞、频发房性期前收缩。

【治疗】

入院前患者长期服用硝酸异山梨酯（10 mg，3 次 /d）、氯沙坦钾（50 mg，1 次 /d）、螺内酯（20 mg，1 次 /d）。因血压控制不理想，于入院当天加服氨氯地平（5 mg，1 次 /d）；第 3 天出现眼睑、双侧下肢踝以下水肿；第 4 天加服氢氯噻嗪（25 mg，1 次 /d）、螺内酯（20 mg，1 次 /d），但血压仍控制不佳，且水肿加重，逐渐发展至全颜面、双手、双侧下肢膝关节以上；第 8 天出现活动后胸闷、气短，胸片显示右侧胸腔少量积液，心影较入院时饱满，超声心动图示 EF 71%；因血压控制不佳，同时考虑心功能不全，第 9 天将氢氯噻嗪改为呋塞米 20 mg 口服，2 次 /d，氨氯地平 5 mg 由 1 次 /d 改为 2 次 /d，患者胸闷、气短未见好转，并出现阴茎、阴囊水肿；第 14 天复查胸片示胸腔积液增多，心影增大，B 超证实为心包积液，腹部叩诊出现移动性浊音；因考虑到水肿可能与氨氯地平药物不良反应有关，于第 15 天停止口服氨氯地平。停药后水肿未再加重，并于停药第 3 天水肿明显改善，停药第 20 天全身水肿、胸腔、腹腔、心包积液均消失。

2. 讨论

（1）全身水肿及多浆膜腔积液病因分析

多浆膜腔积液是一种常见的临床表现，是指 2 个或 2 个以上的浆膜腔（胸腔、腹腔、心包、盆腔）同时出现积液。老年多浆膜腔积液最常见的病因为恶性肿瘤，其次为结缔组织疾病、结核病、肝硬化、心功能不全、肾功能不全、甲状腺功能减退症等。目前明确浆膜腔积液性质的临床检验分为三级，一级检验包括积液细胞计数及细胞分类等；二级检验主要为生化指标的检验；三级检验主要为免疫学检验。然而本例患者因高龄等各种因素未能行积液穿刺，故只能依据其临床表现及其他辅助检查来鉴别诊断。

　　患者无消瘦、乏力、食欲减退等恶性疾病临床表现，肿瘤标志物正常，无肿瘤相关支持依据，故排除肿瘤相关疾病；无皮疹、关节痛等免疫系统相关症状，风湿免疫指标无异常，故排除结缔组织疾病；无消化道症状，肝功能无异常，故排除肝源性疾病；无泌尿道症状，肾功能无异常，故排除肾源性疾病。其水肿起始部位为眼睑及双下肢踝以下，随后发展至颜面、双手、双下肢膝关节以上、胸腔及心包积液，且患者有活动后气短，血压控制不理想，首先考虑为心功能不全导致水肿，遂加强利尿以改善心功能，并将氨氯地平加量，但治疗无效，水肿加重，并出现阴茎及阴囊水肿，且胸腔积液增多，并新出现腹腔积液，因此考虑到水肿可能与服用氨氯地平有关，遂暂停服用氨氯地平，停药后水肿开始逐渐消退，停药 20 d 后，患者全身水肿及浆膜腔积液完全消失，故确定水肿与积液为氨氯地平不良反应所引起。

（2）钙通道阻滞剂在高血压合并冠心病患者中的应用

　　氨氯地平为第三代二氢吡啶类钙通道阻滞剂，其主要药理作用为通过阻滞心肌和血管平滑肌细胞外钙离子经细胞膜的钙离子通道进入细胞，直接舒张血管平滑肌，扩张外周小动脉，使外周阻力降低，其扩张冠状动脉作用尤其明显。临床用于治疗高血压、冠心病、心力衰竭等。氨氯地平最常见不良反应为脚踝部水肿，有报道称水肿发生率可达 22%，其机制可能与扩张周围小动脉引起血液再分配有关。氨氯地平所致水肿患者大多可以耐受，本例所见全身严重水肿及多浆膜腔积液实属少见。

　　在我国高龄人群中，高血压的患病率已接近 90%，高龄高血压患者往往合并多种疾病和多种 ASCVD 危险因素和（或）靶器官损害，多数患者需要两种或两种以上降压药物联合治疗才能达到目标。降压药物的选择应根据患者的危险因素、亚临床靶器官损害及合并临床疾病情况，合理使用药物，优先选择某类降压药物；单药治疗未达标的高血压患者应进行联合降压治疗。除高血压急症和亚急症外，对大多数高血压患者而言，应根据病情，在 4 周内或 12 周内将血压逐渐降至目标水平。

参考文献

［1］刘平，石津生，张力，等. 氨氯地平致心包积液、胸腔积液、腹水及全身水肿一例［J］. 中华老年医学杂志，2002（6）：65.

［2］程霞. 老年多浆膜腔积液 156 例临床分析［J］. 内科急危重症杂志，2012，18（3）：177-178.

［3］王旭同,唐艳红. 三级检验对浆膜腔积液良恶性的鉴别诊断研究［J］. 成都医学院学报，2020，15（3）：363-368.

［4］Paqavassiliou M V，Vyssoulis G P，Karpanou E A，et al. Side effects of antihypertensive treatment with calcium channel antagonists［J］. Am J Hypertens，2001，14（Suppl 1）：114.

［5］单静. 左旋氨氯地平等药物所致不良反应比较研究［J］. 继续医学教育,2020,34（8）：144-146.

［6］郭凤珍，李欣，杨柳. 左旋氨氯地平与氨氯地平、硝苯地平、非洛地平所致不良反应的对比分析［J］. 中国医药指南，2016，14（29）：40.

［7］龙囿霖，郭琼，刘关键，等. 左旋氨氯地平与氨氯地平及不同剂量左旋氨氯地平治疗高血压有效性和安全性的 meta 分析［J］. 华西医学，2019，34（4）：410-418.

［8］中国老年医学学会高血压分会，国家老年疾病临床医学研究中心中国老年心血管病防治联盟，首都医科大学宣武医院，等. 中国老年高血压管理指南 2019［J］. 中华高血压杂志，2019，27（2）：111-135.

［9］Rahimi K，Emdin C A，MacMahon S. The epidemiology of blood pressure and its worldwide management［J］. Circ Res，2015，116（6）：925-936.

［10］International Society of Hypertension. 2020 International Society of Hypertension global hypertension practice guideline［J］. Hypertens，2020，38（6）：982-1004.

（空军特色医学中心老年医学科：常欣欣 刘 平 刘丽芳）

十一、1例高龄反复发热、多浆膜腔积液患者的诊治思考

1. 病情及诊治经过

【病史】

患者，男，96岁，于2018年10月25日因"间断发热3个月"入院。患者于2018年7月26日出现发热，体温波动在38℃左右，伴全身乏力，无明显咳嗽、咳痰，收入我科。化验血白细胞计数及中性粒细胞百分比正常，超敏C反应蛋白（S-CRP）200.6 mg/L，血沉72 mm/h，结核杆菌抗体试验弱阳性，结核杆菌γ干扰素释放试验正常，PPD阴性；类风湿因子（RF）42.8 IU/mL；肿瘤标志物正常。胸部CT提示双肺下叶间质性病变伴感染；双侧胸腔及心包少量积液。超声提示：胸腔、心包、腹腔积液。予头孢哌酮钠舒巴坦钠（舒普深3 g，1次/12 h）联合左氧氟沙星注射液（0.3 g，1次/12 h）静脉滴注抗感染治疗效果不佳。因不能排除结核，于2018年8月5日开始给予依替米星注射液（0.3 g，1次/d，静脉滴注）+异烟肼（0.2 g，1次/d，口服）+利福喷丁胶囊（0.15 g，2次/周）+泼尼松（10 mg，3次/d）治疗，病情逐渐好转，血沉、S-CRP明显下降。8月15日将泼尼松片减量为10 mg，2次/d。2018年8月21日将依替米星改为左氧氟沙星片（0.5 g，1次/d），泼尼松减量为15 mg，1次/d，病情稳定出院。于2018年10月11日将泼尼松减量为10 mg/d后，患者出现双下肢无力、水肿，体温再次升高到38℃，S-CRP、血沉较前升高，胸积液、腹积液消失，仍有少量心包积液，故入院。既往有高血压、2型糖尿病、陈旧性脑梗死、冠心病、双下肢深静脉血栓形成（华法林抗凝中）、阑尾炎术后等病史。

【体格检查】

T 37.8 ℃，BP 120/78 mmHg。神志清楚，口唇无发绀，胸廓对称无畸形，双肺叩诊呈清音，听诊双肺呼吸音粗，未闻及干、湿啰音及哮鸣音。心脏查体无明显异常，右下腹见陈旧性手术瘢痕，右中上腹可触及一肿物，大小约 15 cm×19 cm。下肢色素沉着，四肢关节无肿痛，双下肢无凹陷性水肿。

【辅助检查】

实验室检查：血常规示白细胞计数 4.67×10^9/L，红细胞计数 2.65×10^{12}/L，血红蛋白 83 g/L，血小板计数 197×10^9/L，中性粒细胞百分比 69.2%。凝血四项示 INR 1.53，D- 二聚体定量 863 ng/mL，血沉 88 mm/h。生化示尿素氮 11.0 mmol/L，β_2 微球蛋白 3.9 mg/L，白蛋白 32.5 g/L，胆碱酯酶 157 U/L，肌酸激酶 34 U/L，铁测定 6.7 μmol/L，转铁蛋白 1.1 g/L。S-CRP 51.5 mg/L；BNP 199.9 pg/mL。甲状腺功能七项示游离三碘甲状腺原氨酸（FT_3）3.10 pmol/L，促甲状腺激素（TSH）10.819 mIU/L，余指标正常。ANA、ENA、ANCA、抗磷脂抗体、抗环瓜氨酸肽抗体、抗角蛋白抗体均（−）。胸腔积液化验结果提示渗出液。尿轻链 KAP 23.3 mg/L，尿轻链 LAM（−）。血清免疫蛋白电泳示 ALB、α_1、α_2、β 球蛋白等均正常，γ 球蛋白 23.6%（正常值 :9.2%~18.2%）、A/G 1.0（正常值：1.0~2.5）、M 蛋白 1.60%（正常值：0）；免疫固定蛋白电泳 IgA κ 型 M 蛋白、IgA λ 型 M 蛋白、IgG κ 型 M 蛋白、IgM κ 型 M 蛋白、IgM λ 型 M 蛋白、轻链 κ 型 M 蛋白、轻链 λ 型 M 蛋白、重链型 M 蛋白均为（−），IgG λ 型 M 蛋白（弱阳性）。尿免疫固定电泳示游离 κ 型 M 蛋白、游离 λ 型 M 蛋白、完整 M 蛋白（−）；游离 κ 型 M 蛋白（−）、游离 λ 型 M 蛋白（−）、完整 M 蛋白（−）。血清血管内皮生长因子（VEGF）141.80 pg/mL（正常值：0~142 pg/mL）。

双下肢静脉血管超声：左侧股总静脉分叉处血栓形成，双侧股浅、股深静脉血栓前状态。双下肢动脉血管超声示双下肢动脉硬化改变，双下肢动脉血流未见明显异常。

骨盆平片：骨盆各骨边缘见唇刺样骨质增生影，关节面毛糙、硬化。

全身 PET/CT 检查：未见恶性肿瘤病变及活动结核征象。

肌电图：①运动神经：所检神经潜伏期均延长，波幅均减低，双胫神经传导速度减慢。②感觉神经：所检神经波幅减低，传导速度减慢。③肌电检查：所检肌肉未见特征性改变。④ F 波：所检神经 F 波未见特征性改变。提示：多发性周围神经受损（感觉、运动均受累）。

【诊断】

① POEMS 综合征；②多浆膜腔积液（胸腔、心包及腹腔）；③双下肢深静脉血栓形成；④高血压病 3 级（很高危）；⑤ 2 型糖尿病；⑥陈旧性脑梗死；⑦冠心病。

【治疗】

10 月 26 日将泼尼松调整为 5 mg，3 次 /d；11 月 7 日停用左氧氟沙星片，继续给予异烟肼、利福喷丁胶囊二联抗结核，继续口服泼尼松片。随访患者病情稳定，多浆膜腔积液消失、无反复，体温无反复升高，双下肢乏力明显减轻。

2. 讨论

患者临床表现以发热、多浆膜腔积液为主。不明原因发热的原因很多，《发热待查诊治专家共识》将发热分为经典型发热待查和特殊人群的发热待查（包括住院患者、粒细胞缺乏者、HIV 感染者），而经典型发热待查的原因总的可以归纳为以下四类：感染性疾病、肿瘤性疾病、非感染性炎症性疾病、其他疾病。结合本病例，患者发病初因有 S-CRP 升高，胸部 CT 可见双肺下叶间质性病变伴感染，考虑肺部感染，但常规抗炎治疗效果不佳，起病初可能合并急性细菌感染，但不能解释疾病全貌。非感染性炎性疾病在高龄老人、风湿性多肌痛 / 颞动脉炎等患者中的发病率日渐上升，但患者风湿免疫指标筛查未见相应抗体升高，故无诊断依据；患者 RF 升高，但无晨僵、关节受累、类风湿皮下结节等其他症状，虽然血沉和 S-CRP 均升高，但未达到类风湿关节炎诊断依据。恶性肿瘤方面，全身 PET/CT 检查无实体肿瘤证据，故排除。结合患者多浆膜腔积液进一步分析，多浆膜腔常见的病因有：结核感染、结缔组织病、肝硬化、心功能不全、恶性肿瘤（包括实体肿瘤及血液系统肿瘤等）。患者结缔组织病、恶性肿瘤已在前面分析，无明确诊断依据。患者腹部超声未提示肝硬化，故无诊断依据。BNP虽然升高，但双下肢无明显凹陷性水肿，心功能不全诊断无依据，且心功能不全不会出现全身多系统受累。尽管患者结核杆菌 γ 干扰素释放试验正常、PPD 阴性、PET/CT 未见活动结核征象，但患者起病时有发热、肺部有渗出影、结核杆菌抗体弱阳性、血沉增快，且前期经过试验性抗结核加激素治疗后多浆膜腔积液消失，故不能完全排除结核。患者发热、多浆膜腔积液、多系统受累症状，应考虑罕见疾病，高度怀疑 POEMS 综合征。

POEMS 综合征是一种以多发性周围神经病变（polyneuropathy）、脏器肿大（organomegaly）、内分泌病变（endocrinopathy）、单克隆浆细胞紊乱或 M 蛋白（monoclonal plasma cell disorder 或 M protein）和皮肤损害（skin changes）为主要特征的罕见的浆细胞异常增多的多系统受累副瘤综合征。POEMS 综合征属于罕见病，国外一项纳入 100 多例患者的研究显示，从平均出现症状到开始诊断的时间为 15 个月。目前，POEMS 综合征的发病机制尚不清楚，血清中 VEGF 水平的升高被认为是 POEMS 综合征的主要致病机制，在 POEMS 综合征患者血清中检测到分泌增多的 VEGF、碱性成纤维细胞生长因子和肝细胞生长因子。

POEMS 综合征最新的诊断标准是 2019 年 Dispenzieri 更新的诊断标准：①必要条件：多发性周围神经病和单克隆浆细胞增殖。②主要条件：硬化性骨病变，Castleman 病，血清 VEGF 增高。③次要条件：脏器肿大（脾大、肝大、淋巴结肿大），血管外容量增多（外周水肿、胸腔积液或腹腔积液），内分泌异常（垂体、甲状腺、甲状旁腺、肾上腺、性腺、胰腺），皮肤改变（色素沉着、多毛症、血管瘤、雷诺现象、指甲苍白、多血症），视盘水肿，血小板增多症或红细胞增多症；其他症状和体征：杵状指、体重减轻、多汗症、肺动脉高压 / 限制性肺病、血栓性体质、腹泻、维生素 B_{12} 含量低。诊断需满足 2 个必要条件、至少 1 个主要条件及至少 1 个次要条件。

患者蛋白电泳检测出 M 蛋白 1.60%、IgG λ 型 M 蛋白（弱阳性），尿轻链 KAP 23.3 mg/L（↑），目前符合 POEMS 综合征诊断必要条件的是单克隆浆细胞异常增生，肌电图提示多发性周围神经受损；主要条件中符合硬化性骨病变（骨盆平片提示骨盆各骨边缘见唇刺样骨质增生影、关节面毛糙、硬化），次要条件中符合血管外容量超负荷（BNP升高、下肢水肿）、内分泌异常（甲状腺功能异常）、皮肤改变（下肢色素沉着）。另外，患者还出现双下肢深静脉血栓，有研究显示，高水平的VEGF可以导致血管通透性的增高并促进血管生成，进而引起了一系列临床症状。故患者诊断为POEMS综合征，并经过院内外多学科（血液科、内分泌科、风湿肾病科）会诊进一步明确诊断。关于结核和POEMS综合征，相关文献报道多为合并出现，有无因果关系，目前尚未明确，有待进一步研究。

对于患者的治疗，因不能完全排除结核，故起病初给予抗结核治疗，考虑到患者为高龄老人，为减少肝、肾等脏器损害，初始治疗未按照四联标准方案进行，加用激素治疗，但也是经过3个月强化期后将抗结核药物减为二联，按照肺结核药物指南推荐总疗程达到12个月后停止抗结核治疗，期间密切监测其肝肾功能，无明显不良反应发生。关于POEMS综合征的治疗，无标准的治疗方案，且患者的疗效及生存期差异显著，主要治疗方法有放疗、化疗、造血干细胞移植（ASCT）及药物治疗，如烷化剂、糖皮质激素、贝伐单抗、利妥昔单抗、硼替佐米、沙利度胺等。本例患者因高龄，无放疗指征，不能耐受化疗，考虑药物的不良反应，亦不适合免疫抑制剂的治疗。有研究表明ASCT表现出更好的无进展生存期（PFS）和总生存期（OS），但可能与患者的选择偏移有关（大多数接受此项治疗的患者全身状态较好），本例患者基础疾病多，亦不适合ASCT。故除抗结核治疗外，加用小剂量糖皮质激素治疗，疗效尚可，无明显不良反应发生，随访患者病情稳定。

对于高龄患者，由于其生理功能减退，临床症状不典型，基础疾病多，往往给疾病的诊治带来困扰。就本病例而言，对于不明原因发热的患者仅经典型发热待查的病因就超过200种，再加上多浆膜腔积液、多系统受累的症状，疾病更加复杂，如何透过表面相同的症状，去找到根本疾病，除了常见病、多发病外，要考虑到少见病、罕见病，这就需要临床医生进行详细的病史询问、细致的体格检查、必要的实验室检查和辅助检查，而且还要随着病情的发展变化不断调整自己的诊治思维，请多学科会诊，才能尽早做出正确的诊断，避免漏诊和误诊。而对于高龄患者疾病的治疗，不能一成不变地遵循指南，应根据患者的实际情况结合指南制订个性化的治疗方案，并密切监测、保护脏器功能，才能达到理想的疗效。

参考文献

［1］张文宏，李太生，《中华传染病杂志》编辑委员会. 发热待查诊治专家共识［J］. 中华传染病杂志，2017，35（11）：641-655.

［2］Stephen K，David F，Francisca C，et al. Clinical characteristics，risk factors，and outcomes of POEMS syndrome［J］. Neurolog，2020，95（3）：e268-e279.

［3］Rachel B，Lionel G. POEMS syndrome：clinical update［J］. Journal of Neurology，2019，266：268-277.

［4］Warsame R，Yanamandra U，Kapoor P. POEMS syndrome：an Enigma［J］. Curr Hematol Malig Rep，2017，12（2）：85-95.

［5］Dispenzieri A. POEMS Syndrome：2019 update on diagnosis，risk-stratification，and management［J］. American Journal of Hematology，2019，94（7）：812-827.

［6］李小利，邹亮. POEMS综合征1例并文献复习［J］. 江汉大学学报（自然科学版），2020，48（1）：51-54.

［7］周爽，李玥. Castleman病变异型POEMS综合征一例［J］. 协和医学杂志，2020，11（2）：202-206.

［8］王珍香，陈叶青，何泉，等. 顽固性腹水、淋巴结肿大、肝脾肿大为首发表现的POEMS综合征1例［J］. 现代医药卫生，2020，36（18）：3002-3005.

［9］中华医学会，中华医学会临床药学分会，中华医学会杂志社，等. 肺结核基层合理用药指南［J］. 中华全科医师杂志，2020，19（10）：891-899.

［10］Zhang J Y，Ouyang Z Y，Li R，et al. POEMS syndrome presenting with abdominal distension，lower limb edema and shortness of breath：A case report and literature review［J］. J Cent South Univ（Med Sci），2019，44（6）：706-713.

（空军特色医学中心呼吸与危重症医学科：李凤芝　王　东　张丽娜）

十二、高龄患者丹毒感染诱发多器官功能障碍综合征1例

高龄患者大多合并有多种慢性疾病，或者多器官功能有不同程度的减退，有时一些普通的疾病或诱因，如感冒、腹泻导致的电解质紊乱、意外摔伤或骨折等，可进一步引发更严重的疾病，导致本已存在潜在损害的器官功能进一步恶化，甚至危及患者生命。本例患者99岁，因左下肢丹毒感染引发粒细胞减少、血小板减少、房颤、肺栓塞、肺部感染、心力衰竭等一系列疾病，病情复杂、危重，治疗过程中药物使用存在一定矛盾。本文将患者的病情发展、诊治过程做一简要汇总，并就高龄患者有关感染诱发的多器官功能障碍的相关问题进行探讨。

1. 病情及诊治经过

【病史】

患者，男，99岁，因"脚癣伴左下肢红肿3天，发热1天"于2018年10月27日入院。既往有"冠心病、阵发性房颤、心动过缓、特发性血小板减少性紫癜、高血压、腔隙性脑梗死、高尿酸血症、慢性肾功能不全3期"等病史。

【体格检查】

T 38.9 ℃，BP 138/94 mmHg。神志清楚，认知功能正常。听诊双肺无异常；心率98次/min，律齐，未闻及病理性杂音。左小腿及踝部肿胀，皮温高，触痛明显，左脚趾间有脚癣伴皮肤破溃。

【辅助检查】

实验室检查：白细胞计数 6.46×10^9/L，中性粒细胞绝对值 5.66×10^9/L，中

性粒细胞百分比 87.5%，血小板计数 130×10^9/L；降钙素原（PCT）0.261 ng/mL；C 反应蛋白（CRP）56 mg/L。

【诊断】

①左下肢丹毒感染；②冠心病，阵发性房颤，心动过缓；③特发性血小板减少性紫癜；④高血压；⑤腔隙性脑梗死；⑥高尿酸血症；⑦慢性肾功能不全 3 期。

【治疗】

患者曾自服青霉素类药物效果不佳，入院后体温进一步升高，故给予静脉注射头孢呋辛。因患者既往有"特发性血小板减少"病史，于入院后第 3 天复查血常规提示白细胞计数 1.2×10^9/L，中性粒细胞绝对值 0.3×10^9/L，中性粒细胞百分比 24.3%，血小板计数 151×10^9/L；PCT 0.418 ng/mL；CRP 79.4 mg/L。感染指标 PCT 及 CRP 仍然偏高，血小板计数在正常范围内，但白细胞总数及中性粒细胞绝对值显著降低。患者及其家属拒绝骨髓穿刺检查。遂给予静脉注射丙种球蛋白 2 次 / 周，皮下注射粒细胞刺激因子。静脉滴注抗生素 10 d 后复查感染指标较前有所下降，停用静脉滴注抗生素，局部继续交替使用莫匹罗星、夫西地酸、依沙吖啶等药物，患肢局部红、肿、热、痛的感染征象明显改善。

11 月 10 日至 13 日化验血常规提示血小板计数下降，最低至 2.0×10^9/L，考虑为感染导致骨髓抑制或药物不良反应所致，患者及其家属仍拒绝骨髓穿刺检查。给予输注血小板；输注丙种球蛋白（10 g/d，持续 5~7 d）中和血小板抗体；皮下注射重组人血小板生成素注射液（1.5 万 U/d）及地塞米松等药物。之后，血小板及中性粒细胞计数逐渐恢复正常，期间未发生出血并发症。

患者于入院后第 2 天出现阵发性房颤，心电监护提示心室率为 70~90 次 /min，房颤最长持续时间为 48~72 h，自行转复。因既往有心动过缓病史，未予胺碘酮等药物转复心律。房颤血栓栓塞风险 CHA_2DS_2-VASc 评分 ≥ 3 分及 HAS-BLED 出血风险评分均为高危。综合考虑患者病情，即高龄、血小板显著减少（低于 50×10^9/L），故未予抗凝治疗。此后继续予以促进血小板、粒细胞生成及对症治疗，并定期监测粒细胞及血小板，血小板计数逐渐升高至（50~100）$\times 10^9$/L，仍有阵发性房颤，考虑给予抗凝治疗。

患者于 11 月 30 日突发胸闷、气促，伴大汗、心慌、头晕；听诊可闻及双下肺少量湿啰音；心电监护示房颤，心室率 90~110 次 /min，一过性血压下降至 80/50 mmHg，指脉氧降至 70%~80%。立即给予吸氧、卧床休息、多巴胺静脉泵入维持血压［3~5 μg /（kg·min）］、密切监测生命体征等处理。心电图提示房颤伴心室率 106 次 /min，Ⅱ 导联 S 波加深；下肢超声提示右下肢深静脉血栓形成；心脏超声提示肺动脉高压（50 mmHg）；血气分析提示低氧血症（PO$_2$ 53.3 mmHg）；D- 二聚体显著升高（4 824 ng/mL）。考虑急性肺栓塞。患者及其家属拒绝行肺动脉增强 CT 进一步明确诊断。给予低分子肝素抗凝及对症处理，磺达肝癸钠（1.25 mg/d）皮下注射，5 d 后改为利伐沙班（10 mg/d）口服。

之后，患者反复发生肺部感染，心功能恶化，患者气短、尿量减少、肺部啰音、BNP 较入院时明显升高，最高达 2 818.3 pg/mL；且每于感染发热时，患者房颤发作频繁，曾试用小剂量胺碘酮（0.1 g/d）1~2 周后，房颤发作有所减少，但逐渐出现心动过缓、房颤伴长间歇，最长 11.9 s，患者及其家属拒绝临时及永久起搏治疗，停用胺碘酮后心动过缓逐渐改善。积极给予抗感染、利尿、改善心功能、无创呼吸机改善通气及抗凝等对症治疗，同时密切监测血小板和粒细胞。随着感染的有效控制，低氧状况及心肺功能逐渐改善，房颤发作明显减少或持续时间明显缩短并自行转复为窦律，D- 二聚体显著下降，于 2019 年 1 月 28 日，复查超声提示下肢血管未见血栓。之后，因房颤发作明显减少，且出现咳血或痰中带血情况，于抗凝治疗 8 个月后（2019 年 7 月 31 日）停用利伐沙班。

患者于 2019 年 4 月同意行骨髓穿刺检查，骨髓细胞形态检查、骨髓流式细胞术免疫分型及基因突变、表达定量检测结果提示无恶性血液病指向。

患者目前生命体征平稳，神志清楚，经鼻饲肠内营养液 + 少许食物补充每日热量、蛋白质、脂肪、维生素及电解质等，营养状态中等；生活需专人照顾，可坐轮椅活动；偶有阵发性房颤。继续予以抗动脉硬化、稳定血压、化痰、积极防治感染、改善心功能及对症处理。

2. 讨论

（1）感染与中性粒细胞、血小板减少

本例患者为百岁高龄老人，始动病因是脚癣伴丹毒感染，进而引发一系列较为严重的疾病。

患者入院后第 3 天出现中性粒细胞明显下降，原因可能有：感染导致骨髓抑制，或抗感染药物不良反应，或并发血液系统疾病等。一方面，因患者拒绝行骨髓穿刺检查，故暂不能明确血液系统疾病。另一方面，中性粒细胞减少导致机体抵抗感染能力下降，易于发生各种严重感染或是导致已有的感染迁延不愈。感染和中性粒细胞减少互相影响，加之高龄患者常常有免疫功能低下，极易导致严重不良后果，因此，积极有效地控制感染是治疗的关键，同时给予促进中性粒细胞生成的对症治疗，并密切监测中性粒细胞数值。

丹毒感染的病原菌主要是乙型溶血性链球菌或金黄色葡萄球菌，抗感染治疗首选青霉素。但该患者院外使用青霉素效果不佳，入院后选用头孢呋辛，其对金黄色葡萄球菌、链球菌都有较强的抗菌作用，但头孢类抗生素大多有减少粒细胞的不良反应。达托霉素是近年来临床使用的新型脂肽类抗生素，因主要对革兰氏阳性菌敏感，且可能会引起中性粒细胞升高，适合本例患者，但因无药而放弃。

患者既往有特发性血小板减少性紫癜，此次丹毒感染 2 周后再次出现血小板减少，最低至 $2 \times 10^9/L$，自发性出血风险显著增加。血小板减少的原因考虑为感染。感染性血小板减少的机制可能有：病原体直接破坏或消耗血小板；巨核细胞受损使血小板产生减少；免疫介导的血小板损害；内毒素对骨髓巨核细胞的毒性作用等。对于血小板数持续低于 $20 \times 10^9/L$，可以输注血小板，并给予大剂量免疫球蛋白、激素等。

（2）高龄患者血小板减少并发房颤的抗凝治疗

患者此次丹毒感染之后，房颤频繁发作，CHA_2DS_2-VASc 血栓栓塞风险评分高危，但由于同时存在血小板计数显著降低，即房颤栓塞风险和抗凝出血风险同时并存，互相矛盾，因此，是否给予抗凝治疗，实难抉择。以往的指南对

于房颤的患者更趋向于积极抗凝治疗，通过 CHA$_2$DS$_2$-VASc 预测患者脑卒中的风险（Ⅰ，A），对于出血风险高但又非常需要抗凝治疗的患者，采取低剂量抗凝治疗，并没有把抗凝治疗作为禁忌证。然而，对于超高龄房颤患者合并血小板显著减少，是否给予抗凝治疗、血小板计数在何种范围内抗凝治疗获益更大而出血风险更小，目前尚无相关的循证医学证据作为参考。综合考虑本例患者病情，起初并未予积极抗凝治疗。患者经抗感染、补充血小板、促进血小板生成及对症治疗后，血小板逐渐回升并接近正常范围 [（50~100）×10^9/L]，拟行抗凝治疗时，患者出现肺栓塞，因此认为高龄房颤患者如存在血小板计数低的情况，仍需根据 CHA$_2$DS$_2$-VASc 评分充分考虑抗凝治疗的必要性，以减少栓塞的风险。而血小板在何种范围内抗凝治疗获益更大、出血风险更小，则需更多相关临床研究进一步确定。

（3）感染和多脏器功能减退

感染诱发的老年多器官功能障碍综合征（i-MODSE）是指老年人（≥65 岁）在器官老化和患有多种疾病的基础上，由感染激发、短时间内序贯或同时发生 2 个或 2 个以上器官功能障碍或衰竭的综合征。它是感染性疾病诱发的过度全身性炎症反应、免疫激活，机体对感染免疫调控紊乱，发展至广泛的免疫抑制。其中肺部感染为主要诱因，常在器官功能受损的基础上发生，与原患慢性病相关，以肺、心居多，是老年人死亡的主要原因之一。

i-MODSE 的诊断：按照老年人器官功能衰竭评估（SOFAE）评分（表 1-12-1），在感染诱因刺激下 24 h 后，出现 2 个或 2 个以上器官功能均达到或超过"器官功能障碍前期"标准（单个器官 SOFAE ≥ 2），即可诊断为 i-MODSE。而 i-MODSE 患者院内死亡的主要危险因素包括是否有合并症、致病原因为医院获得性感染、严重程度、组织器官功能不全评分高等因素。

本例患者丹毒感染、多次肺部感染，之后出现血小板显著降低，低氧血症、呼吸衰竭并需无创呼吸机辅助呼吸，心力衰竭、低血压需使用血管活性药物维持血压等情况，根据表 1-12-1 的标准及 i-MODSE 的诊断定义，可以明确为 i-MODSE。此次发病，累及呼吸、循环、心脏、血液等多个器官系统，各器官功能评估分别为 1~4 分，病情危重，预后差，院内死亡风险高，且患者高龄，

表1-12-1　老年多器官功能衰竭评估（SOFAE）标准

系统	0分	1分	2分	3分	4分
呼吸	血气分析PaO₂和PaCO₂在正常范围	低氧血症：血气分析PaO₂低于年龄校正公式算得的数值；或PaO₂较基础值降低20%，持续2 h	血气分析PaO₂<60 mmHg或/和PaCO₂>50 mmHg；伴ARDS时PaO₂/FiO₂<300 mmHg	符合2分的标准，同时需机械通气；伴ARDS时100 mmHg<PaCO₂/FiO₂<200 mmHg	机械通气支持下PaO₂/FiO₂<100 mmHg
循环	MAP≥70 mmHg	MAP<70 mmHg	多巴胺<5 μg/（kg·min），或多巴酚丁胺任何剂量	多巴胺为5.1-150 μg/（kg·min）或肾上腺素或去甲肾上腺素≤0.1 μg/（kg·min）	多巴胺>15.0 μg/（kg·min）或肾上腺素或去甲肾上腺素>0.1 μg/（kg·min）
心脏	BNP<100 pg/mL和（或）NT-proBNP<300 pg/mL；LVEF≥50%且超声评价未见舒张功能障碍	LVEF>50%且NYHA/Killip分级I级	LVEF<50%且NYHA/Killip分级II级	LVEF<50%且NYHA/Killip分级III级	LVEF<50%且NYHA/Killip分级IV级
肝脏	总胆红素（Tbil）<20 μmol/L（12 mg/L）	Tbil 20~32 μmol/L（12~19 mg/L）	Tbil 33~101 μmol/L（20~59 mg/L）	Tbil 102~204 μmol/L（60~119 mg/L）	Tbil>204 μmol/L（120 mg/L）
肾脏	血肌酐（Scr）≤10 mg/L（88.4 μmol/L）	Scr为基线的1.5~1.9倍或升高≥3 mg/L（26.5 μmol/L）；尿量<0.5 mL/（kg·h），持续≥6~12 h	Scr为基线的2.0~2.9倍；尿量<0.5 mL/（kg·h），持续≥12 h	Scr为基线的3.0~3.9倍；尿量<0.3 mL/（kg·h），持续≥24 h，或无尿12~24 h	Scr超过基线的4.0倍或升高≥40 mg/L（353.6 μmol/L）；开始肾替代治疗；无尿>24 h
血液	PLT≥150×10⁹/L	PLT<150×10⁹/L	PLT<100×10⁹/L	PLT<50×10⁹/L	PLT<20×10⁹/L
神经	GCS评分15	GCS评分13~14	GCS评分10~12	GCS评分6~9	GCS评分<6

注 PaO_2 正常值：仰卧位 PaO_2（mmHg）=103.5-0.42×年龄（岁）；坐位 PaO_2（mmHg）=104.2-0.27×年龄（岁）。

PaO_2：动脉血氧分压；$PaCO_2$：动脉血二氧化碳分压；ARDS：急性呼吸窘迫综合征；PaO_2/FiO_2：氧合指数；MAP：平均动脉压；BNP：脑利尿钠肽；NT-proBNP：氨基末端脑利钠肽前体；NYHA：纽约心功能分级；Killip：Killip分级；LVEF：左室射血分数；Tbil：总胆红素；Scr：血肌酐；PLT：血小板计数；GCS：格拉斯哥昏迷评分。

在诊疗过程中，对有创诊治不能配合，给病情诊治带来一定困难。

逆转该患者病情的关键仍然是控制始动病因，即积极有效地抗感染治疗，通过多次痰培养、血培养和药敏试验选用敏感抗生素。同时，密切监测重要器官功能状态，对于发生的器官功能损害，尽早给予对症治疗及加强营养支持等综合治疗，以改善患者的营养状态，提高机体抵抗力，最终患者度过危险期。

老年患者大多合并有多种慢性疾病，且多脏器功能存在隐匿性损害，而并存的多种慢性疾病或新发疾病的治疗有时也会有矛盾，从而导致相关并发症的发生。因此，老年患者的治疗尤其要强调整体观念、个体化治疗理念，既要解决主要的疾病矛盾，又要全面考虑患者各器官功能状态、药物的各种不良反应、兼顾各种疾病的综合治疗，最大限度地减少患者并发症的发生，保护患者心、肺、肾、脑等重要脏器功能。

参考文献

[1] Muller D P，Hoffmann R，Weelzel J．Microorganisms of the toe web and their importance for erysipelas of the leg［J］．J Dtsch Dermatol Ges，2014，12（8）：691-695.

[2] Kosmidis C，Levine D P．Daptomycin：pharmacology and clinical use［J］．Expert Opin Pharm，2010，11（4）：615-627.

[3] Sader H S，Farrell D J，Flamm R K，et al．Daptomycin activity tested against 164457 bacterial isolates from hospitalised patients：Summary of 8 years of a Worldwide Surveillance Programme（2005-2012）［J］．Int J Antimicicrob Agents，2014，43（5）：465-468.

[4] Cines D B，Bussel J B，Liebman H A，et al．The ITP syndrome：pathogenic and clinical diversity［J］．Blood，2009，113（26）：6511-6521.

[5] 孙庆，鲁成龙．重症感染合并血小板减少的中西医结合研究与诊治进展［J］．中国医学创新，2018，15（29）：145-148.

[6] January C T，Wann L S，Alpert J S，et al．2014 AHA/ACC/HRS guideline for the management of patients with atrial fibrillation：A report of the American College of Cardiology/American Heart Task Force on Practice Guidelines and the Heart Rhythm Society［J］．J Am Coll Cardiol，2014，64（21）：e1-e76.

［7］解忠慧，崔凯军．2016年欧洲心脏学会心房颤动患者管理指南解读［J］．心血管病学进展，2018，39（2）：160-164.

［8］《感染诱发的老年多器官功能障碍综合征诊治中国专家共识》撰写组．感染诱发的老年多器官功能障碍综合征诊治中国专家共识［J］．中国实用内科杂志，2018，38（8）：727-738.

［9］Gotts J E, Matthay M A. Sepsis: pathophysiology and clinical management［J］. BMJ, 2016, 353: i1585.

［10］Vincet J L, Moreno R, Takala J, et al. The SOFA（sepsis-related organ failure assessment）score to describe organ dysfunction/failure. On behalf of the Working Group on Sepsis-Related Problems of the European Society of Intensive Care Medicine［J］. Intensive Care Med, 1996, 22（7）: 707-710.

［11］中国中西医结合学会急救医学专业委员会．重修"95庐山会议"多器官功能障碍综合征病情分期诊断及严重程度评分标准（2015）［J］．中华危重急救医学，2016，28（2）：99-101.

［12］Singer M, Deutschman C S, Seymour C W, et al. The third international consensus definitions for sepsis and septic shock（Sepsis -3）［J］. JAMA, 2016, 315（8）: 801-810.

（空军特色医学中心老年医学科：曹艳杰　魏　璇　董丽莎）

十三、高龄患者肺部感染诱发多器官功能障碍的综合治疗 1 例

高龄恶性肿瘤患者免疫力低下、重要器官储备功能差，其合并严重肺部感染后极易导致多器官功能衰竭，抢救治疗难度较大、死亡率高。本文报告 1 例高龄弥漫性大 B 细胞淋巴瘤患者，因肺部感染导致全身多器官功能衰竭（MODS）的成功救治经历，为高龄患者恶性肿瘤合并感染诱发的 MODS 的救治提供临床借鉴。

1. 病情及诊治经过

【病史】

患者，男，95 岁。2016 年 4 月因"胃窦淋巴瘤放化疗后"收治入院。既往患有"胃窦淋巴瘤、右肺占位性病变、高血压、冠心病、慢性肾功能不全（CKD 3 期）"等慢性疾病。入院后反复出现肺部感染，经抗感染治疗后好转。2021 年 1 月 7 日晚，患者无明显诱因出现精神萎靡、嗜睡、尿量减少（前一日全天总尿量为 850 mL），偶有咳嗽，痰不易咳出、色黄黏稠，近 1 周体温均在正常范围。

【体格检查】

T 36.5 ℃，P 88 次 /min，R 28 次 /min，BP 130/68 mmHg。嗜睡状态，GCS 评分 10 分，压眶反射（+），双侧瞳孔等大等圆，对光反射灵敏。听诊双下肺呼吸音较弱，右肺中下叶可闻及少量湿啰音。心率 88 次 /min，心律不齐，可闻及期前收缩，6~8 次 /min，主动脉瓣第二心音稍亢进，各瓣膜听诊区未闻及杂音。腹软，无压痛及反跳痛，未触及包块，肝脾肋下未触及，移动性浊音（－），肠鸣音正常。双手背、双足背以及阴囊处可见中度凹陷性水肿。神经系统检

查（-）。

【辅助检查】

实验室检查：血常规示白细胞计数 15.4×10^9/L，血红蛋白 109 g/L，中性粒细胞百分比 80.5%。快速 C 反应蛋白 17 mg/L，降钙素原 0.139 ng/mL。血生化示钾离子 5.6 mmol/L，钠离子 127 mmol/L，氯离子 86.9 mmol/L，尿素氮 14.9 mmol/L，肌酐 79 μmol/L，白蛋白 37.8 g/L；BNP 247.1 pg/mL。动脉血气分析示酸碱度 7.23，氧分压 101.5 mmHg（吸氧状态），二氧化碳分压 95 mmHg，剩余碱 9.3 mmol/L，乳酸 1.7 mmol/L。

床旁胸片：右肺新发弥漫性渗出性病变，双侧胸腔积液。

胸腔积液超声：右侧最大液区前后径为 8.7 cm，左侧最大液区前后径为 4.4 cm。

肝功能、凝血功能：未见显著异常。

【诊断】

①肺部感染；②多器官功能障碍；③胃窦淋巴瘤；④右肺占位性病变；⑤高血压；⑥冠心病；⑦慢性肾功能不全（CKD 3 期）。

【治疗】

2021 年 1 月 7 日发现病情、明确诊断后立即予以综合治疗：

1）强化抗感染治疗：美罗培南（0.5 g，q8 h）+ 万古霉素（500 mg，qd，iv），氨溴索注射液（30 mg，iv，q12 h）祛痰，乙酰半胱氨酸 + 布地奈德 + 异丙托溴铵雾化吸入，加强肺部护理；使用抗生素前留取痰培养标本。

2）持续无创呼吸机辅助呼吸：模式 S/T，参数 IPAP 20 cmH$_2$O（2 kPa，1 cmH$_2$O 约相当于 0.1 kPa），EPAP 5 cmH$_2$O，RR 20 次 /min，氧浓度 45%，同时注意加强气道湿化；予以二羟丙茶碱减轻支气管痉挛，尼可刹米兴奋呼吸。

3）加强静脉利尿、保持液体出超：予以托拉塞米注射用粉针联合小剂量多巴胺持续静脉泵入；予以人血白蛋白改善胶体渗透压，减轻组织间隙水肿；患者轻度高钾血症，加强利尿、改善酸性内环境。

4）行左侧胸腔积液超声引导下穿刺，引流出淡黄色、较透明液体 1 300 mL，胸腔积液化验提示漏出液可能性大，并且胸腔积液肿瘤标志物 CA125 显著增高（2 190 U/mL）。

5）预防应激性溃疡，予以奥美拉唑静脉滴注。

6）维护血糖平稳，纠正内环境、电解质紊乱，预防乳酸酸中毒。

经上述抢救治疗，患者病情改善：①二氧化碳分压逐渐降至正常，意识转清：2021 年 1 月 9 日 $PaCO_2$ 65.1 mmHg、PaO_2 98 mmHg，1 月 10 日 $PaCO_2$ 59 mmHg、PaO_2 85 mmHg。2021 年 1 月 14 日患者意识完全转清，可正确回答问题，GCS 评分 15 分，体力明显好转。动脉血气 pH 7.45，$PaCO_2$ 45.9 mmHg、PaO_2 124 mmHg（以上均鼻导管吸氧 3 L/min）。②炎症指标显著下降：2021 年 1 月 13 日复查 WBC 8.68×10^9/L，中性粒细胞百分比 65.6%，降钙素原 0.1 ng/mL。监测体温正常，痰量减少，抗感染治疗有效。数次痰培养未见明确致病菌。③液体持续适当负平衡，双手背、足背及阴囊处水肿消失；每日入量为 1 800~2 000 mL，尿量为 2 300~2 500 mL。④维持血糖平稳，无过高、过低血糖。内环境和电解质已调整至正常范围，代谢性碱中毒较前显著好转。2021 年 1 月 15 日患者生命体征平稳，停病重。

2. 讨论

（1）感染诱发的老年多器官功能障碍综合征（MODSE）定义和诊断标准

感染是 MODSE 的首位诱因，占发病诱因中的 73.1%，其中肺部感染最多，高达 38.1%。其特点有：①常在器官功能受损基础上发生；②感染（尤其是肺部感染）常是主要诱因（占 64%~74%）；③器官衰竭顺序与原患慢性病相关，以肺、心居多；④临床表现与衰竭器官受损程度常不平行，易延误诊治；⑤临床过程多样，病程迁延；⑥受累器官多且难以完全逆转。MODSE 分为器官功能衰竭前期和器官功能衰竭期。感染诱发的老年多器官功能障碍综合征（i-MODSE）是指老年人（≥ 65 岁）在器官老化和患有多种慢性疾病的基础上，由感染激发、短时间内序贯或同时发生 2 个或 2 个以上器官功能障碍或衰竭的综合征。

在感染诱因刺激 24 h 后，出现 2 个或 2 个以上器官功能均达到或超过"器官功能障碍前期"标准（单个脏器 SOFAE ≥ 2 分），即可诊断为"老年多器官功能障碍综合征"。如果 2 个或 2 个以上器官功能达到"器官功能障碍前期"标准（单个脏器 SOFAE = 2 分），其他器官功能正常，诊断为"老年多器官功能障碍（障碍前期）"。出现 2 个或者 2 个以上器官功能障碍（单个脏器 SOFAE = 3 分）或衰竭（单个脏器 SOFAE = 4 分），诊断为"老年多器官功能障碍（衰竭期）"（见病例十二表 1–12–1）。

本例患者为 95 岁老人，因恶性肿瘤病史存在免疫功能缺陷，自 2016 年入院起均处于卧床状态。

（2）本例患者病情特点和分级诊断

患者存在多种 HAP 高危因素：95 岁高龄、恶性肿瘤病史、并存多系统慢性疾病、存在免疫力缺陷、卧床时间超过 5 年。病程初、中期常因呛咳、反流发生肺部感染，后期全鼻饲喂养后情况有所好转。但仍不能完全除外微小反流、口水呛咳导致的肺部感染。有三代头孢菌素、碳青霉烯类抗生素暴露史。

当肺部感染发生后，各组织器官易发生细胞内缺氧，诱发全身炎症反应综合征（SIRS），释放大量的炎性因子入血分布于全身各器官，致序贯发生各重要脏器功能不全，发生先后与其本身基础疾病相关。老年人肺炎表现常不典型，该患者发病时体温无显著升高，无显著咳嗽、咳痰症状，最先显著表现为双手背、足背和阴囊水肿，心肾受 SIRS 影响表现出明显的功能衰退。这提醒我们在诊断高龄患者肺炎时，常需要对肺外体征变化保持警惕，如精神萎靡（淡漠、嗜睡）、血压下降、食欲不振、尿量减少、肢体水肿等。

采用上文引用的诊断标准对本例患者进行评估分级：呼吸系统 2 分（$PaCO_2$ 95 mmHg），泌尿系统 2 分［尿量 < 0.5 mL/（kg·h），该患者体重 75 kg，24 h 尿量至少应有 900 mL］，神经系统 2 分（肺性脑病 GCS 评分 10 分）。三个系统 SOFAE 评分等于 2 分，可诊断为老年多器官功能障碍（障碍前期）。

（3）及早发现、及早处理，阻断连锁反应

SIRS 是机体产生的全身性的非特异性炎症反应，最终可导致机体对炎症反应的失控。老年体弱患者一旦发生 SIRS 反应，就像扣动了扳机一样，将很难逆转进程。因此尽早识别和诊断老年感染，及时发现感染的蛛丝马迹，尤其是不典型症状，是救治成功的前提条件。本例患者按照指南进行分级尚处于多器官功能障碍前期，经过强有力的综合救治仍有改善余地。若没有及时阻断连锁反应，高龄老人的重要脏器将没有足够的储备功能应对炎症打击，器官衰竭甚至死亡将难以避免。

（4）积极充分的抗感染治疗，同时积极寻找病原学依据

指南建议在控制感染源的基础上，尽早开始（≤1 h）静脉使用有效的抗菌药物，并保证有效的组织渗透浓度。对于大多数 i-MODSE 患者，根据感染部位，推荐初始经验性抗感染治疗应包括覆盖所有可能的致病微生物。通常情况下使用碳青霉烯（美罗培南、亚胺培南、多利培南）或 β - 内酰胺酶抑制剂的复合制剂（哌拉西林他唑巴坦或头孢哌酮舒巴坦）。一旦获得病原菌的药敏试验结果，则调整为针对性的抗生素。如存在耐甲氧西林金黄色葡萄球菌（MRAS）感染的危险因素时，可考虑使用万古霉素、替考拉宁、利奈唑胺等，对于军团菌感染高危风险的患者还可加用大环内酯类或氟喹诺酮类，同时预防真菌感染。对 i-MODSE 患者，原则上抗生素治疗疗程为 7~10 d，经验性联合治疗建议不超过 3~5 d，可根据具体病情调整使用时间。建议监测 PCT 的水平，用于指导抗生素使用疗程。

该患者病程初、中期常因呛咳、反流发生肺部感染，后期全鼻饲喂养后情况有所好转，但仍不能完全除外微小反流、口水呛咳导致的肺部感染。且有三代头孢菌素、碳青霉烯类抗生素暴露史，并合并多种疾病、多器官功能退化。抗生素宜采用"广覆盖、强联合、后期降阶梯"的原则，因此选择了美罗培南联合万古霉素全面覆盖革兰氏阴性杆菌和阳性球菌，并根据患者肌酐清除率选择合适的药物剂量，保护肾脏功能。使用抗生素前留取痰培养，痰培养结果提示流感嗜血杆菌（+）、白色念珠菌（+）；既往痰培养结果提示肺炎克雷伯杆菌（+）、绿脓杆菌（+）等。综合患者长期住院卧床、反复肺部感染的特点，考虑上述菌群定殖可能性大。在危急状态下采取全覆盖策略，强力抗感染治疗帮助切断全身 SIRS 反应，待病情改善后可降阶梯至三代头孢菌素。结果证明抗感染有效，患者不仅症状好转、炎症指标下降，其他重要脏器功能也得以从炎症风暴中受到保护。

（5）根据患者综合情况，选择合适的机械通气方式，辅助改善氧合、清除二氧化碳

重症感染，尤其是严重的肺部感染者，可并发心力衰竭或呼吸衰竭，表现为呼吸浅快、体内二氧化碳潴留和血氧降低、呼吸功增加。机械通气呼吸支持治疗可有效纠正缺氧和呼吸性酸中毒，是防治心、肾功能损害的基础。无创呼吸机（NIV）辅助通气是临床治疗急性呼吸衰竭的常规手段之一。NIV 可能避免气管插管，可降低呼吸机相关感染发生率，减少镇静用药。而不同的 NIV 方式中，双水平气道内正压通气能降低再插管率和病死率。

本例患者年龄大、恶性肿瘤病史导致免疫力低下、肺部肿瘤情况复杂、插管镇静药物对高龄患者整体器官维护造成很大困难，综合考虑决定首先尝试使用 NIV-BiPAP 模式。患者嗜睡状态，但呼吸频率正常，佩戴无创呼吸机依从性佳，潮气量可达到 500~750 mL。每天复查血气可见 $PaCO_2$ 逐日下降至正常范围，氧合逐渐改善。患者神志最终完全清醒。

（6）整体观念——以保护重要器官功能为首要目的

老年多器官功能障碍的治疗是一项系统工程，不能割裂整体而只关注单个或部分器官。本例患者已经启动了所谓器官衰竭连锁反应：肺部感染启动→心功能衰竭→肾功能不全→内环境紊乱、酸碱失衡、离子紊乱。如果处置不及时得当，血液系统、消化系统、内分泌系统将进一步出现各种问题，如凝血功能障碍、肝功能衰竭、肠道菌群移位、肠功能衰竭等。所以我们在对肺部感染进行强化治疗时，还需要整体维护各器官功能：①维持整体血流灌注稳定：重要器官血流灌注由平均动脉压（MAP）和中心静脉压（CVP）互相制衡决定，建议老年患者的 MAP > 65 mmHg，高血压患者 MAP > 80 mmHg，CVP 为 8~12 cmH_2O。②在 MAP 和 CVP 均达标的情况下，若尿量 < 0.5 mL/（kg·h）时间大于 6 h，建议采用利尿治疗，尽量保证尿量 > 40 mL/h。③并发贫血、代谢性酸中毒、乳酸酸中毒、严重电解质紊乱、明显腹胀、大量胸腔积液等危险因素，应该尽快纠正。④加强保护胃肠黏膜屏障功能的完整性，维护肠道菌群平衡。预防感染和应激可导致的胃肠黏膜受损、屏障功能障碍。

本例患者血流动力学尚平稳，没有使用血管活性药物，控制每日入液量

1 800~2 000 mL，MAP 能维持在 70~80 mmHg，保证了重要脏器的血流灌注。在保证血流灌注的基础上，使用静脉持续交替泵入托拉塞米、呋塞米的方式，保证尿量达到 2 300~2 500 mL/d，减轻心脏负荷、减少肺水肿。在纠正原发病基础上，对症处置了代谢性碱中毒、高钾血症、低钠血症、低氯血症。予以肠道益生菌、谷氨酰胺等维护肠道菌群平衡、保护肠黏膜完整。给予奥美拉唑预防应激性溃疡。尽量使用经鼻饲肠内营养,应激期采用"允许性低热卡"[15~20 kcal/（kg·d）]（1 kcal 为 4.189 kJ），保持对肠道功能的利用。灌肠保持大便通畅，降低腹腔内压力，预防腹腔间室综合征。

综上所述，本病例遵照现有的关于脓毒症、老年多器官功能衰竭相关指南，结合高龄患者病情特征，做到早期识别、综合评估，采用以抗感染治疗为重点的综合干预模式，兼顾全身各个器官功能维护，使患者转危为安。虽不能改变恶性肿瘤的最终结局，但尽可能缓解了病情，保护了器官功能，避免有创气管插管和持续血滤，提高了生存质量。

参考文献

[1] 钱小顺，侯允天，薛桥，等. 1 605 例老年多器官功能衰竭的临床分析 [J]. 中华老年多器官疾病杂志，2002，1（1）：7-10. DOI：10. 3969.

[2] Gotts J E，Matthay M A. Sepsis：pathophysiology and clinical management [J]. BMJ，2016，353：i1585.

[3] 国家老年疾病临床医学研究中心（解放军总医院）《感染诱发的老年多器官功能障碍综合征诊治中国专家共识》撰写组. 感染诱发的老年多器官功能障碍综合征诊治中国专家共识 [J]. 中华老年多器官疾病杂志，2018，17（1）：3-15.

[4] Singer M，Deutschman C S，Seymour C W，et al. The third international consensus definitions for sepsis and septic shock（Sepsis-3）[J]. JAMA，2016，315（8）：801-810.

[5] Rhodes A，Evans L E，Alhazzani W，et al. Surviving sepsis campaign：International guidelines for management of sepsis and septic shock：2016 [J]. Intensive Care Med，2017，43（3）：304-377.

[6] Chertoff J. Noninvasive ventilation in ordinary wards for acute hypercapneic respiratory failure，

acute hypoxemic respiratory failure, or both?［J］. Crit Care Med, 2017, 45（4）: e467.

［7］Donald M Y, David T H, Anthony D, et al. Recognizing and managing sepsis: What needs to be done?［J］. BMC Med, 2015, 13（1）: 98.

（空军特色医学中心老年医学科：张蓝宁　张　力）

十四、长期小剂量抗结核治疗高龄肺结核患者 2 例并文献复习

近年来，全球结核病发病率呈上升趋势，而随着人口逐渐老龄化，老年结核病发病率仅次于青壮年，并有起病隐匿、临床症状不典型、合并症多等特点，从而容易贻误病情，导致病情加重，增加治疗难度。由于老年人通常合并多种慢性疾病、免疫力低下，故其是结核杆菌感染的高危易感人群。本文报道了 2 例年龄均大于 100 岁的患者，以咳嗽及双下肢无力为首发症状，在临床证据不充分的情况下应用小剂量四联抗结核药物，疗程均在 3 年以上，生活质量提高，治疗效果满意，值得临床借鉴。

1. 病情及诊治经过

病例 1

【病史】

患者，男，104 岁，因"间断咳嗽、咯痰伴胸闷 1 个月"入院。患者入院前 1 个月无明显诱因出现间断咳嗽、咳痰，痰为白色黏痰，量不多，自觉乏力明显，平卧位时有喘憋、胸闷，无发热。既往有高血压、冠心病、慢性心功能不全、慢性支气管炎、脑梗死病史；早年患肺结核，曾规律服用药物 1 年后停药（具体用药不详）。

【体格检查】

T 36.1 ℃，P 60 次 /min，R 20 次 /min，BP 112/60 mmHg，体重 82 kg。神志清楚，语言流利，右侧胸廓略显饱满，右肺第 9 肋间叩诊呈浊音，听诊两肺呼吸音粗，右肺吸气末可闻及少量湿啰音。心界正常，心率 60 次 /min，心律齐，

心音正常，各瓣膜听诊区未闻及病理性杂音。腹软，未触及包块，全腹无压痛及反跳痛，移动性浊音（–），肠鸣音正常。双下肢轻度水肿。

【辅助检查】

实验室检查：血常规示白细胞计数 10.2×10^9/L，中性粒细胞百分比 77.4%，血红蛋白 152 g/L；C 反应蛋白 51.9 mg/L；血沉 30 mm/h；肿瘤标志物、风湿免疫指标等均正常，结核抗体、结核 γ 干扰素释放试验均阴性。

胸部 X 线：两肺间质性炎症，双侧胸腔积液，右侧为主。

胸部 CT、全腹 CT 未见肿瘤证据。

心脏超声：左室射血分数为 58%，左室舒张功能减退，收缩功能正常，无心包积液。

行右侧胸腔穿刺，分 4 次共抽吸出深黄色透明液体 2 010 mL。化验胸腔积液性质为渗出液，细胞学检查未见肿瘤细胞及结核杆菌。

【入院诊断】

①肺部感染；②慢性支气管炎；③高血压病 1 级（很高危）；④冠心病；⑤慢性心功能不全（心动能 Ⅱ 级）；⑥慢性支气管炎；⑦脑梗死。

【治疗】

给予抗炎、利尿等对症支持治疗 2 周后，未见好转，开始给予小剂量抗结核诊断性治疗。抗结核方案：帕司烟肼 0.3 g，口服，3 次/d；利福喷丁 0.45g，口服，2 次/周；利奈唑胺 600 mg，口服，1 次/d；乙胺丁醇 0.75g，口服，1 次/d。此后长期服用，监测胸腔积液未再出现，监测肝肾功能正常。患者咳嗽、咳痰、胸闷、乏力等症状明显好转，目前仍在治疗中。

病例 2

【病史】

患者，男，102 岁，因"咳嗽伴双下肢无力 28 天"于 2014 年 8 月 13 日入院。患者近期间断咳嗽、咳白色黏痰，食欲差，体力明显下降，入院前 3 个月体重较前下降约 5 kg，体温 37.0 ℃左右。既往有冠心病、脑梗死、慢性支气管炎、腰椎间盘突出、高脂血症、脂肪肝、前列腺增生等病史。1940 年患颈部淋巴结核，1950 年患肺结核，均痊愈，具体治疗方案不详。

【体格检查】

T 37.0 ℃，P 76 次 /min，R 20 次 /min，BP 128/60 mmHg，体重 90 kg。神志清楚，反应迟缓，颈软，胸廓对称无畸形，双肺叩诊呈清音，听诊两肺呼吸音清，双肺底均可闻及少量细湿啰音，左侧稍明显。心率 76 次 /min，心律齐，心音正常，各瓣膜听诊区未闻及病理性杂音。余未见异常。

【辅助检查】

实验室检查：血常规示白细胞计数 9.6×10^9/L，中性粒细胞百分比 72.5%，红细胞计数 3.10×10^{12}/L，血红蛋白 98 g/L，血小板计数 364×10^9/L；免疫球蛋白、C3、C4 均正常；C 反应蛋白 47.5 mg/L；血沉 86 mm/h。

多次痰涂片未找到抗酸杆菌。

两次化验 TB-SPOT（淋巴细胞培养 + α 干扰素、淋巴细胞培养 + β 干扰素）均为阳性。

胸部 X 线检查：两肺纹理增多、紊乱，两下肺可见斑点及斑片状模糊影，考虑两下肺炎症。

胸部 CT：两下肺散在结节、条索影、斑点、阴影，伴胸膜增厚，尤以右肺明显。

【入院诊断】

①慢性支气管炎；②冠心病；③脑梗死；④腰椎间盘突出；⑤高脂血症；⑥脂肪肝；⑦前列腺增生。

【治疗】

入院后给予抗炎、祛痰、活血、改善循环治疗后，双下肢无力症状好转，但体温一直波动在 36.8~37.5 ℃。待 TB-SPOT 阳性结果回报后给予四联抗结核治疗：帕司烟肼 0.2 g，口服，3 次 /d；利福喷丁 0.3 g，口服，2 次 / 周；乙胺丁醇 0.5 g，口服，1 次 /d；左氧氟沙星 0.25 g，口服，1 次 /d。此后一直坚持服用，计划疗程 1 年半至 2 年，服药过程中监测体温正常，食欲良好，体力逐渐恢复。2016 年 7 月，患者急性胆囊炎发作，出现肝功能异常，停用抗结核药物（此时抗结核药物已服用 1 年 10 个月），但急性胆囊炎治愈后体温仍然波动在 37.4 ℃ 上下，伴有精神萎靡，再次恢复上述抗结核药物，体温逐渐恢复正常，精神好转。2019 年 2 月患者因心肾功能衰竭去世，小剂量抗结核药物服用共 4 年 6 个月（患者既往有结核病史，此次考虑复发，因高龄、基础疾病较多、用药剂量偏小，原计划疗程在 1 年半至 2 年左右）。

2. 讨论

（1）肺结核的流行病学概况

世界卫生组织（WHO）发布的《2018 年全球结核病报告》显示，2017 年全球的结核病潜伏感染人群约为 17 亿（潜伏感染率为 23%），新发结核病病例约为 1 000 万例，发病率为 133/10 万。结核病可累及各年龄段，遍及各国，90% 结核病新发病例是成年人（年龄 ≥ 15 岁）。结核病是全球范围内十大死亡原因之一，我国结核病死亡率为 2.6/10 万。2019 年，中国国家肺结核报告数据显示，肺结核发病率由 2015 年的 63.4/10 万降低到 2019 年的 55.6/10 万。肺结核的主要传播途径为经呼吸道飞沫传播，其他途径如经消化道传播、母婴垂直传播、经皮肤伤口感染和上呼吸道直接接种传播等，现均罕见。肺结核的易感人群包括 HIV 感染者、糖尿病患者、肺尘埃沉着病患者、免疫抑制剂使用者、老年人等免疫力低下者。

（2）血清结核抗体检测的临床诊断价值与国内应用现状

结核抗体的检测是目前我国进行结核感染流行病学调查、临床诊断方面应用最广泛的检测方法。结核病的诊断除了依靠临床症状、体征、影像学、病理学依据外，还包括病原学诊断和免疫学诊断。病原学诊断（包括抗酸染色涂片镜检、结核分枝杆菌培养和分子生物学检测）是活动性结核病确诊的重要手段，免疫学诊断则是很好的补充。结核免疫学诊断主要包括血清结核抗体检测、结核变态反应皮肤试验和结核特异性 γ 干扰素体外检测，三者均可辅助诊断结核病，特别是对菌阴结核病（菌阴结核是指至少经过 3 次痰涂片及 1 次痰培养均为阴性的结核）的诊断敏感度普遍高于病原学诊断。其中血清结核抗体检测技术因具有较好的诊断特异度和敏感度，且操作简单、检测快速、实验条件要求低、易于自动化等，是我国结核病重要的辅助诊断方法。临床研究显示，我国诊断试剂的敏感度平均在 80% 左右，特异度平均值为 92%，该结果与国内报道的多数结核抗体检测研究结果相近，但临床上经常出现假阳性和假阴性的结果，考虑与诊断试剂的质控、试剂的抗原选择、检测过程中应用的检测技术、临床评价的规范性不足等因素相关。结核抗体检测对我国大量菌阴肺结核患者的诊断和筛查起到重要作用，对我国结核病控制将具有重要意义。

（3）老年人肺结核的特点

老年人由于各脏器增龄性改变及基础疾病较多，一般体质较弱，对一些疾病的反应相对比年轻人更加隐蔽。肺结核临床表现包括发热、咳嗽、咳痰、咳血、呼吸困难、体重下降、食欲不振和盗汗等，但老年人的表现可不典型。多项调查和研究对比发现，老年人肺结核主要表现为疲劳、食欲不振、萎靡等非特异性症状，出现的频率高于中青年，而发热、咳血、盗汗等频率出现较低，部分患者可有反复发作的上呼吸道感染症状，还有相当一部分人无明显症状，仅在胸部影像学检查时发现。而且 80%~90% 的老年肺结核患者伴有各种基础疾病。老年人肺结核往往是因为其他疾病发病就诊时而被发现，因此老年人肺结核病通常被忽视。老年人罹患结核后常伴发其他疾病，有文献报道，老年人肺结核合并非结核性疾病者高达 82.8%，明显多于中年组（44.4%）和青年组（28.6%）；其中以合并呼吸系统疾病最为多见，占 45.0%，其次为心血管病 14.4%，糖尿病 8.5%。老年人肺结核往往因缺乏原发疾病的典型表现而被忽视。

（4）老年人肺结核诊断治疗中需注意的事项

老年人反复出现咳嗽、咳痰、气喘、呼吸困难、痰中有血丝，或出现食欲减退、疲乏无力、消瘦等情况，或出现不明原因的胸腔积液，要考虑到结核杆菌感染的可能，需要进一步进行结核杆菌的相关化验、检查，必要时行药物诊断性治疗。同时一旦出现胸腔积液，应当尽早完成胸腔穿刺、胸膜活检等，检查结核菌和癌细胞以鉴别肺癌胸膜转移、炎性胸腔积液、结核性胸膜炎等。高龄肺结核患者亦需进行积极的治疗，但是治疗前需要评估患者全身状态及脏器功能，如果用药不当，很有可能会使患者的肝和肾产生比较严重的后果，所以用药（如异烟肼、利福平、吡嗪酰胺、乙胺丁醇等）过程中要密切监测肝肾功能及血常规的变化，防止出现药物不良反应。治疗过程中要定期复查双肺 X 线片、CT 等，了解病情变化的情况，随时调整治疗方案。预后取决于病情轻重、发病急缓、有无基础疾病等。老年肺结核患者的治疗要遵循早期、规律、全程、联合（抗结核一线药物联合可以强化杀菌、延缓耐药、减少不良反应，通常使用三联或四联方案）、适量的治疗原则，应当避免中断、遗漏等情况的发生，这样才可以有效预防结核菌产生耐药性、确保疗效，有效降低了结核病化疗的失败率及复发率。需要注意的是，抗结核治疗的用药疗程相对要长一些，这样可以达到治愈的目的。

（5）本病例特点及可借鉴的经验

文中 2 例患者的共性是年龄均大于 100 岁，属高龄患者，体重较大，详细追问病史早年均患过结核病，应用小剂量（以体重计）四联抗结核药物时间均在 3 年以上，治疗效果满意，用药过程中监测肝功能，未发现药物的肝毒性，同时无明显的其他药物不良反应。1 例患者以胸闷、喘憋为首发症状，另 1 例患者以双下肢无力为首发症状，提示老年人肺结核症状多不典型。病例 2 在治疗 2 年后试图停用抗结核药物，但低热持续存在，恢复用药后体温恢复正常，提示老年人抗结核治疗的疗程可以更长一些。病例 1 各项化验、检查均不支持结核诊断，但通过诊断性治疗，胸腔积液消失，结核性胸膜炎诊断成立。老年人肺结核出现最多和最早的症状是咳嗽，如果患者咳嗽超过两周，或是反复发生上呼吸道感染、肺部感染，抗感染及止咳治疗效果不佳，要排除肺结核的可能，及时去医院完善血沉、结核抗体检测、痰检结核杆菌、胸部 X 线或 CT 等检查来帮助确诊。另外，老年人出现不明原因的食欲不振、衰弱无力、全身倦怠等，不要单纯认为是其他慢性病或衰老所致，在临床工作中要想到结核菌感染的可能。同时由于老年人的肝肾功能很容易受到损害，老年人结核治疗的疗程较长，加之老年人一般基础疾病较多、服用药物种类较多，需警惕药物的相互作用和肝肾功能的损害，需要定期进行复查，必要时给予保肝、保肾治疗。

综上，老年患者抗结核治疗方案的选择原则是综合病情情况，适当调整强化期化疗方案，相对延长巩固期治疗的时间，提前干预药物的不良反应。同时，要遵循个性化原则，在治疗过程中还应进行营养支持，严密监测肝肾功能及血象的变化。

参考文献

[1] World Health Organization. Global tuberculosis report 2018 [R]. Geneva: World Health Organization，2018.

[2] 中华人民共和国国家卫生和计划生育委员会. 中华人民共和国卫生行业标准 肺结核诊断：WS 288-2017 [EB/OL]. (2017-11-09) [2017-12-12]. http://www.nhc.gov.cn/wjw/s9491/201712/a452586fd21d4018b0ebc00b89c06254.shtml.

[3] 中华人民共和国国家卫生和计划生育委员会. 中华人民共和国卫生行业标准 结核病分类：WS 196-2017 [EB/OL]. (2017-11-09) [2017-12-12]. http://www.nhc.gov.cn/wjw/s9491/201712/0d3c52de984b4bc4add047f19ccd51b9.shtml.

[4] 李兰娟，王宇明. 感染病学 [M]. 3 版. 北京：人民卫生出版社，2015.

[5] 葛均波，徐永健，王辰. 内科学 [M]. 9 版. 北京：人民卫生出版社，2018.

[6] Ginsber A M. Designing tuberculosis vaccine efficacy trials-lessons from recent studies [J]. Expert Rev Vaccine，2019，18（5）：423-432.

[7] Nemes E，Geldenhuys H，Rozot V，et al. Prevention of M. tuberculosis infection with H4：IC31 vaccine or BCG revaccination [J]. N Engl J Med，2018，379（2）：138-149.

[8] 吴景秋，房宏霞，蔚鸣，等. 结核抗体 IgG 检测辅助诊断结核病的应用价值 [J]. 中国防痨杂志，2018，40（1）：31-36.

[9] 王华，党丽君，甄拴平. 结核 T 细胞 γ-干扰素释放试验与结核抗体联合检测的结果分析及临床应用 [J]. 中国卫生检验杂志，2020，30（19）：2379-2381.

[10] Bai X J，Liang Y，Yang Y R，et al. Potential novel markers to discriminate between active and latent tuberculosis infection in Chinese individuals [J]. Comp Immunol Microbiol Infect Dis，2016，44：8-13.

［11］伍玉琪，谭彩霞，吴安华.《2020 NTCA/CDC 建议：潜伏性结核感染治疗指南》摘译［J］. 中国感染控制杂志，2020，19（10）：935-937.

［12］中华医学会结核病学分会. 中国耐多药和利福平耐药结核病治疗专家共识（2019 年版）［J］. 中华结核和呼吸杂志，2019，42（10）：733-749.

［13］中国防痨协会. 耐药结核病化学治疗指南（2019 年简版）［J］. 中国防痨杂志，2019，41（10）：1025-1073.

［14］World Health Organization. WHO consolidated guidelines on drug-resistant tuberculosis treatment［R］. Geneva: World Health Organization，2019.

［15］赵婷，孙长峰，肖科，等. 肺结核患者合并其他病原菌肺部感染的临床特点及危险因素分析［J］. 中国感染与化疗杂志，2020，20（3）：249-254.

［16］王超，胡芳，王蕾. 2017~2018 年天津市老年继发性肺结核控制效果及影响因素［J］. 中国老年学杂志，2020，40（6）：1215-1218.

［17］王爱国，王运才，吴成勇. 不同抗结核治疗方案用于老年肺癌伴肺结核的临床意义［J］. 临床肺科杂志，2018，23（11）：1959-1963.

［18］范小云. 用不同的抗结核治疗方案治疗耐药性肺结核的效果对比［J］. 当代医药论丛，2018，16（21）：117-118.

（空军特色医学中心老年医学科：张　伟　尹巧香　马　文）

十五、高龄卵巢癌晚期患者的个体化精准治疗及 8 年随访与启示

卵巢癌（OC）因缺乏早期症状与体征，大多数患者发现时已经处于中晚期，其具有高复发率、高死亡率、低存活率等特点，5 年生存率仅有 20%~25%，对女性的生命健康产生了巨大的威胁。其中卵巢上皮癌（EOC）是卵巢癌最常见的病理类型。浆液性卵巢癌在卵巢癌上皮的组织学亚型中所占比例最大，其病变实际上起源于输卵管。肿瘤细胞减灭术加铂类药物化疗的联合治疗被推荐为卵巢癌首选治疗方案。以铂类为基础的化疗对 80% 左右的卵巢癌患者有效，新辅助化疗（NACT）是一种临床上新兴的癌症治疗方案，可显著提升癌细胞清除率，现已成为晚期卵巢上皮癌患者常用的治疗方法。通常需在术前采用化疗方法来促进肿瘤细胞松动，从而有效切除病灶，而且术前化疗还可降低肿瘤细胞的活性与侵袭能力，进而减少术后并发症的发生、防止肿瘤细胞转移与复发。目前，NACT 被应用于各种恶性肿瘤的术前治疗中，不仅可显著减少肿瘤组织周边的转移病灶，缩小肿瘤体积，有利于肿瘤细胞减灭术的顺利施行，还对提高肿瘤细胞减灭满意率具有积极意义。在治疗卵巢癌并腹腔积液中，腹腔灌注铂类化疗 + 靶向药物贝伐单抗具有显著效果，在局部化疗中是全身化疗药物浓度的 9~27 倍，药物能够更好地发挥作用，经过门静脉吸收，同时对门静脉系统肝内癌细胞也有杀灭效果，同时腹腔中的药物浓度较高，能够保持较长时间，具有较高的治疗效果。尽管有了上述新的治疗手段，但卵巢癌仍然是所有妇科恶性肿瘤中死亡率最高的。随着肿瘤细胞对化疗产生耐药性，大多数 EOC 患者在医治后 2~5 年内复发。这些患者的存活率一般都很低，并且疾病很难控制。因此，了解 EOC 患者预后因素对于提供更个性化的治疗和疾病管理是至关重要的。

本例高龄卵巢癌晚期患者进行了适合其自身的个体化治疗策略，即新辅

助化疗＋腹腔温灌注化疗及靶向治疗＋手术治疗＋术后巩固化疗，使得其临床治愈，生存期为 8 年，并且至今存活良好，享有优质的生活质量，一定程度上说明在遵循指南基础上的个体化精准治疗对于老年卵巢癌晚期患者具有重要意义。

1. 病情及诊治经过

【病史】

患者，女，78 岁，2013 年 6 月因腹胀就诊于我院，先后行腹部超声、MRI、全身 PET/CT 等，诊断为卵巢癌，合并盆腹腔转移，胸腔积液、腹水，于 2013 年 7 月 26 日在中国人民解放军总医院（301 医院）行超声引导下穿刺活检，病理回报：（左附件区低回声病灶穿刺）考虑低分化癌，结合形态及免疫组化表现，考虑为低分化浆液性癌。免疫组化染色显示：P53（＋），CA125（＋），CK7（＋），CK7（局灶＋），ER（－），P63（－），PR（－），TTF-1（－），CK（＋），CK5（局灶＋），WT-1（＋）。病理证实左侧卵巢癌。分别行 3 个疗程的静脉化疗（详见治疗部分）。

2014 年 1 月 14 日，患者在北京协和医院于全麻下行"开腹探查＋全子宫＋双附件＋大网膜切除术"，术中未见明确肿瘤，术后恢复良好，于术后第 13 天开始第 4 个疗程（共 3 个周期）的静脉化疗（详见治疗部分）。

既往史：否认肝炎、结核等传染病史。1970 年曾患肾盂肾炎，已治愈。1986 年行阑尾切除术。1993 年因右股骨颈骨折行手术治疗。2003 年因右眼青光眼行手术治疗。2004 年诊断为高血压，长期口服"氨氯地平"，血压基本控制正常。2007 年诊断为 2 型糖尿病，先后口服"诺和龙、阿卡波糖"，监测血糖水平基本稳定。2007 年体检诊断为甲状腺腺瘤、颈椎病、椎－基底动脉供血不足、腔隙性脑梗死，间断性头晕，目前病情稳定。2007 年因双眼白内障行手术治疗。2012 年 6 月胸部 CT 检查示右肺中叶外侧段、左肺上叶尖后段结节，进一步查 PET/CT 示左肺上叶尖后段近斜裂胸膜部位、左肺上叶尖后段近肋胸膜、右肺中叶外侧段叶间胸膜下多发以磨玻璃样密度为主的结节状及斑片状病灶,考虑为不同发展阶段肿瘤病灶,未行手术、放疗及化疗,曾口服"吉非替尼"靶向治疗1年,于2013年7月停用后多次复查未见肿瘤进展。2013年3月因妒忌妄想、被害妄想、多疑、情绪不易控制等症请北京大学第六医院专家会诊,诊断为偏执状态,曾口服"奥氮平"和"劳拉西泮",目前病情好转。2013年3月2日不慎跌倒后导致头颅外伤、头皮下血肿,经住院治疗后恢复较好、血肿吸收。否认输血史。对青霉素、磺胺类药物和碘造影剂过敏。预防接种随当地进行。

【体格检查】

T 36.2 ℃,P 80次/min,R 16次/min,BP 120/74 mmHg。神志清楚,精神良好,轻度贫血貌,表情自然,发育正常,营养较差,匀称,轮椅推入病房,自动体位,查体合作,语言正常,声音洪亮,对答切题。心肺未查及阳性体征;腹部膨隆,移动性浊音阳性,肠鸣音活跃,双下肢无水肿。神经查体未见异常。膝反射、跟腱反射正常,生理反射存在,病理反射未引出。

【入院诊断】

①卵巢恶性肿瘤(晚期),盆腹腔继发性恶性肿瘤,腹腔积液,胸腔积液;②非胰岛素依赖型糖尿病(NIDDM);③高血压1级;④脑腔隙性梗死;⑤肺恶性肿瘤;⑥白内障术后;⑦青光眼术后。

【治疗】

(1)第一步:术前静脉化疗

患者于2013年7月26日在301医院行超声引导下穿刺活检,病理为低分化浆液性癌。之后分别行3个周期的静脉化疗。第一疗程:紫杉醇脂质体240 mg + 卡铂500 mg化疗2个周期21 d方案(8月6日和8月27日),主要不良反应为脱发、恶心、呕吐Ⅱ~Ⅲ度、Ⅱ~Ⅳ度骨髓抑制,应用3次重组人粒细胞刺激因子后血象恢复正常,因轻度贫血先后输血2次后血红蛋白恢复正常;期间患者腹水控制不佳,8月16日至31日间断放腹水6次,洗肉水样,病理提示大量DNA倍体异常细胞。第二疗程:2013年10月18日经北京协和医院会诊后改为 TC 周疗方案（7 d 方案）（紫杉醇 120 mg，1 次 / 周；卡铂 400 mg，1 次 /4 周），第 2 周化疗后出现Ⅳ度骨髓抑制合并肺部感染，经抢救后生命体征恢复正常，此后遂停用化疗，CA125 降至 80 U/mL。

（2）第二步：术前静脉化疗同时联合腹腔温灌注化疗

第三疗程：经北京大学肿瘤医院会诊后调整为紫杉醇（每周 120 mg）、腹腔顺铂（每 3 周 100 mg）+ 腹腔贝伐珠单抗（每 2 周 200 mg），共 5 周，末次化疗时间为 2013 年 12 月 24 日。

于 2013 年 11 月 15 日按计划行静脉化疗 + 腹腔灌注化疗。具体为：静脉用紫杉醇（H）120 mg+ 生理盐水 250 mL 静脉滴注 2 h 后予 10% 葡萄糖注射液 1 000 mL 水化。放腹水约 400 mL 后引流管内腹水量少，予注射器抽取少许腹水，判断腹水基本排放干净并且肯定引流管在腹腔内后，给予顺铂 100 mg+ 温生理盐水 500 mL 腹腔注射，贝伐珠单抗 200 mg+ 温生理盐水 100 mL 腹腔注射，后给予温生理盐水 1 000 mL+5% 温葡萄糖注射液 500 mL 腹腔注射以利于药物在腹腔充分弥散。嘱患者翻身，腹腔灌注液在腹腔充分混匀。过程顺利，无消化道反应、心肌毒性等，腹腔灌注化疗药物后患者全天尿量约 1 600 mL。

（3）第三步：手术切除

于 2014 年 1 月 14 日在北京协和医院全麻下行"开腹探查 + 全子宫 + 双附件 + 大网膜切除术"，术中未见明确肿瘤，手术过程顺利。术后病理为：①子宫双附件、双卵巢及输卵管有陈旧出血，退行性病变及炎细胞浸润，未见明确癌残留；多发性子宫平滑肌瘤，老年萎缩性子宫内膜，慢性宫颈及宫颈内膜炎。②肠表面结节、部分退变的平滑肌结节。免疫组化结果显示 AE1/AE3（－），CAM5.2（－），EMA（－）。腹腔冲洗液可见红细胞及增生的间皮细胞，未见瘤细胞。

（4）第四步：术后巩固化疗

术后第 13 天开始第四疗程（3 个周期）的静脉化疗（2014 年 1 月 27 日），为 21 d 方案（紫杉醇脂质体 210 mg d_1^*+ 卡铂 400 mg d_2 静脉滴注），末次化疗时间为 2014 年 4 月 5 日。此后定期复查，卵巢癌未见复发，至今已历经 8 年时间，患者已 86 岁高龄，生存状态良好。

注 *d_1 表示第 1 天，余同。

附： 具体化疗经过见表 1-15-1、表 1-15-2、表 1-15-3、表 1-15-4，术前、术后肿瘤标志物 CA125 和 CEA 的变化趋势见图 1-15-1、图 1-15-2。

表 1-15-1　第一疗程：术前新辅助静脉化疗（2013 年 8 月 6 日至 2013 年 8 月 27 日）21 d 方案 × 2 个周期

	d_1	d_2	d_{21}	d_{22}
紫杉醇脂质体（H）	240 mg		240 mg	
卡铂		500 mg		500 mg

表 1-15-2　第二疗程：术前新辅助调整静脉化疗（2013 年 10 月 18 日至 2013 年 11 月 2 日）周疗方案

	第 1 周	第 2 周	第 3 周	第 4 周
紫杉醇脂质体（H）	120 mg d_1	120 mg d_1	120 mg d_1	120 mg d_1
卡铂	400 mg d_1			400 mg d_1

表 1-15-3　第三疗程：术前新辅助静脉联合腹腔温灌注化疗方案（2013 年 11 月 15 日至 2013 年 12 月 24 日）

	第 1 周 （d_1）	第 2 周 （d_8）	第 3 周 （d_8）	第 4 周 （d_{22}）	第 5 周 （d_{29}）	第 6 周 （d_{36}）
紫杉醇 （泰素）	120 mg 静脉滴注	120 mg 静脉滴注	120 mg 静脉滴注	120 mg 静脉滴注	120 mg 静脉滴注	120 mg 静脉滴注
顺铂	100 mg 腹腔灌注			100 mg 腹腔灌注		
贝伐珠单抗（H）	200 mg 腹腔灌注		200 mg 腹腔灌注		200 mg 腹腔灌注	

表 1-15-4　第四疗程：术后巩固静脉化疗方案（2014 年 1 月 27 日至 2014 年 4 月 5 日）21 d 方案 ×3 个周期

	d_1	d_2
紫杉醇脂质体（H）	210 mg	
卡铂		400 mg

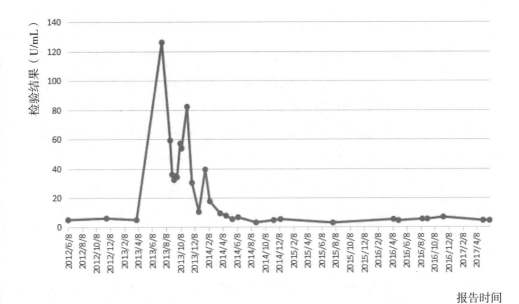

图 1-15-1　术前、术后肿瘤标志物 CA125 的变化趋势

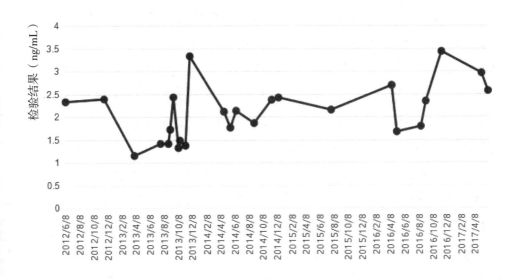

图 1-15-2　术前、术后肿瘤标志物 CEA 的变化趋势

2. 讨论

（1）老年女性卵巢癌的诊治指南

1）新辅助化疗：2017 年第 4 版 NCCN 指南指出，由经验丰富的妇科肿瘤专家进行综合评估，对初次手术无法达到满意肿瘤细胞减灭术的Ⅲ期和Ⅳ期卵巢上皮癌、输卵管癌和原发性腹膜癌患者或者全身状况差无法耐受手术的患者，指南建议在行新辅助化疗前，应行病理组织学检查确诊（通过细针穿刺、活检或腹水细胞学证实）。指南推荐的化疗方案有铂类联合紫杉醇或脂质体多柔比星或多烯紫杉醇 + 贝伐珠单抗（手术可切除率高于不加组）或不加静脉 3 周疗法或周疗，周期数建议 3 个，化疗前获得 CA125∶CEA 比值。目前的研究提示新辅助化疗不影响患者长期总生存（OS）。

2）中间性肿瘤细胞减灭术：初始手术无法达到满意肿瘤细胞减灭术的患者，在完成 3 个疗程新辅助化疗后，反应良好或者病情无进展患者，可以考虑行中间性肿瘤细胞减灭术，手术的结局目标同前。且指南建议，即使无证据证明有淋巴结转移或者无明显淋巴结肿大，仍应行淋巴结切除术。

3）术后辅助化疗：大多数卵巢上皮癌、输卵管癌和原发性腹膜癌患者术后需接受全身化疗。低级别（G_1）的ⅠA 期或ⅠB 期的患者，手术治疗的存活率＞ 90%，行全面分期手术后，可行临床观察，其余患者均应行辅助化疗。指南推荐，腹腔化疗适用于Ⅱ期及Ⅲ期达到满意肿瘤细胞减灭术的患者，不建议用于Ⅰ期或Ⅳ期患者，目前的研究显示腹腔化疗可以明显延长患者 OS。对于晚期（Ⅱ~Ⅳ期）患者，建议使用至少 6 个周期的化疗（包括新辅助化疗）。一线化疗方案仍然是以铂类为基础的化疗，指南推荐的一线化疗方案有：①第 1 天：紫杉醇 135 mg/m^2 静脉滴注＞ 3 h 或＞ 24 h；第 2 天：顺铂 75~100 mg/m^2 腹腔灌注；第 8 天：紫杉醇 60 mg/m^2 腹腔灌注。每 3 周重复，共 6 个疗程。②紫杉醇 175 mg/m^2 静脉滴注＞ 3 h 或多西他赛 60~75 mg/m^2 静脉滴注＞ 1 h；卡铂药 – 时曲线下面积（AUC）5~6* 静脉滴注＞ 1 h。每 3 周重复，共 6 个疗程。③紫杉醇（周疗）80 mg/m^2 静脉滴注＞ 1 h，第 1、8、15 天各 1 次；

注 * 根据 Calvert 公式计算卡铂所需剂量，卡铂剂量（mg）= 所设定的 AUC（mg/mL/min）×［肌酐清除率（mL/min）+25］，AUC（mg/mL/min）一般取值 5~7，常取 5。

卡铂 AUC 6 静脉滴注＞1 h。每 3 周重复，共 6 个疗程。④紫杉醇 60 mg/m² 静脉滴注 1 h；卡铂 AUC 2 静脉滴注＞30 min。1 次 / 周，共 18 周（主要适用于年老的患者及一般状态不良者）。⑤卡铂 AUC 5；聚乙二醇脂质体多柔比星 30 mg/m²。每 4 周 1 次，共 6 个疗程。⑥紫杉醇 175 mg/m² 静脉滴注＞3 h；卡铂 AUC 6 静脉滴注＞1 h。每 3 周重复，共 6 个疗程。第 2 个疗程第 1 天开始使用贝伐珠单抗 15 mg/kg 静脉滴注＞90 min，每 3 周 1 个疗程，总共 22 个疗程。另外指南根据 ICON-7 和 GOG-218 两个临床研究推荐：紫杉醇 175 mg/m² 静脉滴注＞3 h；卡铂 AUC 5~6 静脉滴注＞1 h；贝伐珠单抗 7.5 mg/kg 静脉滴注＞90 min。每 3 周重复，共 5~6 个疗程，贝伐珠单抗继续使用 12 个疗程。

4）缓解后（一线治疗结束后）的治疗：推荐所有患者应接受全面的病情评估，包括 CT 扫描、MRI、彩色多普勒超声等影像学检测，以及 CA125、AFP 等相关肿瘤标志物检查，并行妇科专科体格检查。达到完全缓解（CR）的晚期患者（Ⅱ~Ⅳ期），可常规门诊随访，参加临床试验或缓解后的系统性治疗。研究显示，一线治疗结束后，达 CR 的晚期患者，继续使用紫杉醇每 4 周 135~175 mg/m²、共 12 个周期的维持治疗或帕唑帕尼治疗，可显著延长无进展生存期（PFS），但帕唑帕尼目前的研究结果似乎对亚洲患者并无明显疗效。此外，贝伐珠单抗也可作为维持治疗的选择之一。NCCN 指南还建议所有卵巢癌、输卵管癌或原发性腹膜癌患者参与遗传风险评估（具体详见指南原文及《遗传性乳腺癌卵巢癌综合征》）。

（2）腹腔温灌注顺铂 + 贝伐珠单抗治疗恶性腹水的疗效

癌性腹水是晚期恶性肿瘤的常见并发症，严重影响了患者的生活质量。针对恶性腹水的治疗手段较多，包括全身化疗、腹腔灌注化疗、放疗、腹腔内注射放射性同位素或生物反应调节剂等。虽然获得了一定疗效，但是迄今为止还没有哪一种方法的疗效完全令人满意。以往多采用单纯腹腔内注入化疗药物，疗效欠佳。采用腹腔灌注并腹腔温灌注铂类 + 贝伐珠单抗等化疗药控制恶性腹水，取得了较好的疗效。顺铂在临床上应用比较广泛，对于食管癌、乳腺癌等均有一定的疗效，该药物与 DNA 结合后将其破坏，且通过抑制有丝分裂，进而破坏细胞毒性。同时静脉应用紫杉醇能够破坏毒性细胞正常的有丝分裂，致使细胞凋亡，该药物还能有效抑制顺铂的毒性，进而减少患者在治疗期间的不良反应，并且该药物与顺铂无交叉耐药性，两者联合用药不会增加其毒性，而且还能联合抗肿瘤，以提高治疗效果。对于癌性腹水，早先认为是膈下淋巴丛引流减少所致，但是近来的研究表明，肿瘤局部分泌的血管内皮生长因子（VEGF），又名血管渗透性因子（VPF），作用于腹膜及新生血管导致其通透性增强才是形成癌性腹水的主要原因。贝伐珠单抗是一种临床常用的血管内皮生长抑素，以 VEGF 为靶点，抑制新生血管形成和腹膜渗透性，减少腹水生成，贝伐珠单抗这类血管内皮生长抑素可能成为治疗癌性腹水的新策略。

卵巢癌晚期患者多以发生腹腔转移、种植、播散为主，化疗药物顺铂直接通过腹腔灌注，能够有效避免肝脏的首过效应，患者外周血浓度非常低，大幅降低药物的不良反应，提高患者对治疗的耐受性。在体腔温灌注化疗中，能够有效地抑制肿瘤细胞的自我修复，促进对药物的吸收，提高机体免疫功能，对肿瘤细胞的多重耐药基因的表达具有显著抑制效果。温热能够提高肿瘤细胞膜通透性，提高药物对肿瘤细胞的毒性，促使肿瘤细胞自我凋亡，对腹腔中的肿瘤细胞具有直接杀灭效果，有效避免肿瘤复发，提高患者生存时间，对患者不会造成较大创伤，患者后期恢复更快。

腹腔温灌注化疗是近年来新兴的一种治疗手段，其对于恶性腹水的治疗已取得了初步的成效。其作用机制如下：人体正常细胞可以耐受 47 ℃持续 1 h 的高温，而癌细胞 43 ℃持续 1 h 即可出现不可逆损害；42~43 ℃高温化疗液在腹腔内不断机械冲刷作用，能直接清除腹腔内的癌细胞；局部加热后破坏癌细胞膜结构和功能，改变癌细胞内 pH 值，抑制 DNA 合成和修复，影响蛋白质的合成，诱导细胞凋亡。另外，热疗可以改变癌细胞膜通透性，有利于铂类药物渗入细胞，提高其杀灭能力。

总之，本例高龄卵巢癌晚期患者，治疗方案基本按上述指南流程进行，有部分用药加以个体化调整。经过新辅助静脉化疗、腹腔温灌注化疗联合贝伐珠单抗、手术治疗、术后静脉巩固化疗等一系列个体化的精准有序治疗，患者获得了 8 年的完全缓解（CR）和很高的生活质量，至今病情非常稳定，其中的经验值得关注与分享。

参考文献

［1］何咏竞. 肿瘤标志物联合检测在卵巢疾病诊断中的临床价值探讨［J］. 国际检验医学杂志，2018，39（7）：888-890.

［2］Lee Y J, Lee I H, Kim Y J, et al. Evaluation of various kinetic parameters of CA-125 in patients with advanced-stage ovarian cancer undergoing neoadjuvant chemotherapy［J］. PloS one，2018，13（9）：e0203366.

［3］谭细凤，李怀芳，谷雨枫. 新辅助化疗联合肿瘤细胞减灭术治疗晚期上皮性卵巢癌的随访观察［J］. 实用妇产科杂志，2017，33（1）：62-65.

［4］顾海凤，黄绮丹，涂画. 初次肿瘤细胞减灭中行系统性腹膜后淋巴结清扫对晚期卵巢癌预后的影响［J］. 实用医学杂志，2016，32（10）：1623-1627.

［5］葛鲁倩，孙文洲，赵欣瑶，等. 新辅助化疗联合间隔肿瘤细胞减灭术对晚期卵巢癌耐药性和生存时间的影响及耐药性影响因素分析［J］. 实用妇产科杂志，2017，33（1）：43-47.

［6］刘剑煌，吕育纯，李苹，等. 新辅助化疗联合肿瘤细胞减灭术治疗晚期上皮性卵巢癌的效果及对血清人附睾分泌蛋白4、糖类多肽抗原125水平的影响［J］. 中国综合临床，2018，34（6）：558-562.

［7］王沛，赵晓华，王晓燕. 先期化疗联合术后腹腔热灌注化疗治疗晚期卵巢癌效果观察［J］. 肿瘤研究与临床，2018，30（6）：384-387.

［8］吴亚东，李艳燕，赵跃鹏. 腹腔热灌注化疗联合静脉化疗治疗卵巢癌合并腹腔积液的临床观察［J］. 国际肿瘤学杂志，2016，43（7）：559-560.

［9］Walsh C. Targeted therapy for ovarian cancer：The rapidly evolving landscape of PARP inhibitor use［J］. Minerva Ginecol，2018，70（2）：150-170.

［10］Wang W, Kryczek I, Dostal L, et al. Effector T cells abrogate stroma mediated chemoresistance in ovarian cancer［J］. Cell，2016，165（5）：1092-1105.

［11］卢淮武，霍楚莹，许妙纯，等.《2020NCCN 卵巢癌包括输卵管癌及原发性腹膜癌临床实践指南（第1版）》解读［J］. 中国实用妇科与产科杂志，2020，36（4）：340-348.

［12］Oza A M, Cook A D, Pfisterer J, et al. Standard chemotherapy with or without bevacizumab for women with newly diagnosed ovarian cancer（ICON7）：overall survival results of a phase

3 randomised trial［J］. Lancet Oncol, 2015, 16（8）: 928-936.

［13］Duska L R, Java J J, Cohn D E, et al. Risk factors for readmission in patients with ovarian, fallopian tube, and primary peritoneal carcinoma who are receiving front-line chemotherapy on a clinical trial（GOG 218）: an NRG oncology/gynecologic oncology group study（ADS-1236）［J］. Gynecol Oncol, 2015, 139（2）: 221-227.

［14］Kim J W, Mahner S, Wu L Y, et al. Pazopanib maintenance therapy in East Asian women with advanced epithelial ovarian cancer: results from AGO-OVAR16 and an East Asian study［J］. Int J Gynecol Cancer, 2018, 28（1）: 2-10.

［15］Committee on Practice Bulletins-Gynecology, Committee on Genetics, Society of Gynecologic Oncology. Practice bulletin no 182: hereditary breast and ovarian cancer syndrome［J］. Obstet Gynecol, 2017, 130（3）: e110-e126.

［16］孙帅, 俞超芹, 张丹英, 等. 吉西他滨联合顺铂治疗晚期复发性卵巢癌18例疗效观察［J］. 肿瘤学杂志, 2018, 24（9）: 896-899.

［17］李楠, 孙亚楠, 杨亮, 等. 紫杉醇腹腔热灌注治疗晚期卵巢癌临床观察［J］. 河北医科大学学报, 2017, 38（12）: 1409-1412.

［18］包久铭. 节拍式化疗联合微波热疗对晚期卵巢癌患者血管生成的影响及疗效观察［J］. 实用癌症杂志, 2017, 32（11）: 1882-1885, 1889.

［19］高新萍, 何海鹏, 张惠. 新辅助化疗对上皮性卵巢癌患者血清HE4水平及生存时间的影响观察［J］. 中国性科学, 2017, 26（12）: 22-24.

［20］韦惠章, 潘嘉问, 薛协持, 等. 贝伐珠单抗联合热灌注化疗方案治疗晚期卵巢癌的近远期效果及其对VEGF、HDGF和MIF表达水平的影响［J］. 中国医药导报, 2016, 13（8）: 25-28.

［21］高枫. 腹腔内温热灌注化疗在胃肠道癌中的应用现状［J］. 中国普外基础与临床杂志, 1999, 6（1）: 45-47.

［22］罗京伟, 熊京红, 徐国镇, 等. 射频热疗加腹腔热灌注化疗治疗晚期腹盆腔恶性肿瘤21例的近期疗效分析［J］. 中华放射肿瘤学杂志, 2002, 11（2）: 122-125.

（空军特色医学中心消化内科：陈 英 童 英）

十六、个体化及缓和医疗用于高龄晚期肿瘤患者——95 岁原发性胃弥漫大 B 细胞淋巴瘤患者 5 年随访及启示[1]

原发性胃淋巴瘤约占胃原发恶性肿瘤的 5%，而弥漫大 B 细胞淋巴瘤（DLBCL）占原发性胃淋巴瘤的 50%~55%，是最常见的结外淋巴瘤类型。近年来胃弥漫大 B 细胞淋巴瘤发病有增加趋势，可原发于胃或从他处转移至胃。原发性胃弥漫大 B 细胞淋巴瘤有不同的组织分型或基因分型，但其临床症状、体征相似，如上腹痛、食欲减退、体重下降、呕吐、消化道出血或腹部肿物等。目前，无论何种病理分期，最常用的治疗方案是利妥昔单抗联合环磷酰胺、阿霉素、长春新碱和泼尼松（R-CHOP 化疗方案）。

尽管随着人口老龄化的加剧，高龄 DLBCL 患者有所增加，但相关研究有限，90 岁以上原发性胃弥漫大 B 细胞淋巴瘤患者，由于常并发多种慢性疾病及整体器官功能状态不良，所以尚无标准的治疗方案推荐。本文报道 1 例 95 岁原发性胃弥漫大 B 细胞淋巴瘤患者，结合患者的实际病情及全身状况，通过化疗、放疗，以及出现并发症之后的外科姑息性手术治疗，至今已存活 5 年，生活质量良好。可能是目前原发性胃弥漫大 B 细胞淋巴瘤存活年龄最高的患者。

1. 病情及诊治经过

【病史】

患者，男，95 岁，因"阵发性上腹不适伴食欲减退 2 个月"于 2016 年

---

[1] 本文是 *Individualized Treatment and Palliative Care for A 90-Year Old Patient with Primary Gastric Diffuse Large-B Cell Lymphoma：4 Year Follow-up and Inspiration* 一文（署名"Yanjie Cao，Jingqi Duan，Lifang Liu，et al."）略做修改后的中文版本，英文文献发表于 *Chinese Medical Sciences Journal* 2021 年第 36 卷第 1 期 72~77 页，已获得期刊授权刊登。

4 月入院。既往有冠心病、频发室性早搏、高血压、糖耐量异常、慢性肾脏病 3 期和中度贫血等病史。

【体格检查】

贫血貌，结膜略苍白；心、肺、腹查体无明显异常；双下肢轻度水肿；认知功能基本正常。

【辅助检查】

实验室检查：血常规示红细胞计数 2.66×10^{12}/L，血红蛋白 84 g/L；生化示血清肌酐 126 μmol/L [eGFR 49.57 mL/（min · 1.73m^2）]，血尿酸 487 μmol/L；大便潜血阳性；其他化验检查基本正常。

胸部 CT：右肺 + 中部外侧肺野可见 1.4 cm 实性结节，与 2 年前相比明显增大。初步诊断考虑右肺早期肺癌。

追问病史，患者无咳嗽、胸痛、咯血等相关症状。患者及其家属拒绝有创诊治措施，如肺肿瘤组织活检，故行 PET-CT 检查，结果提示肺部结节轻度代谢升高，但发现胃窦部有明显代谢升高的肿块（图 1-16-1，彩图）。胃镜及组织病理分析诊断原发性弥漫大 B 细胞淋巴瘤，根据 Lugano 分期系统和国际预后指数（IPI）为 Ⅰ A 期（无发热、盗汗、体重减轻），低危。组织病理结果（1-16-2，彩图）示 CD20（+++），CD3（+），CD68（+），CKpan（-），EMA（-），Ki-67（80%），P53（+），PAX-5（+），CD10（-）。

骨髓穿刺检查无特殊异常。

【诊断】

①原发性胃弥漫大 B 细胞淋巴瘤；②冠心病；③频发室性早搏；④高血压；⑤糖耐量异常；⑥慢性肾脏病 3 期；⑦中度贫血等。

【治疗】

考虑患者高龄且合并慢性心、肾功能不全，初始的化疗方案为：利妥昔单抗 300 mg+ 环磷酰胺 200 mg+ 长春新碱 0.5 mg（R-CO），静脉滴注，每个月 1

次，每次连续使用 5 d，计划 4 个疗程。治疗 2 个周期后，患者出现腹胀、呕吐，并逐渐加重，腹部 CT 和胃肠造影提示幽门梗阻及胃潴留，考虑胃部肿瘤进展所致，可能与化疗不充分有关。于是第三疗程和第四疗程中加入 5 mg 地塞米松（R-COP）和局部放疗 20 次，36 Gy/ 次。2016 年 9 月，4 次化疗和 20 次放疗均结束，患者拒绝胃镜复查。由于幽门梗阻和禁食，患者的体重降至 70 kg，NRS-2002 评分超过 3 分，随后数月经三腔鼻胃管（胃 – 十二指肠 – 空肠，图 1-16-3，彩图）进食，并辅以肠外营养，每日热量需求为 1 750 kcal。为减少胃肠道不适，起始予肠内营养液（短肽型）500~750 mL/d，分 3 次经鼻饲管缓慢滴入；肠外营养液 1 350~1 450 mL/d，经静脉滴注氨基酸、多种维生素或脂肪乳等；总入量为 1 850~2 200 mL/d，实际摄入热量 1 130~1 250 kcal/d。之后逐渐过渡到肠内营养（短肽型）1 000~1 250 mL/d，经鼻饲管 110~120 mL/h 持续泵入；肠外营养摄入量 850~1 190 mL/d；总入量 1 850~2 450 mL/d，实际摄入热量 1 350~1 525 kcal/d。患者病情逐渐平稳。

2017 年 3 月 2 日 PET-CT 提示胃窦部淋巴瘤的局部代谢降低（图 1-16-1，彩图），此时鼻胃管已放置近 9 个月，需更换。尽管幽门梗阻，患者仍有强烈经口进食的愿望。经普外科、肿瘤科、血液科、老年医学科等相关科室会诊认为，高龄患者确诊原发性胃淋巴瘤 1 年，经前期化疗 + 放疗及三腔鼻胃管营养、支持治疗后，复查 PET-CT 提示胃窦部淋巴瘤病灶较前代谢降低，病变范围无明显扩大，病情相对稳定，但幽门梗阻未能明显缓解。由于目前三腔鼻胃管已超出使用效期，患者经口进食愿望强烈，以及肿瘤引起的消化道梗阻并发症，因此，考虑外科手术解决梗阻和进食问题。拟行剖腹探查术，术中如果发现瘤体体积过大、边界不清、肿瘤组织周边有炎性水肿、易于出血、胃窦部及十二指肠放疗损伤严重等情况，可行肿瘤旷置及胃 – 空肠吻合术（Roux-en-Y 术式）。

经与患者及其家属充分沟通后，于 2017 年 3 月 30 日，在全麻下实施剖腹探查术：腹腔器官、淋巴结均未见转移；幽门处可见 5 cm×6 cm 的肿瘤。由于肿瘤体积巨大且易出血，故予以旷置，实施胃 – 空肠旁路术。手术顺利，患者术后无明显胃排空延迟或其他严重并发症，并逐渐恢复经口进食。大多数是半流食，如蛋羹、米汤、酸奶、果汁、营养粉等。每日经口和鼻饲共摄入 2 500~2 700 mL，热量约为 1 550 kcal。患者的体重波动于 72~75 kg，BMI 24.06~25.06，大约 3 个月进行 1 次 MNA-SF 评分，若评分为 8~11 分，有营养不良的风险。患者能够坐轮椅去户外活动，并能和其家人及医护人员交流。由于误吸或呛咳导致的肺部感染伴发热偶有发生，经抗感染治疗 10 天至 2 周病情可好转。复查胸部 CT 示右肺的实性肿物未再进展。患者目前认知正常，生活质量良好，营养状态中等，轻度贫血（表 1-16-1），由专职的陪护和其家人共同照顾，与其家人及医护人员有良好的情感沟通。诊治过程中，当实施各项有创诊治措施时，对患者本人及其家属的意愿予以充分考虑。

表 1-16-1 不同时期相关指标变化

指标	2016 年 4 月（首诊）	2016 年 9 月（幽门梗阻）	2020 年 4 月
体重（kg）	94	70	75
BMI（kg/m²）	31.41	23.39	25.06
红细胞计数（/L）	2.66×10^{12}	2.73×10^{12}	2.59×10^{12}
大便潜血	+	±	-
血红蛋白（g/L）	84	90	94
肌酐（μmol/L）	126	123	102
eFGR［mL/（min·1.73 m²）］	49.57	51.08	62.84
谷丙转氨酶（U/L）	9	10	9
谷草转氨酶（U/L）	22	19	21
总蛋白（g/L）	55.5	49.5	54.9
前白蛋白（mg/L）	248	193	188
白蛋白（g/L）	36.5	32.4	36.2
总胆固醇（mmol/L）	4.55	3.0	3.74
低密度脂蛋白胆固醇（mmol/L）	3.18	1.94	2.61
甘油三酯（mmol/L）	0.91	1.25	1.43

2. 讨论

一般来说，老年 DLBCL 患者预后较差，与药物治疗毒性增高、缓解率降低、复发率增高，以及淋巴瘤以外的心血管疾病死亡率增高有关。组织病理 P53 阳性提示预后差。肿瘤进展迅速，所以要尽早治疗。CD20 抗原是靶向治疗的基础。

利妥昔单抗是一种针对 CD20 抗原的嵌合单克隆抗体。利妥昔单抗联合化疗是 DLBCL 的标准治疗方案。

本例高龄患者，P53 阳性，合并多种慢性疾病，包括冠心病、肺部肿瘤、慢性心肾功能不全等，均预示其预后较差。根据《中国弥漫大 B 细胞淋巴瘤诊断与治疗指南（2013 版）》推荐对于年龄＞80 岁，存在心功能不全，则应慎用阿霉素，所以采用了 R–CO 的化疗方案（利妥昔单抗 + 环磷酰胺 + 长春新碱）。但效果不佳，患者出现幽门梗阻，可能是化疗不足导致肿瘤进展；或者是长春新碱的神经毒性作用所致。因此，调整化疗方案为 R–COP，加入地塞米松以提高疗效并减少长春新碱的不良反应。相关的数个临床试验证实化疗加放疗效果略优于单纯的化疗。因此增加了 20 次局部放疗。复查 PET–CT 提示肿瘤生长得到抑制。

由于幽门梗阻，患者通过三腔鼻胃管滴注肠内营养液（短肽型），并辅以肠外营养。短肽型肠内营养液适用于有胃肠道功能或部分胃肠道功能而不能或不愿吃足够数量常规食物以满足机体营养需求而需肠内营养治疗的患者，能够保护肠道屏障，促进肠蠕动和营养液的吸收，并能减少胃肠道反流、胀气、腹泻或其他相关并发症。经过合理的营养支持，该高龄恶性胃肿瘤患者的一般状况逐渐改善。外科手术已不再是原发性胃弥漫大 B 细胞淋巴瘤的常规治疗方案，除非发生出血、梗阻、穿孔等并发症。为了满足该患者经口进食，减轻幽门梗阻症状，经多学科会诊后制订并施行了姑息性外科手术方案。此后患者逐渐恢复了部分经口进食，自发现肿瘤至今已存活近 5 年。在治疗过程中，定期营养评估及相应的肠内、肠外营养支持计划的调整，对维持患者生命、改善预后、提高生活质量都非常有益。

高龄患者常合并多种慢性疾病、多发肿瘤、多器官功能受损等。由于尚缺乏循证医学的证据，治疗除了参考部分相关指南外，主要根据患者具体的病情和医者的经验。本例患者的最终治疗结局提示，个体化治疗不仅考虑肿瘤本身及疾病预后，还要充分考虑到治疗措施对患者心理、生活质量的影响，不仅延长患者的寿命，更要尽可能改善生活质量。对于高龄肿瘤患者，缓和医疗的理念需要逐渐被医护人员、患者及其家属接受。缓和医疗强调对疾病终末期患者进行包括身体、心理及社会关爱等多方面的综合照护措施，其目的是提高患者及其家属的生活质量。肿瘤晚期或合并多种慢性疾病的高龄患者，治疗的理念应当从传统的"以疾病为中心"逐渐转换为"以患者为中心"，这是缓和医疗的核心。缓和医疗为患者提供改善生活方式的方法，并通过预防、早期诊断、完善的评估等措施，帮助患者及其家属应对终末期疾病带来的困扰，尽量妥善解决疼痛、焦虑、身体及心理的各种不适症状，以维护严重疾病或终末期疾病患者的平和、舒适及有尊严的状态。

本例高龄、恶性肿瘤患者的良好预后及生活质量，得益于有效的综合治疗措施，包括化疗、放疗、手术治疗，以及合理的营养支持、缓和医疗理念的推行。

参考文献

[1] Koch P, del Valle F, Berdel W E, et al. Primary gastrointestinal non-Hodgkin's lymphoma: I. Anatomic and histologic distribution, clinical features, and survival data of 371 patients registered in the German Multicenter Study GITNHL 01/92 [J]. J Clin Oncol, 2001, 19（18）: 3861-3873.

[2] Yang Q P, Zhang W Y, Yu J B, et al. Subtype distribution of lymphomas in Southwest China: Analysis of 6, 382 cases using WHO classification in a single institution [J]. Diagn Pathol, 2011, 6: 77.

[3] Sohn B S, Kim S M, Yoon D H, et al. The comparison between CHOP and R-CHOP in primary gastric diffuse large B cell lymphoma [J]. Ann Hematol, 2012, 91: 1731-1739.

[4] Naruhiko I, Brian D B, Paul F M. Multimodality treatment of gastric lymphoma [J]. Surg Clin N Am, 2017, 97: 405-420.

[5] Peyrade F, Jardin F, Thieblemont C, et al. Attenuated immunochemotherapy regimen（R-miniCHOP）in elderly patients older than 80 years with diffuse large B-cell lymphoma: a multicentre, single-arm, phase 2 trial [J]. Lancet Oncol, 2011, 12（5）: 460-468.

[6] Yasuhiko Miyata, Akiko M. Saito, Takahiro Yano, et al. R-mini CHP in ≥ 80-year-old patients with diffuse large B-cell lymphoma: A multicenter, open-label, single-arm

phase Ⅱ trial protocol [J]. Acta Medica Okayama, 2018, 72 (3): 315-318.

[7] Rohatiner A, D'Amore F, Coiffier B, et al. Report on a workshop convened to discuss the pathological and staging classifications of gastrointestinal tract lymphoma [J]. Ann Oncol, 1994, 5 (5): 397-400.

[8] Shipp M A, Harrington D P, Anderson J R, et al. A predictive model for aggressive non-Hodgkin lymphoma [J]. N Engl J Med, 1993, 329: 987-994.

[9] Thieblemont C, Coiffier B. Lymphoma in older patients [J]. J Clin Oncol, 2007, 25: 1916-1923.

[10] Corazzelli G, Frigeri F, Arcamone M, et al. Biweekly rituximab, cyclophosphamide, vincristine, nonpegylated liposome-encapsulated doxorubicin and prednisone (R-COMP-14) in elderly patients with poor-risk diffuse large B-cell lymphoma and moderate to high "life threat" impact cardiopathy [J]. Br J Haematol, 2011, 154: 579-589.

[11] Vitolo U, Seymour J F, Martelli M, et al. Extranodal diffuse large B-cell lymphoma (DLBCL) and primary mediastinal B-cell lymphoma: ESMO clinical practice guidelines for diagnosis, treatment and follow-up [J]. Ann Oncol, 2016, 27 (Suppl 5): v91-102.

[12] Held G, Murawski N, Ziepert M, et al. Role of radiotherapy to bulky disease in elderly patients with aggressive B-cell lymphoma [J]. J Clin Oncol, 2014, 32: 1112-1118.

[13] Vargo J A, Gill B S, Balasubramani G K, et al. Treatment selection and survival outcomes in early-stage diffuse large B-cell lymphoma: Do we still need consolidative radiotherapy [J]. J Clin Oncol, 2015, 33: 3710-3717.

[14] Liu X, Fang H, Tian Y, et al. Intensity modulated radiation therapy for early-stage primary gastric diffuse large B-cell lymphoma: dosimetric analysis, clinical outcome, and quality of life [J]. Int J Radiation Oncol Biol Phys, 2016, 95 (2): 712-720.

[15] Qu X, Jiang N, Ge N, et al. Physicians perception of palliative care consultation service in a major general hospital in China [J]. Chin Med Sci J, 2018, 33 (4): 228-233.

[16] Xiang Y R, Ning X H. Recognition of palliative care in Chinese clinicians: How they feel and what they know [J]. Chin Med Sci J, 2018, 33 (4): 221-227.

[17] Fulton J J, Newins A R, Porter L S, et al. Psychotherapy targeting depression and anxiety

for use in palliative care: a meta-analysis [J]. J Palliat Med, 2018, 21（7）: 1024-1037.

[18] 中华医学会血液学分会，中国抗癌协会淋巴瘤专业委员会，上海交通大学医学院附属瑞金医院血液科，等. 中国弥漫大 B 细胞淋巴瘤诊断与治疗指南（2013 年版）[J]. 中华血液学杂志，2013，34（9）：816-819.

[19] Cao Y J, Duan J Q, Liu L F, et al. Individualized treatment and palliative care for a 90-year-old patient with primary gastric diffuse large-B cell lymphoma: 4 year follow-up and inspiration [J]. Chinese Medical Sciences Journal, 2021, 36（1）: 72-77.

（空军特色医学中心老年医学科：曹艳杰　魏　璇　段景琪）

十七、1 例高龄胃癌患者帕博利珠单抗免疫治疗引发的思考

老年人因增龄的生理变化，在慢性病基础上发生肿瘤的风险及比例增加。由于他们的基础疾病复杂、各脏器功能降低、免疫衰退及耐受性差，治疗方式的选择需要更加慎重地权衡利弊。

肿瘤免疫治疗是继手术、放疗、化疗后一种新兴的肿瘤治疗方式，通过调动机体的免疫系统，增强抗肿瘤免疫力，从而抑制和杀伤肿瘤细胞。其中，程序性细胞死亡受体 1（PD-1）与程序性细胞死亡受体配体 1（PD-L1）免疫检查点抑制剂（ICIs）是当前最受瞩目的一类抗癌免疫疗法，通过阻断 PD-1/PD-L1 信号通路使肿瘤细胞死亡，在肿瘤治疗中取得了突破性进展。帕博利珠单抗是一种高亲和力的结合 PD-1 的人源化抗体，能够阻断 PD-1 与 PD-L1 结合，起到抗肿瘤作用，在多种恶性肿瘤治疗中表现出良好疗效。但是 ICIs 带来持续获益的同时，也可引起免疫相关不良反应，对皮肤、呼吸系统、肝脏、胃肠道、内分泌系统等有毒副作用。

本文报道一例 90 岁高龄胃低分化腺癌患者，其在丧失手术和放、化疗机会后，采用帕博利珠单抗免疫治疗，出现严重的肺部并发症，最终因多器官功能衰竭死亡。通过该病例，探讨 ICIs 在高龄患者的应用及其相关肺炎与感染性肺炎的鉴别，深入学习 ICIs 临床应用及管理规范，以此总结经验，为安全、有效、合理地用药提供依据。

1. 病情及诊治经过

【病史】

患者，男，90 岁。自 2020 年 7 月多次出现大便潜血阳性，无黑便，同期

血红蛋白波动在 90~97 g/L。8 月 31 日突然排黑便，量约 100 mL，血红蛋白下降至 67 g/L，按上消化道出血治疗，嘱患者禁食，静脉补液支持，静脉滴注艾司奥美拉唑，鼻饲凝血酶，同时输注悬浮红细胞。1 周后消化道出血得到有效控制，大便潜血转阴，血红蛋白恢复至 80 g/L。为明确出血原因，9 月 24 日行胃镜检查（图 1-17-1，彩图），见胃窦前壁大片浸润性病变，考虑恶性肿瘤，取病变组织送病理。9 月 27 日病理报告：胃窦至胃体小弯低分化腺癌，免疫组化示 CKpan（+）、LCA（-）、Ki-67（70%+）、Her-2（0）。

【体格检查】

意识清楚，消瘦，贫血貌，结膜苍白。听诊双肺呼吸音粗，未闻及明显干、湿啰音及哮鸣音。心律齐，心率 80 次 /min，各瓣膜听诊区未闻及病理性杂音。腹平软，剑突下轻度压痛，未触及肿物，无腹肌紧张，无移动性浊音，肠鸣音正常。双下肢无凹陷性水肿。

【诊断】

①胃低分化腺癌；②上消化道出血；③冠心病；④慢性心功能不全；⑤慢性阻塞性肺疾病；⑥慢性肾功能不全（中度）；⑦前列腺癌；⑧肝脏多发低密度灶待查。

【治疗】

请相关专业多科室联合会诊，完善系统评估。

普外科及肿瘤内科认为，患者手术及放化疗风险大、获益小，建议保守治疗。之后，行 PD-1/PD-L1 抗体、微卫星不稳定、肿瘤突变负荷等检测。结果回报：微卫星不稳定（胃病变组织），MLH1（-）、MSH2（+）、MSH6（+）、PMS2（-）。PD-L1 抗体检测示肿瘤细胞含量 50%，PD-L1 免疫组化（IHC 法）示肿瘤比例分数（TPS）60%、综合阳性评分（CPS）为 62 分。肿瘤内科建议给予帕博利珠单抗 2 mg/kg，每 3 周 1 次。治疗前胸部 CT 显示慢性肺间质病变，各项免疫指标、动脉血气等无异常。于 2020 年 12 月 8 日和 12 月 29 日静脉滴注帕博利珠单抗 100 mg 治疗 2 次，两次用药期间患者无不适。

2021 年 1 月 7 日，患者开始出现寒战、发热，体温最高达 39.2 ℃，呼吸急促。复查胸部 CT（图 1-17-2）：与治疗前比较，两肺间质性炎症、双下肺炎症加重，新发左侧少量胸腔积液。动脉血气示 PaO_2 69.4 mmHg，$PaCO_2$ 26.0 mmHg，肺泡动脉氧分压差 51.6 mmHg；CRP 66~131 mg/L；降钙素原 1.22~2.80 ng/mL；血常规示白细胞总数正常，中性粒细胞比例 80%。考虑肺部感染，根据肌酐清除率，经验性给予美罗培南（0.5 g，1 次 /8 h）、万古霉素（500 mg，1 次 /d）抗感染治疗。患者间断午后寒战、高热，咳嗽不明显，少量白黏痰，末梢血氧饱和度 96%~99%。

1 月 12 日，患者出现呼吸窘迫，末梢血氧饱和度降至 70%，伴血压下降。动脉血气示 PaO_2 68.0 mmHg，$PaCO_2$ 26.4 mmHg，肺泡动脉氧分压差 55.2 mmHg；血培养阴性；痰培养见白色念珠菌（+++）、近平滑念珠菌（+++）、鲍曼不动杆菌阳性；半乳甘露聚糖（GM）试验阳性；（1-3）-β-D 葡聚糖 139 pg/mL。给予面罩吸氧，调高氧流量至 5 L/min；调整抗感染治疗：继续给予美罗培南 0.5 g，1 次 /8 h；停用万古霉素，改为利奈唑胺 0.6 g，1 次 /12 h；卡泊芬净 50 mg，1 次 /d。

1 月 13 日，患者体温恢复正常，呼吸急促及呼吸困难明显缓解，少量白黏痰，末梢血氧饱和度为 96%~99%。动脉血气示 PaO_2 92.5 mmHg，$PaCO_2$ 32.9 mmHg，肺泡动脉氧分压差 21.4 mmHg；（1，3）-β-D 葡聚糖 38 pg/mL，恢复正常；CRP 59 mg/L；降钙素原 0.29 ng/mL。临床表现及化验指标均较前有明显改善。

1 月 23 日，患者再次出现呼吸窘迫，末梢血氧饱和度降至 67%，体温增高至 38.0 ℃，血压下降至 70/50 mmHg。面罩高流量吸氧改善不理想，末梢血氧饱和度波动于 70%~80%。患者家属拒绝气管插管，给予交替无创呼吸机辅助呼吸和持续密闭式高流量吸氧，末梢血氧饱和度恢复至 80%~85%。动脉血气示 PaO_2 52.8 mmHg，$PaCO_2$ 23.6 mmHg，肺泡动脉氧分压差 66.4 mmHg；CRP ＞ 190 mg/L；降钙素原 0.87 ng/mL。床旁胸片（图 1-17-3）显示两肺间质性肺炎加重、渗出增多。考虑不除外 ICIs 相关肺炎，在继续抗感染的前提下，给予甲泼尼龙（40 mg，1 次 /d）静脉滴注，以及多巴胺升压、静脉补液、营养支持等，继续无创呼吸机辅助呼吸和持续密闭式高流量吸氧，间断给予尼可刹米和洛贝林。但患者呼吸窘迫和呼吸衰竭无改善，心功能不全、肾功能不全逐渐恶化，出现水肿、少尿、贫血加重、脑水肿等。虽经积极救治，但患者最终因多器官功能衰竭死亡。

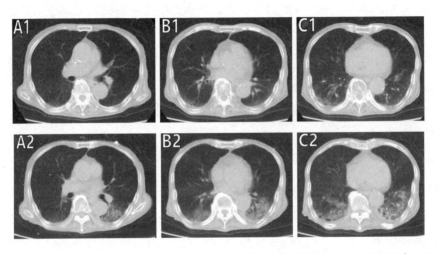

图 1-17-2　胸部 CT 对比：A1、B1、C1 为免疫治疗前（2020 年 12 月 8 日），A2、B2、C2 为免疫治疗后（2021 年 1 月 11 日）。与治疗前比较，两肺小叶间隔增厚，双下肺多发条索斑片状影及磨玻璃样影明显增多，左侧胸腔积液新发

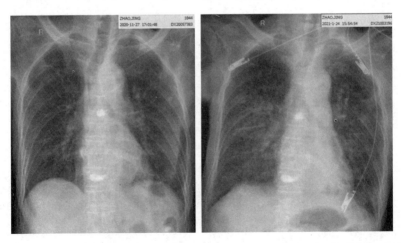

图 1-17-3　胸片对比：左图为免疫治疗前（2020 年 11 月 27 日），右图为免疫治疗后（2021 年 1 月 24 日）。与治疗前比较，两肺间质性炎症加重、渗出增多

2. 讨论

（1）帕博利珠单抗对晚期胃癌的治疗

本例患者为胃恶性肿瘤晚期，原有前列腺癌病史，肝脏多发低密度灶性质待查。因高龄和一般状况差，不考虑手术及放化疗，通过免疫检查点的生物标志物测定，符合 PD-1/PD-L1 抑制剂使用指征，即帕博利珠单抗经美国食品药品监督管理局（FDA）批准用于治疗肿瘤细胞表达 PD-L1（CPS ≥ 1）的胃腺癌或胃食管结合部腺癌，并且经过 2 种及以上治疗方案仍复发的局部晚期或转移患者。

经文献复习，国内有帕博利珠单抗用于黑色素瘤、肺癌、食道癌、肝癌、肾癌的病例报道，未见胃癌的报道。国际上有几个大型 Ⅱ ~ Ⅲ 期临床试验将帕博利珠单抗用于胃癌或胃食管交界癌患者。一项评价帕博利珠单抗疗效的 KEYNOTE-059 研究入组经二线及以上治疗的晚期胃 / 胃食管交界癌患者，单药治疗的中位无进展生存期（PFS）和总生存期（OS）分别为 2.0 个月和 5.5 个月。KEYNOTE-061 研究中帕博利珠单抗对比紫杉醇二线治疗 CPS ≥ 1 的胃 / 胃食管结合部癌的患者，显示帕博利珠单抗对比紫杉醇中位 OS 为 9.1 个月和 8.3 个月，中位 PFS 为 1.5 个月和 4.1 个月，但差异无统计学意义，认为 ICIs 单独治疗胃癌尚不能取代化疗。KEYNOTE-062 研究评估帕博利珠单抗作为单药 / 联合化疗一线治疗 PD-L1 表达阳性且 HER2 呈阴性的晚期胃 / 胃食管结合部腺癌患者的疗效：PD-L1 表达、CPS ≥ 1 的患者中，帕博利珠单抗单药组对比化疗组的中位 OS 分别为 10.6 个月和 11.1 个月（$P = 0.162$），达到既定的非劣效性终点；CPS ≥ 10 的患者中，帕博利珠单抗单药组疗效显著优于化疗组，中位 OS 分别为 17.4 个月和 10.8 个月；安全性对比显示帕博利珠单抗的耐受性更优。这是首个且唯一证实 PD-1 单抗单药对比标准化疗达到非劣效性的临床试验。但是，无论在 PD-L1 表达、CPS ≥ 1 还是 CPS ≥ 10 的亚组中，帕博利珠单抗联合化疗对比单纯化疗，均未取得显著的生存改善。综合 KEYNOTE-062 的结果，专家认为对于存在化疗禁忌的患者，可以在晚期胃癌一线治疗中探索性应用 ICIs 治疗，但不推荐使用化疗联合 ICIs 的方案。

本例患者尽管丧失手术和放化疗机会，患者家属仍要求针对肿瘤采取积极措施，并认可免疫治疗。另外，患者因慢性失血使贫血逐渐加重，因胃壁大片浸润性病变，随时有发生上消化道大出血的危险。因此，在充分权衡利弊后，决定使用帕博利珠单抗单药抗肿瘤治疗。该药在老年（≥65岁）人群中无须进行剂量调整，在轻度或中度肾功能不全患者中无须进行剂量调整，是一种合理的且相对安全的选择。

（2）应用帕博利珠单抗后的感染性肺炎和ICIs相关肺炎

该患者原有慢性阻塞性肺疾病病史，日常少量咳痰，无呼吸困难。使用帕博利珠单抗前检查，肺部病变无进展，动脉血气正常。2020年12月8日行第1次帕博利珠单抗治疗，12月29日行第2次帕博利珠单抗治疗。

2021年1月7日出现发热、寒战、呼吸困难、低氧血症，1月12日出现呼吸窘迫、血压下降；胸部CT出现两肺小叶间隔增厚、双下肺多发条索斑片状影及磨玻璃样影，左侧胸腔积液新发。因患者发热，CRP、降钙素原、GM试验、（1-3）-β-D葡聚糖等感染指标显著升高，痰培养有真菌和细菌多重复合菌生长，胸部CT有炎症影像改变，故首先考虑肺部感染。经美罗培南、利奈唑胺、卡泊芬净等强效广谱抗感染治疗后，患者病情好转。1月13日至22日体温基本恢复正常，无呼吸困难，动脉血氧分压、（1-3）-β-D葡聚糖恢复正常，CRP及降钙素原较前显著降低，提示抗感染治疗有效。我们认为此阶段以感染性肺炎为主，此时是否合并ICIs相关肺炎不能确定，因为两次用药期间未复查胸部影像学。

1月23日，患者再次出现发热、呼吸困难，此后病情迅速转危。动脉血气示过度通气、二氧化碳分压明显低于正常，肺弥散功能受限、顽固性低氧血症，持续密闭式高流量吸氧仍不能有效缓解，表现为急性呼吸窘迫综合征。CRP也显著增高，而此时降钙素原、（1-3）-β-D葡聚糖增高不明显，痰培养未见阳性致病菌，我们考虑此阶段很可能是由帕博利珠单抗引起的ICIs相关肺炎。再回顾胸部CT，肺部炎症以双下肺为主，为吸入性肺炎好发部位，但该患者无反流、呛咳、误吸等高危因素，双下肺多发条索斑片状影及磨玻璃样影，影像不实偏散，似乎又与典型的感染性炎症有所不同。

该患者应用帕博利珠单抗后出现多重细菌感染，尤其是机会性真菌的感染，提示肿瘤的免疫治疗可能会造成高龄患者免疫力失调从而出现非常严重的感染。此外，肿瘤的免疫疗法还会引起 ICIs 相关肺炎，下文还要详细叙述。因此，我国《免疫检查点抑制剂相关肺炎诊治专家共识》指出，在应用帕博利珠单抗后，需要鉴别肺部感染和 ICIs 相关肺炎。一项回顾性研究显示，67.4% 的 ICIs 相关肺炎患者的支气管肺泡灌洗液中细胞总数增高，以淋巴细胞增多为主，CD_4/CD_8 比例明显倒置。病理学表现非单一特征性，可表现为机化性肺炎、弥漫性肺泡损伤、嗜酸性粒细胞肺炎或以淋巴细胞浸润为主的间质性肺炎等。但上述两种方法也并非能确诊，更多的要依靠临床医生的经验判断。本例患者虽然没有进行支气管镜和肺泡灌洗检查，但患者发病初期各项炎症指标升高，病原体检查阳性，经抗生素治疗后肺部症状、体征及检验结果好转，仍提示肺部感染诊断，后期在感染控制较好的情况下病情进一步恶化，考虑 ICIs 相关肺炎的存在。

（3）ICIs 相关肺炎的临床表现、影像与实验室检查

PD-1/PD-L1 抑制剂可阻断 PD-1 与 PD-L1 相互作用，诱导机体免疫激活，但由于肿瘤抗原与自身抗原之间存在交叉反应，低选择性过度激活的免疫系统可能会通过多种方式诱导自身免疫性炎，从而产生免疫相关性不良反应（irAEs）。临床医生和药师在关注免疫治疗疗效的同时，更应关注 irAEs。irAEs 可累及几乎所有器官系统，发生在应用免疫治疗后的任意时间。

我们在此重点回顾该病例所涉及的免疫相关性肺炎。ICIs 相关肺炎是一种由 ICIs 引起的临床、影像和病理表现各异的肺损伤，表现为肺实质或间质的局部或弥漫性的炎症。缺乏典型的临床及影像学表现，尚无统一的诊断标准及流程。多项临床试验显示，ICIs 单药治疗时相关肺炎的发生率＜5%，但却是引起 ICIs 相关死亡的重要原因之一。又有报道称，致死性 ICIs 相关肺炎的发生率为 0.2%~0.5%，ICIs 相关肺炎是免疫治疗相关死亡的独立危险因素。本例所用帕博利珠单抗药物说明书中提示：国外临床试验中 3.6% 受试者发生免疫相关性肺炎，2、3、4、5 级病例分别为 1.5%、1.0%、0.2%、0.1%，至肺炎发生的中位时间为 3.7 个月（范围为 2 d 至 21.3 个月），肺炎导致 1.6% 患者终止帕博利珠单抗治疗；中国临床试验中 29.1% 受试者发生免疫介导性不良反应及输液反应，间质性肺病占 1.0%。国内外接受帕博利珠单抗治疗的患者中有多例 ICIs 相关肺炎报告，包括致死病例。应对患者肺炎的相关症状和体征进行监测，疑似肺炎的病例应采用影像学检查进行确认并排除其他可能病因。

ICIs 相关肺炎缺乏典型的临床症状，1/3 的患者发病时可无症状。通常 ICIs 相关肺炎可表现为新发或加重的呼吸困难、咳嗽、胸痛、发热、乏力等。在 PD-1 和 PD-L1 抑制剂治疗的回顾性研究中，ICIs 相关肺炎最常见的症状是呼吸困难（53%）与咳嗽（15%）。ICIs 相关肺炎常见体征缺乏特异性，可出现呼吸频率增快、口唇发绀、肺部可闻及湿啰音或 Velcro 啰音（爆裂音）等。对既往无肺部疾病的患者或既往存在肺部基础疾病（如慢性阻塞性肺疾病或肺间质纤维化）的患者，在免疫治疗过程中如新发或出现原有呼吸系统症状及体征加重，需警惕 ICIs 相关肺炎的可能性。胸部 CT 比 X 线能更好地识别 ICIs 相关肺炎，推荐将其作为首选的影像学检查方法。ICIs 相关肺炎的影像学表现多样，可表现为双肺野散在或弥漫性磨玻璃影、斑片状实变影、小叶间隔增厚、网格影、牵拉性支气管扩张及纤维条索影等。除上述肺炎表现外，ICIs 相关肺损伤还可引起胸腔积液和肺结节病样肉芽肿性反应。在免疫治疗过程中，对所有新发的或加重的呼吸系统症状均应谨慎评估，建议完善肺部影像学检查。

怀疑发生 ICIs 相关肺炎时，推荐常规进行动脉血气检查（或血氧饱和度监测），如患者一般状态尚可，建议行肺功能检查，包括反映肺通气、容量及弥散功能的指标，如第 1 秒用力呼气容积、用力肺活量、肺总量及肺一氧化碳弥散量（DLCO）等。DLCO 降低及限制性通气功能障碍是 ICIs 相关肺炎常见的肺功能异常改变。

该患者表现为以呼吸困难、低氧血症为主的急性呼吸窘迫综合征，伴发热，且发生在使用帕博利珠单抗后 1~2 个月内；胸部 CT 显示双下肺多发条索斑片状影及磨玻璃样影，炎症表现较治疗前明显加重；动脉血气示低氧血症、肺弥散功能障碍；应用强效、广谱抗生素后，病情好转后又再次加重。这些都支持 ICIs 相关肺炎的表现。另外，多项回顾性分析结果提示，高龄（年龄 ≥ 70 岁）、亚洲人群、有烟草暴露史、有肺部基础疾病、基线肺功能受损、多线治疗等因素与 ICIs 相关肺炎的发生有关。这些危险因素的识别能够辅助筛选高危患者，早期诊断 ICIs 相关肺炎，及时治疗并进行密切监测，避免严重后果。本患者高龄、既往有慢性阻塞性肺疾病病史，是导致 ICIs 相关肺炎及其不良预后的高危因素。

（4）ICIs 相关肺炎的管理及治疗

ICIs 相关肺炎的治疗策略取决于肺炎严重程度分级。我国《免疫检查点抑制剂相关肺炎诊治专家共识》建议如下。

1）ICIs 相关肺炎严重程度评估标准［参考美国国家癌症研究所《常见不良反应事件评价标准》（CTCAE）第 4 版］见表 1-17-1。

表 1-17-1　ICIs 相关肺炎严重程度评估标准

ICIs 相关肺炎的临床症状分级		ICIs 相关肺炎的影像学分级	
分级	临床症状	分级	影像学表现
1 级	无症状，仅临床检查发现	1 级	病变局限于 1 个肺叶或 < 25% 的肺脏受累
2 级	新发的呼吸困难、咳嗽、胸痛等，或原有症状加重，影响工具性日常生活活动	2 级	病变累及多于 1 个肺叶或 25%~50% 的肺脏受累
3 级	症状严重，生活自理能力受限	3 级	病变累及 > 50% 的肺脏，未累及全肺
4 级	有危及生命的呼吸系统症状，需要呼吸支持治疗	4 级	病变累及全肺

注　当临床症状与影像学分级不一致时，以两者中较高级别为 ICIs 相关肺炎严重程度等级。

2）ICIs 相关肺炎的分级治疗见表 1-17-2。

表 1-17-2　ICIs 相关肺炎的分级治疗

分级	治疗
轻度（1 级肺炎）	应酌情推迟 ICIs 治疗；对症支持治疗；密切随诊，观察患者病情变化，监测症状、体征及血氧饱和度；检测血常规、血生化、感染指标、动脉血气及肺功能等指标；如果症状加重，及时行胸部 CT 检查；如病情进展，可按更高级别处理；如果不能排除合并感染，建议加用抗感染治疗；患者症状缓解且胸部影像学检查证实病情痊愈，可考虑重新使用 ICIs 治疗

续表

分级	治疗
中度 （2 级肺炎）	暂停 ICIs 治疗；住院治疗；积极氧疗，必要时使用高流量或无创通气；止咳、平喘等对症支持治疗；糖皮质激素（激素）治疗：先静脉给药，改善后口服给药，如甲泼尼龙 1~2 mg/（kg·d）或等效药物，激素治疗至症状及影像学改善后逐渐减量，疗程＞6 周；密切观察病情变化，每天观察症状、体征，监测血氧饱和度，检测血常规、血生化、感染指标、凝血指标及动脉血气，监测肺功能；如果症状加重，应及时行胸部 CT 检查；激素治疗 48~72 h 后症状无改善或加重，按照更高级别处理；如不能排除合并感染，建议加用抗感染治疗；症状缓解且胸部影像学检查证实病情痊愈，个体化权衡利弊，评估能否再次使用 ICIs 治疗
重度 （3~4 级肺炎）	考虑永久性停用 ICIs；住院治疗，如病情需要可入住 ICU；积极进行氧疗，保证氧合状态，必要时使用呼吸机辅助通气或体外膜肺氧合治疗；对症支持及生命支持治疗；激素治疗：静脉给予中等至大剂量激素，如甲泼尼龙 2~4 mg/（kg·d）或等效药物，激素治疗至症状及影像学改善后逐渐减量，疗程＞8 周；大剂量激素治疗期间可预防性使用质子泵抑制剂及补充钙剂；密切观察患者病情变化，每天观察患者症状和体征，监测血氧饱和度、血压及血糖水平、血常规、血生化、感染指标、凝血指标及动脉血气；激素治疗 48~72 h 后对患者行床旁 X 线胸片，如果病情允许可行胸部 CT 检查；如果病情进展可考虑加用免疫球蛋白和（或）免疫抑制剂治疗；如果不能排除合并感染，建议加用抗感染治疗

可见，ICIs 相关肺炎的治疗中皮质类固醇是主要治疗方式，但其用法、用量各个国家或地区的指南不尽相同，没有统一的标准。例如，欧洲肿瘤内科学会（ESMO）指南对于 2 级肺炎只推荐泼尼松 1 mg/（kg·d）口服，治疗强度弱于我国指南。而美国临床肿瘤学会联合美国国立综合癌症网络（ASCO/NCCN）指南推荐的治疗强度弱于 ESMO 指南。对于 3~4 级肺炎，ASCO/NCCN 指南推荐甲泼尼龙或泼尼松 1~2 mg/（kg·d），而 ESMO 指南推荐甲泼尼龙或泼尼松 2~4 mg/（kg·d）。其他免疫抑制剂治疗我国指南未具体给出药物，ESMO 和 ASCO/NCCN 指南均列出了可选项，如英夫利昔单抗 5 mg/kg 静脉注射或使用吗替麦考酚酯或环磷酰胺。

参考上述 ICIs 相关肺炎严重程度评估标准，该患者判定为 3~4 级肺炎。永久性停用 ICIs，给予甲泼尼龙（40 mg，1 次 /d）静脉滴注，广谱抗生素抗感染治疗，持续密闭式高流量吸氧和无创呼吸机辅助通气交替治疗。患者应用激素第 3 天动脉血氧分压好转、呼吸困难有所缓解，但最终出现多器官衰竭而死亡，可能原因如下：①患者高龄、既往有肺部疾病史，本次 ICIs 相关肺炎较重；②开始仅考虑到肺部感染，而没有早期启动激素治疗；③因患者高龄、有上消化道出血，激素给药剂量明显低于相关指南推荐剂量；④因患者家属不同意有创操作，患者未行切开和机械通气治疗。

（5）小结

高龄肿瘤患者行免疫治疗前应慎重评估 ICIs 适应证及可能的临床获益与风险；治疗开始后应严密监测，时刻重视严重感染和免疫相关不良反应的发生，对不良反应的监控和识别贯穿全程。尽管 ICIs 相关肺炎发生率不高，但严重的免疫相关性肺炎如果处理不及时可能会危及生命。ICIs 相关肺炎的临床表现及影像学缺乏特异性，作为排除性诊断，需要临床医生结合患者的病史、临床表现、影像学及实验室检查等综合判断，尤其在合并肺部感染时更应注意鉴别，支气管镜检查在鉴别诊断方面具有一定意义。ICIs 相关肺炎的治疗根据严重程度分级进行，早期激素治疗是关键，应根据患者的基础疾病、合并症、不良反应严重程度及激素耐受情况进行个体化治疗，以降低潜在风险。因此，对于高龄肿瘤患者，免疫治疗是一把双刃剑，应用不好将会对患者产生致命性的打击。

参考文献

［1］中华医学会呼吸病学分会肺癌学组. 免疫检查点抑制剂相关肺炎诊治专家共识［J］. 中华结核和呼吸杂志，2019，42（11）：820-825.

［2］杨晓玲，斯璐，毛丽丽，等. 帕博丽珠单抗治疗晚期黑色素瘤的不良事件及相关性分析［J］. 中国癌症杂志，2020，30（5）：362-368.

［3］顾永丽，孙增先. 帕博利珠单抗致免疫相关性肺炎和心肌炎 1 例［J］. 中国新药与临床杂志，2021，40（2）：155-157.

［4］范思远，关鸿志，任海涛，等. 免疫检测点抑制剂相关无菌性脑膜炎一例并文献复习［J］. 中华神经科杂志，2021，54（2）：106-111.

［5］刘少儒，许磊波. 帕博利珠单抗治疗肝细胞癌一例［J］. 中华外科杂志，2021，59（2）：154-155.

［6］叶雄俊，刘军，张一帆，等. 帕博利珠单抗联合阿昔替尼治疗晚期肾细胞癌的初步疗效分析［J］. 肿瘤综合治疗电子杂志，2020，6（4）：39-43.

［7］王鑫，徐惠绵. 胃恶性肿瘤靶向治疗与免疫检查点治疗的新进展［J］. 肿瘤防治研究，2020，47（12）：905-908.

［8］Fuchs C S，Doi T，Jang R W，et al. Safety and efficacy of pembrolizumab monotherapy in patients with previously treated advanced gastric and gastroesophageal junction cancer：Phase 2 Clinical KEYNOTE-059 Trial［J］. JAMA Oncol，2018，4（5）：e180013.

［9］Shitara K，Ozguroglu M，Bang Y J，et al. Pembrolizumab versus paclitaxel for previously treated，advanced gastric or gastro-oesophageal junction cancer（KEYNOTE-061）：a randomised，open-label，controlled，phase 3 trial［J］. Lancet，2018，392（10142）：123-133.

［10］Shitara K，Bang Y，Fuchs C S，et al. Pembrolizumab with or without chemotherapy vs chemotherapy in patients with advanced G/GEJ cancer（GC）including outcomes according to microsatellite instability-high（msi-h）status in keynote-062［J］. Ann Oncol，2019，30（suppl 5）：v851-v934.

［11］Saeed A，Park R，Sun W. The integration of immune checkpoint inhibitors with VEGF targeted agents in advanced gastric and gastroesophageal adenocarcinoma：a review on the rationale and results of early phase trials［J］. J Hematol Oncol，2021，14：13.

［12］Jiang Y，Zhang N，Pang H，et al. Risk and incidence of fatal adverse events associated with immune checkpoint inhibitors：a systematic review and meta-analysis［J］. Ther Clin Risk Manag，2019，15：293-302.

［13］Wang D Y，Salem J E，Cohen J V，et al. Fatal toxic effects associated with immune checkpoint inhibitors a systematic review and meta-analysis［J］. JAMA Oncol，2018，4（12）：1721-1728.

［14］Nishino M，Sholl L M，Hodi F S，et al. Anti-PD-1-Related Pneumonitis during Cancer Immunotherapy［J］. N Engl J Med，2015，373（3）288-290.

［15］杨彦伟，王伟兰. 1例帕博利珠单抗致免疫相关性肺炎的病例分析［J］. 中国药物应用与监测［J］. 2019，16（2）：119-121.

［16］魏浩洁，龚秋萍，江宇峰，等. 1 例肺癌患者使用纳武利尤单抗致免疫相关性肺炎的药学实践［J］. 中南药学，2019，17（12）：2162-2166.

［17］赵琪，邱晓华，陈露露，等. 恶性肿瘤经免疫检查点抑制剂治疗后并发免疫相关性肺炎临床分析［J］. 中华实用诊断与治疗杂志，2020，34（7）：683-685.

［18］Ma K, Lu Y, Jiang S, et al. The relative risk and incidence of immune checkpoint inhibitors related pneumonitis in patients with advanced cancer：a meta-analysis［J］. Front Pharmacol, 2018, 9：1430.

［19］Owen D H, Wei L, Bertino E M, et al. Incidence, risk factors, and effect on survival of immune-related adverse events in patients with non-small-cell lung cancer［J］. Clin Lung Cancer, 2018, 19（6）：e893-e900.

［20］Brahmer J R, Lacchetti C, Schneider B J, et al. Management of immune -related adverse events in patients treated with immune checkpoint inhibitor therapy：American society of clinical oncology clinical practice guideline［J］. J Clin Oncol, 2018, 36（17）：1714-1768.

［21］Haanen J, Carbonnel F, Robert C, et al. Management of toxicities from immunotherapy：ESMO clinical practice guidelines for diagnosis, treatment and follow-up［J］. Ann Oncol, 2018, 29（Suppl 4）：iv264-iv266.

［22］彭智，袁家佳，王正航，等. ASCO/NCCN 免疫治疗毒性管理指南解读［J］. 肿瘤综合治疗电子杂志，2018，4（2）：38-47.

［23］周蓉，李丹叶，杨萌，等. 免疫检查点抑制剂导致免疫相关性肺炎的诊治进展［J］. 中日友好医院学报，2019，33（2）：114-116.

［24］薛鹏，徐芃芃，毛昀，等. 非小细胞肺癌免疫检查点抑制剂相关性肺炎研究进展［J］. 中国肿瘤，2019，28（5）：367-372.

［25］Johkoh T, Lee K S, Nishino M, et al. Chest CT diagnosis and clinical management of drug-related pneumonitis in patients receiving molecular targeting agents and immune checkpoint inhibitors：A position paper from the fleischner society［J］. Radiology, 2021, 298：550-566.

（空军特色医学中心神经内科东楼病区：杜文津　陈大伟）

十八、内镜下治疗高龄迪氏病好转 1 例

迪氏病（Dieulafoy's disease），又称黏膜下恒径动脉破裂出血，即胃黏膜下恒径动脉畸形，是一种导致上消化道出血的罕见病因。1897 年，巴黎医学院的病理学教授 Paul Dieulafoy 第一个描述了这种相对罕见的疾病。他研究了 10 例因胃血管出血而出现大量呕血的患者，其中 3 例患者尸检发现胃黏膜下层有一裂口小动脉，为浅表溃疡。他的结论是，该病变不是典型的胃溃疡形式，并确定为"单纯性溃疡"，后来被称为 Dieulafoy 病（迪氏病）。迪氏病是血管畸形出血，可发生于全消化道，以胃最多（占 80%~95%，通常发生于胃小弯距贲门食管连接部 6 cm 以内），可能与胃左动脉相关，其次多发生于十二指肠，其他部位较罕见。

1. 病情及诊治经过

【病史】

患者，男，95 岁，因"上腹不适、黑便 2 天"于 2013 年 10 月 29 日入院。既往有高血压、冠心病、心律失常、心脏起搏器植入术后、心功能不全、动脉硬化等病史，长期口服"阿司匹林肠溶片（100 mg，1 次 /d）"。因髋关节骨性关节炎、长期髋关节疼痛，入院前 1 个月间断口服"塞来昔布胶囊"，逐渐出现精神欠佳、食欲减退。入院前 2 d 自觉轻度恶心，上腹部不适，发现解少量黑便。

【辅助检查】

血常规示白细胞计数 6.06×10^9/L，红细胞计数 3.11×10^{12}/L，血红蛋白 95 g/L（入院前 1 个月 113 g/L），血细胞比容 0.275 L/L，中性粒细胞百分比 87.0%；C 反应蛋白 11 mg/L；D- 二聚体定量 833 ng/mL；血尿素氮 22.3 mmol/L，肌酐 110 μmol/L；凝血功能四项正常；大便潜血阳性。

【诊断】

①上消化道出血；②高血压 1 级（很高危）；③冠心病；④心律失常；⑤心脏起搏器植入术后；⑥心功能Ⅱ级。

【治疗】

分析出血原因，考虑可能与口服阿司匹林及合用非甾体抗炎镇痛药导致的急性胃黏膜糜烂有关。因患者有脊柱侧弯、骨性关节炎病史，长期强迫体位，且伴有冠心病、高血压、慢性支气管炎等基础疾病，暂未行胃镜检查。停用阿司匹林，禁食，给予奥美拉唑钠静脉滴注（40 mg，1 次 /d）抑酸，康复新液（10 mL，口服 3 次 /d）保护胃黏膜，卡络磺钠氯化钠注射液（100 mL，静脉滴注 1 次 /d）、云南白药胶囊（0.5 g，口服，3 次 /d）止血，同时给予营养支持，口服莫西沙星抗感染等治疗，病情无好转。入院第 3 天晚患者出现喷射性呕血，复查血红蛋白降至 64 g/L，给予间断输注悬浮红细胞每次 1~2 个单位，凝血酶无菌粉剂 2 000 IU 口服，尖吻蝮蛇血凝酶注射用粉针 1 IU 小壶入，生长抑素注射用粉针 3 mg+0.9% 氯化钠注射液 48 mL 以每小时 4 mL 静脉泵入。此后未再出现呕血。2013 年 11 月 11 日经评估患者全身状态后行胃镜检查示食管、贲门黏膜未见异常，胃底腔可见血凝块和新鲜血液，反复冲洗，血凝块不易冲走，影响观察，贲门下大弯侧可见鲜血渗出，未见确切出血病灶，可疑出血处给予 2 枚钛夹夹闭，渗血有所减轻；胃体皱襞光滑，未见肿物与溃疡，胃体腔少量血性物，冲洗后未见出血灶；胃角切迹黏膜光滑，胃窦黏膜红白相间，未见溃疡及肿物，蠕动活跃；幽门圆，开放好，十二指肠球部及球后黏膜未见异常（图 1-18-1，彩图）。内镜诊断：贲门下胃底渗血（血管性出血可能性大）（钛夹夹闭）、慢性非萎缩性胃炎。

钛夹治疗 4 d 后便血增加。2013 年 11 月 16 日上午，患者再次行急诊胃镜检查示食管内可见少量新鲜血凝块，贲门未见异常，胃腔内少量新鲜血液，贲门下方胃底大弯可见 0.2 cm × 0.2 cm 黏膜糜烂，中央发红，考虑为畸形小动脉，糜烂面钛夹闭合，治疗过程中局部活动性出血，先后用 5 枚钛夹，出血逐渐停止，局部覆着新鲜血凝块，胃角切迹黏膜光滑，胃窦黏膜红白相间，未见溃疡及肿物，蠕动活跃（图 1-18-2，彩图）。内镜诊断：迪氏病。此次镜下止血后，患者当晚大便转为黄绿色，2 d 后便潜血阴性。

2013 年 11 月 19 日患者开始清流食，之后逐渐过渡到半流食。2013 年 11 月 22 日患者再次出现便血及呕血，伴失血性休克（血压 76/44 mmHg），化验血红蛋白为 82 g/L，经血凝酶及生长抑素止血、埃索美拉唑抑酸、多巴胺升压、输血等抢救，病情暂时缓解，血红蛋白升至 86 g/ L。数天后患者又发生反复便血，血红蛋白下降。期间曾多次请消化内科、普通外科、介入放射科会诊，认为患者 95 岁高龄，手术及血管介入栓塞治疗风险高，建议继续采用抑酸、止血、间断输血等内科治疗。2013 年 12 月初患者出血停止，统计输血总量为悬浮红细胞 35 个单位、血浆 1 000 mL。

目前患者 103 岁，仍间断口服非甾体抗炎药，未再发生上消化道出血，未再复查胃镜。

2. 讨论

（1）病因

迪氏病被发现至今已经有 100 多年，但导致这些巨大的黏膜下动脉弯曲的发病机制仍然是一个谜，多数学者认为其同遗传及胃肠道的先天性血管畸形和走行有关，故临床上又称之为持续扩张性小动脉或曲张性动脉。在健康机体中，胃左动脉进入胃壁后分支形成直径为 0.12~0.2 mm 的黏膜下毛细血管网，而本病患者胃供血动脉分支进入胃黏膜后依然保持 0.4~4 mm 的恒定直径，即形成所谓的胃黏膜下恒径动脉畸形。畸形的恒径动脉表面的黏膜局限性缺失，肌层动脉管径扭曲成角，易在胃酸及食糜摩擦作用下形成溃疡，继而发生破裂及大出血。它和其他任何形式的胃肠道出血一样，与非甾体抗炎药、阿司匹林和抗血小板聚集剂的使用相关。

（2）流行病学

迪氏病是上消化道大出血的少见原因之一，但并非罕见，在所有研究非静脉曲张的上消化道出血病例中，其中 6% 是由迪氏病引起。而在所有类型的消化道出血中，其中 1%~2% 是由迪氏病所致。虽然病变可以发生在任何年龄，但文献中显示的平均年龄为 50 岁，没有任何家族易感。研究还发现，本病在男性中出现的概率是女性的两倍。

（3）临床表现

大多数病例表现为突然出现大量、反复和无痛性呕血，也可表现为黑便、便血和血压下降。化验可见血红蛋白持续下降，平均血红蛋白在 84~92 g/L 波动，本文病例最低血红蛋白为 64 g/L。

（4）诊断

最常用的诊断检查是食管、胃、十二指肠镜检查（EGD），EGD 显示血管残端有色素突起，周围可能有轻微的糜烂和无溃疡。这种色素突起可有不同的颜色，宽 10~15 mm，高 5~10 mm，有 50%~60% 的患者存在活动性出血。部分患者需要反复的内窥镜检查才能找到出血来源，即使这样，病变相对较小且间歇性活跃，也只有大约 70% 的病例可以诊断为早期的迪氏病。本文病例两次胃镜检查，均未明确出血部位。它们可能位于皱襞之间或胃内容物下方，被血块覆盖或被大量出血所隐藏。诊断迪氏病的内镜标准如下：①胃黏膜局灶性缺失（＜3 mm）伴有喷射性出血；②胃黏膜浅表溃疡中有血管走行，表面覆有血块；③小的血管突出于正常黏膜表面，并有搏动性出血。

在 EGD 和结肠镜检查未能明确迪氏病出血位置时，小肠镜可以观察幽门外约 150 cm 的胃肠道系统，并能识别十二指肠远端或空肠近端病变。

胶囊内窥镜在迪氏病的诊断过程中存在一定的局限性，由于相机方向问题，很可能错过较小的病变。

当 EGD 无法定位出血来源时，可进行血管造影术。血管造影时显影剂外渗到被侵蚀的动脉可以表明病变位置，但很可能因肠道准备不良，而导致结肠镜检查结果不准确。内镜超声可显示位于胃食管交界附近的小褶皱黏膜下动脉，目前并不常规推荐。

当患者生命体征平稳且其他诊断技术失败时，可以应用锝 –99m 进行红细胞扫描。它的优点是，检测肠道外渗的阈值仅为血管造影术所需阈值的 20%。但由于与 EGD 相比缺乏数据支持，暂未广泛应用。

（5）治疗

本病治疗的选择取决于多种因素，包括患者的临床表现、病变部位和使用的诊断技术，胃肠道内窥镜是最常用的治疗方法。内镜治疗方案分为三组：①局部注射：即局部注射肾上腺素，进行硬化治疗；②热电凝、热探针凝、氩等离子凝集；③机械套扎和钛夹。

在实施这些治疗技术之前，需要尝试使患者的血流动力学稳定。重视容量复苏是至关重要的，以防止末端器官损害。除了大静脉置管、扩容复苏，还要根据患者的贫血程度输注红细胞。

如前所述，治疗性内镜是主要治疗手段，可对90%左右可触及的病灶进行初始止血，并可在7 d内将再出血率降低到10%以下。

肾上腺素注射和硬化疗法是用于胃肠道止血的治疗方法之一。反复注射肾上腺素可以达到止血效果，是一种相对经济的治疗技术，但由于存在再次出血的风险，不推荐单独治疗迪氏病，应同时进行硬化治疗。通常，先在血管周围的四个部位使用乙醇或多酚硬化治疗，然后再注射到病变血管。

热凝分为接触型（包括双极电凝和加热器探头凝固）和非接触型（通过导电气体将高频单极电流传递到黏膜下）。由于使用方便，非接触型热凝可以通过减少组织损伤的深度来降低穿孔的风险，因此被认为具有一定优势。接触型热凝由于有再出血的风险，不推荐广泛应用。

内窥镜套扎术和血管夹是最常用的机械治疗方法，也是迪氏病的主要推荐治疗方法。与注射治疗相比，它们在迪氏病的治疗中有时更为成功，但需要有经验的内窥镜医生操作。

凝胶泡沫栓塞的血管造影术是一种相对少见的治疗方式，如果内窥镜治疗失败，它是一种有效的治疗手段。栓塞后的动脉供血区域可能有缺血的危险。因此，当出血病变由多支侧支血管供血时，这种技术是无效的。

手术是治疗迪氏病的最后选择，手术前应保证患者的血流动力学稳定，降低其死亡率。

3. 结论

（1）迪氏病出血病因不易确定

本文病例患者否认慢性、周期性、节律性上腹痛，不支持消化性溃疡出血；否认肝病、门静脉高压、慢性酒精中毒病史，不支持食管－胃底静脉曲张破裂出血；主诉轻度恶心、上腹部不适，无明显上腹痛及消瘦，胃镜及实验室检查未发现胃癌、尿毒症（患者既往诊断慢性肾功能不全氮质血症期）；患者长期口服阿司匹林，发病前合用其他非甾体抗炎药，出血原因考虑可能为药物引起的急性胃黏膜损害。但停用非甾体抗炎药，给予抑酸、止血、保护胃黏膜等一系列治疗，病情无好转，需重新考虑出血原因。

（2）胃肠道内窥镜是一种有效的诊断工具

迪氏病病灶范围小，出血部位隐匿，尽管内镜技术的进步实际上已经将检出率从 80% 提高到 86%，但有时仍需重复胃镜检查。该患者经过两次经验丰富的内镜医师行急诊胃镜检查后方明确诊断。

（3）胃肠道内窥镜是一种有效的治疗工具

迪氏病大出血，药物治疗效果不佳，再次出血的风险为 9%~40%，首选胃肠道内窥镜下止血，比如内镜下注射肾上腺素后采用双极探头凝固、热探头热凝或止血夹，均可实现止血，本病例采用了止血夹止血。

（4）如果一次内镜治疗后再次出血，通常选择再次内镜止血、血管造影栓塞术或手术楔形切除病灶

血管造影栓塞术的适应证包括：①上消化道或下消化道大出血，24 h 内需要输血 4 个单位或以上；②血流动力学不稳定（收缩压低于 100 mmHg 的低血压，心率 ≥ 100 次 /min）；③保守内科治疗无效或内镜下未能控制的消化道出血；④核闪烁成像或 CT 血管造影检查显示消化道活动性出血；⑤出血形成胰腺假性囊肿或内脏动脉瘤出血；⑥胆道出血。

该患者符合②、③，但因患者高龄，且有高血压、冠心病、心律失常、心脏起搏器植入术后、心功能不全、动脉硬化等病史，栓塞后易发生血肿、动脉血栓形成、动脉夹层、假性动脉瘤及肠梗死等并发症，经权衡利弊，不考虑血

管造影下栓塞术。同样原因，加之血流动力学不稳定，手术楔形切除病灶存在较高风险，所以再次出血后仍选择了内镜下止血治疗。第2次内镜下止血治疗后，患者又出现黑便、呕血等上消化道出血症状，根据患者状态选择了内科保守治疗，患者逐渐好转，但拒绝再次内镜复查。考虑之前内镜下局部止血减缓了出血，大量生长抑素减少了消化道血流、降低了门静脉压力，凝血酶参与凝血催化作用，同时抑制胃酸、增加血容量、保证营养摄入均可促进胃黏膜受损血管修复，出血停止。

参考文献

[1] Juler G L, Labitzke H G, Lamb R, et al. The pathogenesis of Dieulafoy's gastric erosion [J]. Am J Gastroenterol, 1984, 79 (3): 195-200.

[2] Jamanca-Poma Y, Velasco-Guardado A, Pinero-Perez C, et al. Prognostic factors for recurrence of gastrointestinal bleeding due to Dieulafoy's lesion [J]. World J Gastroenterol, 2012, 18 (40): 5734-5738.

[3] Rafay Khan, Abdul Mahmad, Mark Gobrial, et al. The diagnostic dilemma of Dieulafoy's lesion [J]. Gastroenterology Res, 2015, 8 (3-4): 201-206.

[4] Jeon H K, Kim G H. Endoscopic management of Dieulafoy's lesion [J]. Clin Endosc, 2015, 48 (2): 112-120.

[5] Chaer R A, Helton W S. Dieulafoy's disease [J]. J Am Coll Surg, 2003, 196 (2): 290-296.

[6] Nojkov B, Cappell M S. Gastrointestinal bleeding from Dieulafoy's lesion: Clinical presentation, endoscopic findings, and endoscopic therapy [J]. World J Gastrointest Endosc, 2015, 7 (4): 295-307.

[7] 刘波，李明阳，靳英. 杜氏病大出血1例 [J]. 河北医药，2015，37 (2): 318-319.

[8] Stavros Spiliopoulos, Riccardo Inchingolo, Pierleone Lucatelli, et al. Transcatheter arterial embolization for bleeding peptic ulcers: A multicenter study [J]. Cardiovascular and Interventional Radiology, 2018, 41 (9): 1333-1339.

[9] Rita Barosa, Sara Pires, Pedro Pinto-Marques, et al. Dieulafoy's lesion: The role of

endoscopic ultrasonography as a roadmap ［J］. GE Port J Gastroenterol，2017，24（2）：95-97.

［10］Schmulewitz N，Baillie J. Dieulafoy lesions：A review of 6 years of experience at a tertiary referral center ［J］. Am J Gastroenterol，2001，96（6）：1688-1694.

［11］Baettig B，Haecki W，Lammer F，et al. Dieulafoy's disease：endoscopic treatment and follow up ［J］. Gut，1993，34（10）：1418-1421.

［12］Canard J M，Vedrenne B. Clinical application of argon plasma coagulation in gastrointestinal endoscopy：Has the time come to replace the laser?［J］. Endoscopy，2001，33（4）：353-357.

（空军特色医学中心老年医学科：段景琪　魏　璇　徐　珊）

十九、老年冠心病患者内窥镜下肠息肉切除术后迟发性出血 2 例报道

1. 病情及诊疗经过

病例 1

【病史】

患者，男，70 岁，因"间断胸痛 4 年余"于 2017 年 3 月 6 日入院。患者因快速步行时出现胸痛于 2013 年 9 月 23 日在我院行冠状动脉造影检查，结果示冠状动脉左主干末端三叉血管严重狭窄病变，同年 9 月 25 日，转入北京安贞医院在冠状动脉左主干 – 前降支近段、左回旋支各植入支架 1 枚。2014 年 12 月复查冠状动脉造影示冠状动脉左主干 – 前降支近段原支架内再狭窄，程度为 85%~90%，左回旋支开口及近段原支架内再狭窄，程度约 80%，再次转往北京安贞医院行 PCI 术，于上述狭窄部位植入药物涂层支架 2 枚。2016 年 7 月 7 日，因黑便于我院住院治疗，诊断为"消化道出血"，停用阿司匹林，改为氯吡格雷（波立维）（75 mg，1 次 /d）抗血小板聚集治疗。既往有高血压 30 余年；高脂血症、高尿酸血症 10 余年；结肠息肉 2 年，已肠镜下钳除。

【体格检查】

T 36.0 ℃，P 72 次 /min，R 16 次 /min，BP 142/70 mmHg。听诊两肺呼吸音清，未闻及干、湿啰音及哮鸣音。心界正常，心率 72 次 /min，心律齐，心音正常，各瓣膜听诊区未闻及杂音。腹软，无压痛及反跳痛，全腹未触及包块，肝脾肋下未触及，移动性浊音（－），肠鸣音正常。双下肢无明显凹陷性水肿。膝反射、跟腱反射正常，生理反射存在，病理反射未引出。

【辅助检查】

入院查血、尿、便常规，以及血脂、肝肾功能、甲状腺功能、肿瘤全套均未见异常。

心电图为正常心电图。

心脏超声：左心功能 EF 55%，左房稍大，室间隔及左室后壁增厚，冠状动脉支架术后、主动脉瓣、二尖瓣退行性变、二尖瓣反流、左室舒张功能减低。

颈部血管超声：双侧颈动脉硬化、斑块形成。

腹部超声：脂肪肝、胆囊壁胆固醇结晶、胰腺不均质改变、双肾多发囊肿、双肾小结石或钙化灶。

胸部 CT：①双肺间质纤维化；②肺气肿（右肺中叶、双肺下叶为著）；③右肺下叶外基底段、左肺上叶前段及下叶外基底段胸膜下多发结节，考虑良性。与 2016 年 2 月 25 日片比较无显著变化。

【诊断】

①冠状动脉粥样硬化性心脏病，冠状动脉支架植入术后；②高血压病 1 级（很高危）；③高脂血症；④高尿酸血症；⑤结肠息肉（钳除术后）。

【治疗】

停用氯吡格雷 1 周，给予皮下注射低分子肝素（1 次 /12 h）桥接治疗。2017 年 3 月 13 日第 1 次行肠镜检查提示：回盲瓣旁可见一大小约 4.0 cm×4.5 cm 的分叶状息肉，亚蒂，表面呈结节状，取活检 3 块送病理，组织软，弹性可；盲肠可见一大小约 0.8 cm×1.0 cm 的憩室，升结肠可见 2 枚大小约 0.5 cm×0.6 cm 的息肉，表面光滑，横结肠可见一大小约 1.2 cm×1.0 cm 的不规则形状亚蒂息肉，降结肠可见一大小约 0.8 cm×1.0 cm 的无蒂息肉，乙状结肠可见一大小约 0.8 cm×0.9 cm 的亚蒂息肉，取活检 1 块送病理，余未见异常。检查印象：结肠多发息肉；盲肠憩室，建议择期行内镜下治疗。胃镜检查提示：慢性非萎缩性胃炎，Hp（-）。

2017 年 3 月 17 日第 2 次行肠镜检查提示：盲肠黏膜光滑，可见一约

4 cm×4.5 cm 分叶状息肉，广基，于基底注射肾上腺素生理盐水 15 mL 后以高频电流分 3 次圈套摘除，残根边界清，以钛夹 5 枚夹闭创面，未见渗血；升结肠黏膜光滑，血管影清晰，可见 3 枚大小 0.4~0.8 cm 亚蒂息肉，表面光滑，其中 1 枚 0.4 cm 者 APC 凝固灼除，另 2 枚大者分别以基底注射肾上腺素生理盐水 1 mL 后以高频电流圈套摘除，残根未见渗血；横、降及乙状结肠黏膜光滑，未见充血糜烂或溃疡及异常隆起，血管影清晰，肠腔内无血迹。横结肠可见一约 0.5 cm 亚蒂息肉，降结肠可见一约 0.7 cm 亚蒂息肉，乙状结肠可见一约 0.6 cm 息肉，息肉表面光滑，分别于息肉基底注射肾上腺素生理盐水 1~1.5 mL 后以高频电流圈套摘除，残根未见渗血，降结肠息肉残根以钛夹一枚夹闭。直肠黏膜未见异常。

2017 年 3 月 22 日患者晨起解成形软便 1 次，未见血便及黑便，患者无腹胀、腹痛等不适，早餐进食小包子 2 个，小米粥约 250 mL，鸡蛋 1 个，10：00 左右在病房走廊缓慢活动 40 min，未进食午餐；中午解黑便 1 次，量不多，13：30 解稀便夹杂凝血块 1 次；14：00 再次解红稀水样便 1 次，量较大，患者自觉有下腹部温热感、坠胀感。考虑患者结肠息肉术后第 6 天，原息肉切除术创面较大，目前出现活动性出血，病情危重，急送至消化内窥镜室行内镜下止血。将患者送至消化内窥镜室后感下腹部坠胀，有便意，解鲜血便约 300 mL 后患者出现眼花、面色苍白、末梢湿冷，予心电监护，心率为 62 次 /min，氧饱和度为 98%，血压为 64/42 mmHg，诊断为消化道出血、失血性休克，立即予羟乙基淀粉 40 氯化钠注射液静脉滴注，血压维持在（96~113）/（49~69）mmHg。

2017 年 3 月 22 日第 3 次行急诊肠镜显示：结肠多发息肉镜下治疗后 6 d，循腔进镜至盲肠，肠腔可见新鲜血液及粪便。盲肠可见巨大息肉圈套后残根，其上可见 3 枚钛夹残留，残根处溃疡形成并有新鲜血凝块，冲水少许渗血，以尼龙环封闭创面；升结肠可见三处息肉圈套后创面并溃疡形成，其中 1 枚创面中心充血，以钛夹夹闭，另两处创面溃疡洁净；横结肠可见一息肉圈套后创面溃疡，中心充血，以钛夹夹闭，降结肠及乙状结肠黏膜光滑，各见一息肉圈套后创面溃疡，表面洁净。直肠黏膜未见异常。内镜诊断"盲肠息肉圈套后迟发出血"（尼龙环套扎治疗）。术后心电监测示窦性心律，律齐，心率 71 次 /min，血压 130/70 mmHg，氧饱和度 98%。

术后当日禁食、水，并予静脉补液，1 周内患者饮食逐渐从胃肠外营养过渡到半流食；同时予静脉输注卡络磺钠氯化钠注射液、口服云南白药止血治疗 3 d；考虑患者肠道出血，容易诱发感染，给予静脉输注头孢唑肟钠（2.0 g，1 次 /12 h）5 d。之后，经会诊，抗凝治疗方案调整为：第 2 天停用低分子肝素，24 h 后给予口服氯吡格雷（泰嘉）50 mg，1 周后予每日口服氯吡格雷 75 mg。2 周内多次复查血常规、大便潜血未见异常。

病例 2

【病史】

患者，男，70 岁，因"胸闷 6 小时"于 2018 年 3 月 8 日入院。患者于 2018 年 3 月 7 日 15：00 无明显诱因出现心前区不适、胸闷，不向其他部位放射，原地休息，持续至 16：30 逐渐减轻，未在意。19：00 再次自觉上述不适，程度较前减轻，为进一步诊治入院治疗。既往有肠息肉病史，此次入院要求一并复查；有高脂血症、颈动脉硬化、下肢动脉硬化、右手桡动脉夹层动脉瘤等病史。

【体格检查】

T 36.2 ℃，P 62 次 /min，R 16 次 /min，BP 150/72 mmHg。听诊两肺呼吸音清，未闻及干、湿啰音及哮鸣音。心界正常，心率 62 次 /min，心律齐，心音正常，各瓣膜听诊区未闻及杂音。腹软，无压痛及反跳痛，全腹未触及包块，肝脾肋下未触及，移动性浊音（-），肠鸣音正常。双下肢无明显凹陷性水肿。膝反射、跟腱反射正常，生理反射存在，病理反射未引出。

【辅助检查】

入院后查血、尿、便常规，以及 D- 二聚体、BNP、血脂四项、肝肾功能、肿瘤全套等均未见异常。甲状腺功能七项示甲状腺球蛋白抗体＞ 500 IU/mL，甲状腺过氧化物酶抗体 448.4 IU/mL，促甲状腺激素 2.352 mIU/L，余指标未见异常。

心电图：窦性心律，完全性右束支阻滞。

胸部 CT：双肺下叶轻度间质性改变；右肺上叶前段胸膜下良性小结节；左肺下叶钙化灶。

冠状动脉 CTA 检查：右冠状动脉中段、左冠状动脉主干、前降支近段、左回旋支近段钙化斑块，管腔未见明显狭窄。

颈动脉超声：符合颈部动脉硬化改变，右侧椎动脉内径偏细。

心脏超声：主动脉瓣钙化，左室收缩功能正常，舒张功能减低。

甲状腺超声：双侧甲状腺不均质改变，考虑桥本甲状腺炎。

【诊断】

①冠状动脉粥样硬化性心脏病，不稳定型心绞痛；②高脂血症；③右手桡动脉夹层动脉瘤；④肠息肉。

【治疗】

经过调脂、稳定斑块治疗，患者病情明显好转，无胸痛、胸闷、心悸、心慌等症状。2018 年 3 月 16 日胃镜检查提示：慢性萎缩性胃炎，Hp（−）；第 1 次肠镜检查提示盲肠、升结肠、横结肠各见一 0.2~0.3 cm 无蒂息肉，予以钳除，乙状结肠可见约 0.5 cm 息肉，予以套圈钳除治疗；直肠黏膜未见异常。2018 年 3 月 20 日（即行无痛胃肠镜检查第 5 天）患者中午进食大饼两张，15：00 出现腹痛，并解血水样大便 200 mL，考虑结肠息肉钳除术后钛夹脱落，导致消化道出血。立即建立静脉通道，补液，并迅速行第 2 次肠镜检查，发现脱落 1 枚钛夹，少量渗血，但已形成血栓，出血停止，重新打上钛夹，并探查未再有新的出血点。

2. 讨论

（1）肠息肉内窥镜下切除术后迟发性出血

结、直肠息肉是一种常见的消化道疾病，是一种隆起于结直肠黏膜表面的肿物，根据病理学分型分为炎性、腺瘤性、错构瘤性、锯齿样病变等。绝大多数患者无明显不适症状，通常由于便血、腹痛等其他不适症状，行肠镜检查时偶然发现。有报道显示，大肠肿瘤绝大多数是由肠道的良性息肉转化而来。临床上目前对大肠息肉处理的原则是：0.5 cm 以下良性小息肉可以定期随访；0.5 cm 以上或者已发生瘤变的息肉应尽早行内窥镜下切除。内窥镜治疗结、直肠息肉具有疗效确切、创伤小、并发症少的优点，但患者在术后也存在并发症，其中迟发性出血最为常见，往往在术后 24 h 至 2 周内发生，大部分的出血无须特殊处理，经保守止血治疗后可停止出血，有小部分患者的出血保守治疗无效或出血量较大则需要进行内窥镜下止血。发生大出血时可能危及生命，因此如何降低患者术后迟发性出血发生率是临床研究重点。

按照术后出血发生时间分为急性出血和迟发性出血，急性出血为术后 1 h 内发生的出血，迟发性出血则是术后 24 h 以后发生的出血。确定出血的高危因素对预防出血起到重要的作用。

目前认为息肉术后的出血是多因素综合作用的结果。研究结果提示，男性患者、乙状结肠部位息肉、长蒂息肉、较大的息肉及创面垂直夹闭方式可能会增加术后息肉的出血风险。绝大多数肠息肉术后出血为创面及钛夹根部的局部渗血，极少部分可能由于是息肉基底部有小的动脉存在，在息肉切除中电凝时间不够或者创面钛夹夹闭时钛夹头端夹闭于小动脉中间导致术后搏动性大出血。肠道大息肉基底的供血动脉比小息肉要丰富且直径大，在手术过程中经常发现大息肉基底部常常有较粗的动脉血管存在,此时不必急于用钛夹夹闭创面，而是先行局部充分暴露电凝，再行钛夹夹闭，可有效预防术后的出血。长蒂息肉术后出血概率较其他类型息肉的高，可能也与其基底的供血较为丰富及动脉血管较粗有关。位于乙状结肠部位的息肉容易发生术后出血，其原因可能是乙状结肠息肉常常位于结肠转弯处，创面及钛夹在术后结肠蠕动时容易发生刮擦，此类结肠息肉中较小息肉可直接行内窥镜下活检夹除，较大息肉在切除后可适当增加电凝比例，创面钛夹夹闭尽量要夹紧，减少术后钛夹过早脱落导致继发出血。研究发现,大肠息肉切除后钛夹的夹闭方式对术后出血也有一定的影响，创面钛夹夹闭方式以垂直创面夹闭、基底横行夹闭及混合夹闭三种方式为主。钛夹垂直创面夹闭的出血概率高，分析可能为结肠的微小血管在穿行结肠肌肉层后横行分布在黏膜下及黏膜肌层，垂直夹闭创面后形成钛夹和血管相交叉的情况，而于基底部横行夹闭则不会出现这种情况，故而术后的出血概率可能会更低。

本次报告的两例病例均发生了肠息肉内窥镜下切除术后迟发性出血，分别发生在术后第6天和术后第5天，所幸两例均发生在住院观察过程中，及时发现，及时处置，预后尚好。特别是病例1，出血量大，很快出现失血性休克，病情危重，经积极抢救转危为安。若患者迟发性出血发生在院外，后果将更为严重。分析老年患者迟发性出血的原因：①年龄≥70岁的患者易合并凝血功能异常，且大部分患者合并动脉粥样硬化，导致其在术后极易出现迟发性出血，临床应做好术前评估。②患者的息肉直径越大，血供就越丰富，在一定程度上加大了临床治疗的难度，另外创面较大，若在术中得不到及时有效的处理，则可能暴露基底血管，严重情况下可能累及动脉，导致大出血，因此对于直径＞2 cm的息肉，应做好积极防御措施。③通过观察术中出血情况可对手术操作难度进行评估，术中出血量大则提示血管并未得到充分电凝止血，增加了术后出血的风险，因此应要求术者不断提高手术技能，增强医护之间的协调配合。④一般来说，患者在术后应该禁食1 d，且在患者术后3 d可进食少量流质性食物，减少食物对结、直肠的刺激。因此，临床护理人员应加强对患者的饮食监督管理。⑤粗蒂息肉往往存在较粗的血管，切除时应认真处理蒂部，避免在术后出现迟发性出血，影响预后。⑥结、直肠息肉中腺瘤性息肉最为常见，其表面绒毛含量越高，则越不光滑，可引发息肉癌变，也是导致患者术后迟发性出血的重要因素。⑦有饮酒史的患者肝肾功能较健康人稍弱，且长期饮酒会导致酒精性肝硬化，影响凝血功能，一旦凝血功能出现异常，则为患者术后迟发性出血留下隐患。

（2）冠状动脉支架植入术后患者接受非心脏手术时的抗凝治疗选择

本次报告的病例1是严重冠心病多次行冠状动脉支架植入术后患者，术前停用氯吡格雷1周，给予皮下注射低分子肝素（1次/12 h）桥接治疗。盲肠息肉圈套后迟发性出血术后，经会诊讨论，抗凝药的应用做以下调整：术后第2天停用低分子肝素，24 h后给予每日口服氯吡格雷50 mg，1周后予每日口服氯吡格雷 75 mg。随访 3 年患者病情稳定。病例 2 也是冠心病高危人群，行胃肠镜检查术前也进行了冠状动脉 CT 评估。关于冠状动脉支架植入术后患者接受非心脏手术时的抗栓治疗也是困扰临床医生的一个问题。

目前根据 2017 年 ACC/AHA 相关指南，支架植入术后 1 年内患者接受非心脏手术治疗中，有 2/3 的患者属于心脏事件发生的中高危人群。一方面，存在支架内血栓形成风险，但继续抗凝、抗血小板聚集治疗，则增加出血风险；另一方面，过早停用抗血小板聚集药物导致支架内血栓形成的风险增加，从而增加非心脏手术围手术期的心源性死亡。目前支架植入术后因各种原因需接受非心脏手术的患者明显增多，5%~20% 支架植入术后患者 2 年内需要接受非心脏手术，而这些患者中约 47% 的患者支架术后 12 个月内即需接受手术治疗。支架植入术后 1 年内接受非心脏手术，围手术期的心脏事件发生率增加，因此在临床实际工作中患者常常既是出血高风险患者，同时也是支架内血栓形成的高风险患者，因此心内科医生对支架植入术后患者进行恰当的评估并进一步指导抗凝抗血小板聚集治疗具有实际临床意义。

对接受抗血小板聚集治疗患者手术时机的选择尽管有些争议，原则上应待支架栓塞易发期后（支架再内皮化的形成时间）施行，即裸支架至少需要 6 周、药物涂层支架则至少需 6 个月；如果伴有复杂的冠状动脉损害或其他冠状动脉高危情况则手术应延至 12 个月后或更长时间，终身单一抗血小板治疗；为预防术中出血，术前停用抗血小板聚集药物时间多以停用药物后新生血小板恢复正常功能的时间为准（5~7 d）；对非高危患者，不建议进行抗凝的桥接，直接事先 5~7 d 停用双联或单联抗血小板聚集治疗即可接受手术；高危患者，可考虑应用低分子肝素或替罗非班进行桥接过渡。在应用低分子肝素进行抗凝桥接治疗的患者中出血事件的发生增加，但多为不严重出血。

对抗栓治疗进行综合评估，权衡获益与风险，加强抗栓治疗管理，可在抗栓与出血之间找到平衡，做出合理选择。为监测支架植入患者在术中、术后的缺血性改变，应注意凝血功能、心肌缺血损伤后标志物的动态监测，一旦发现心肌存在明显的缺血损伤改变，应结合心肌损伤标志物、血小板功能，及早进行诊断及相应的处置。

参考文献

［1］Soh J S，Seo M，Kim K J．Prophylactic clip application for large pedunculated polyps before snare polypectomy may decrease immediate postpolypectomy bleeding［J］．BMC Gastroenterol，2020，20（1）：68．

［2］李欢，吴清明，龙辉．抗血小板药物治疗与肠息肉内镜切除术后出血的相关性研究［J］．中华消化内镜杂志，2020，37（10）：727-731．

［3］刘榴，邱博芸，孙晓滨．老年患者内镜下结直肠息肉摘除术后出血影响因素分析［J］．老年医学与保健，2020，26（5）：847-850．

［4］解曼，赵清喜，田字彬，等．结直肠息肉切除术后并发出血的研究进展［J］．中华消化内镜杂志，2019，36（8）：617-620．

［5］罗哲，浦江，王晓辉，等．结直肠息肉内镜下黏膜切除术后迟发出血的临床特征及危险因素分析［J］．解放军医学杂志，2019，44（9）：769-773．

［6］阙扬铭，季峰，朱华丽，等．结直肠息肉内镜切除术后发生迟发性出血的危险因素分析［J］．浙江医学，2020，42（7）：713-716．

［7］Lin D，Soetikno R M，McQuaid K，et al．Risk factors for post polypectomy bleeding in patients receiving anticoagulation or antiplatelet medications［J］．Gastrointest Endosc，2017，12（8）：987-992．

［8］Roncalli J，Godin M，Boughalem K．Paclitaxel drug-coated balloon after bare-metal stent implantation，an alternative treatment to drug-eluting stent in high bleeding risk patients（The Panelux Trial）［J］．J Invasive Cardiol，2019，31（4）：94-100．

（空军特色医学中心老年医学科：尹巧香　李妍妍）

二十、老年糖尿病足患者合并多种急症的诊治1例

全世界糖尿病的发病率持续升高，导致了包括糖尿病足在内的并发症也相应增加。糖尿病足是糖尿病患者的严重并发症之一。在糖尿病患者中，大约有1/4的患者会患糖尿病足。除了高发病率,糖尿病足患者还具有高死亡率的特点，心血管疾病是最常见的死亡原因。

糖尿病足感染是糖尿病足患者住院和截肢的最常见原因，也是心血管疾病的常见诱因。感染会诱发糖尿病足患者出现糖尿病急症，加重心、脑、肾等重要脏器的负担，尤其是老年糖尿病足患者，重要脏器功能可能已有所下降，加上基础疾病多，糖尿病足感染可能诱发老年患者心脑血管事件，诊治复杂性成倍增加，治疗上更需权衡利弊。本文报道1例老年糖尿病足患者，其诊治过程中出现了多种急症，治疗难度极大。通过本例诊治过程的呈现，旨在提醒医务人员重视糖尿病足患者病情的复杂性,促进糖尿病足的多学科联合管理和救治。

1. 病情及诊治经过

【病史】

刘某，男，64岁，因"发现血糖升高15年，左足溃烂20天"入院。1997年患者于当地医院体检时发现血糖高（具体数值不详），诊断为"2型糖尿病"，给予降糖药物口服（具体药物不详），空腹血糖控制在7 mmol/L左右。2002年无诱因出现双足麻木，未诊治。2011年因血糖控制不佳，改用门冬胰岛素30皮下注射12 IU/早、12 IU/午、12 IU/晚，血糖控制良好。2012年9月1日，患者不慎因热水烫伤致左足第一趾发生水疱，自行剪除水疱后出现皮肤溃烂，有脓性分泌物，溃烂逐渐加重。到当地医院就诊，给予降糖、抗感染、清创换药等治疗，创面无明显好转。2012年9月20日就诊于我院，门诊行血

常规示白细胞计数 19.84×10^9/L、红细胞计数 3.46×10^{12}/L、血红蛋白 108 g/L、中性粒细胞百分比 88.4%；尿常规示酮体（++）；随机血糖 28.3 mmol/L。诊断为"糖尿病性左足重度湿性坏疽（Wagner 4 级）"（图 1-20-1，彩图），给予抗感染、扩血管、清创换药等治疗，为进一步治疗收入院。既往史、个人史、家族史无特殊。

【体格检查】

T 37.2 ℃，P 90 次 /min，R 18 次 /min，BP 168/87 mmHg，BMI 25.7 kg/m²。听诊两肺呼吸音清晰，双肺未闻及干、湿啰音及哮鸣音。心率 90 次 /min，节律规整。腹部平软，无压痛及反跳痛，肝脾肋下未触及，未触及包块，肠鸣音正常。腱反射正常，病理征（-）。专科检查：粗测双眼视力正常。双侧股动脉、双侧腘动脉搏动正常；左足背动脉搏动正常，右足背动脉搏动减弱；双下肢无水肿；左足第 1 趾末端皮肤颜色暗，第 1 趾及根部红肿明显，局部皮温高，趾背侧可见一 2 cm×2 cm 大小创面，可见大量坏死组织及脓性分泌物伴恶臭，趾间关节破坏，趾骨暴露。双足 10 g 尼龙丝试验压力觉、震动觉、痛温觉减退，踝反射正常。

【辅助检查】

入院后查随机血糖 26.3 mmol/L；电解质示 K^+ 4.5 mmol/L，Na^+ 133 mmol/L，Cl^- 90.5 mmol/L；尿酮体（+++）；动脉血气示 pH 7.313，剩余碱 -11.1 mmol/L，实际碳酸氢盐 13.5 mmol/L，PaO_2 73.1 mmHg，$PaCO_2$ 27.9 mmHg；糖化血红蛋白 12.0%；血常规示 WBC 22.56×10^9/L，RBC 2.93×10^{12}/L，Hb 90 g/L，中性粒细胞百分比 89.8%，PLT 333×10^9/L；BNP 299 ng/mL。复查血生化示血肌酐 87 μmol/L，K^+ 3.8 mmol/L，Na^+ 130 mmol/L。

【诊断】

①2 型糖尿病，糖尿病酮症酸中毒，糖尿病周围血管病变，糖尿病周围神经病变，糖尿病左足重度湿性坏疽（Wagner 4 级）；②冠心病，心功能Ⅲ级；③低氧血症；④贫血。

【治疗】

糖尿病酮症酸中毒、低氧血症诊断成立。给予补液、小剂量胰岛素及维持电解质平衡治疗，24 h 共补充生理盐水 1 400 mL（包括 4 组抗生素 400 mL），5% 葡萄糖氯化钠注射液 1 000 mL，饮水 2 280 mL，补钾 4.25 g，尿量为 2 980 mL。次日糖尿病酮症酸中毒纠正。降糖方案调整为：门冬胰岛素 18 IU/ 早、14 IU/ 午、16 IU/ 晚三餐前 + 睡前甘精胰岛素 24 IU 皮下注射，空腹血糖 8~10 mmol/L，餐后 2 h 血糖 8.4~12.7 mmol/L。患者入院次日体温明显升高，最高达 39.0 ℃，给予第三代头孢抗感染治疗。

2012 年 9 月 23 日患者突发右侧肢体活动不利，言语欠灵活，反应迟钝。查体：右鼻唇沟变浅，伸舌右偏，左侧肢体肌力 4 级，右上肢肌力 2 级，右下肢肌力 3 级，四肢肌张力正常，右侧巴宾斯基征阳性。D- 二聚体 665.374 ng/mL，纤维蛋白原 8.742 g/L。头颅 MRI 示左额、顶叶新发脑梗死（图 1-20-2）。予奥扎格雷联合依达拉奉治疗。

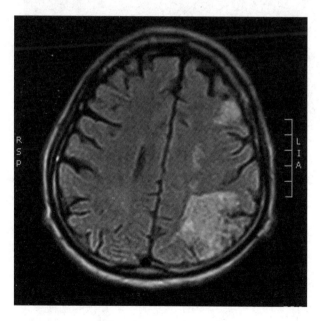

图 1-20-2　头颅 MRI

2012 年 9 月 25 日，患者出现咳嗽、嗜睡，无咳痰、咯血、胸闷、呼吸困难，次日复查血常规示白细胞计数 27×10^9/L，红细胞计数 2.6×10^{12}/L，血红蛋白

84 g/L、中性粒细胞百分比 90.8%，血小板计数 446×10⁹/L；BNP 1 520 pg/mL；
D- 二聚体 665.37 ng/mL。动态监测动脉血气，患者存在持续低氧血症，PaO_2
最低至 47.6 mmHg，Ⅰ型呼吸衰竭诊断成立。胸部 CT 提示：多发肺动脉栓塞，
累及左肺上叶尖后段，左肺下叶内前底段、后基底段，右肺上叶前段、后段，
右肺下叶后基底段肺动脉及部分亚段肺动脉；左肺上叶下舌段、双肺下叶炎症
（图 1-20-3）。给予亚胺培南西司他丁钠 0.5 g 静脉滴注 1 次 /8 h，莫西沙星注
射液 250 mL 静脉滴注 1 次 /d 抗感染。

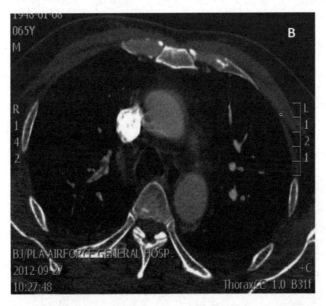

图 1-20-3　胸部 CT

2012 年 10 月 1 日患者出现胸闷、憋气，心电图示 V_1~V_3 导联 ST 抬高，T
波改变，肌红蛋白 205 ng/mL，肌钙蛋白 I < 0.05 ng/mL，肌酸激酶同工酶 <
1.0 ng/mL，考虑急性冠脉综合征。因担心脑梗死后脑出血风险，未使用低分子
肝素抗凝，给予吸氧、硝酸异山梨酯、β 受体阻滞剂、ACEI 类药物及他汀类
药物治疗。

2012 年 10 月 4 日复查头颅 MRI 示左侧额叶、顶叶脑梗死（顶叶梗死区少
量出血）。胸部 CT 示肺栓塞范围仅累及右肺上叶后段、下叶后基底段。患者
在院治疗 77 d，右上肢肌力逐渐恢复至 4 级，右下肢近端肌力 5 级，远端肌力
4 级，右侧巴宾斯基征阴性。足部创面经院外治疗 1 年后痊愈。

2. 讨论

患者的病史特点：老年男性，糖尿病病史长，烫伤后诱发糖尿病足感染，血糖明显升高合并糖尿病酮症酸中毒。经补液及小剂量胰岛素等治疗，患者糖尿病酮症酸中毒纠正，出现发热、全身炎症反应综合征、急性脑梗死、肺栓塞、肺部感染及急性冠脉综合征。

（1）糖尿病酮症酸中毒

糖尿病酮症酸中毒（DKA）是糖尿病的一种急性代谢并发症，可能会危及生命，因此需要及时就医治疗。其特点是胰岛素绝对缺乏。最常见的两个诱因是胰岛素治疗不足和感染。可引起拮抗激素释放的基础疾病（心肌梗死或脑卒中）也可能导致糖尿病患者发生 DKA。

诊断标准：血糖＞ 13.9 mmol/L，动脉血 pH ＜ 7.3，并出现酮血症和（或）酮尿。

治疗目标及具体措施：

1）纠正容量不足：完成初步实验室评估后，应立即启动输液治疗。第一个小时的液体疗法应该使用等渗的 0.9% 生理盐水，以 1.0~1.5 L/h 的速率输注。血流动力学不稳定患者的最初管理包括：通过补液来纠正低血容量和低血压，采用升压药疗法（多巴胺疗法）并密切监测临床和实验室指标。初始治疗后，应该开始持续液体疗法，目标是恢复丢失的液体。应在 12~24 h 内逐步纠正液体缺乏，避免纠正过快导致患者出现脑水肿。

2）治疗高血糖症和酮症酸中毒：①小剂量胰岛素治疗：在排除低钾血症后（胰岛素治疗血钾水平应＞ 3.3 mmol/L），患者应当接受普通胰岛素持续静脉输注治疗。初始采用 0.1 IU/kg 冲击量静脉推注，继以 0.1 IU/（kg·h）的剂量持续输注，使血糖浓度以 2.8~4.2 mmol/（L·h）的速度降低；如果第一个小时的胰岛素输注期间血糖没有下降至少 10% 或 2.8 mmol/L，则调整胰岛素输注速度。②纠正酸中毒：血清 pH 值为 6.9~7.0 时，1 h 内静脉输注碳酸氢钠 50 mmol（5% 碳酸氢钠约 83.3 mL），直到 pH ＞ 7.0；血清 pH 值＜ 6.9 时，静脉输注碳酸氢钠 100 mmol（5% 碳酸氢钠约 166.7 mL），速度为 200 mL/h，输注 2 h 或直到 pH 值＞ 7.0（pH 7.0 后停止）。

3）纠正电解质紊乱：低钾血症的患者使用胰岛素治疗可能导致呼吸麻痹、心律失常和死亡。开始胰岛素治疗之前血清钾应该＞ 3.3 mmol/L。治疗过程中的任何时候血清钾＜ 3.3 mmol/L，应停止胰岛素治疗并给予静脉补钾。所有血清钾＜ 5.3 mmol/L 并且尿排出量足够（＞ 50 mL/h）的患者，都应该在每升输入的液体中增加 20~30 mmol 钾，以防止因胰岛素治疗而造成的低血钾。如果血清钾＞ 5.3 mmol/L，不需要补钾治疗，但应每 2 h 检测一次血清钾。

4）诱发因素治疗和并发症预防：控制感染、治疗诱发疾病。注意可能出现以下并发症：低血糖、低钾血症、动脉或静脉血栓栓塞事件、非阴离子间隙高氯酸中毒、脑水肿或脑损伤、急性呼吸窘迫综合征。

必须强调的是，成功的治疗需要频繁监测临床和实验室指标以达到治愈标准。初始需评估血糖、电解质、尿素、肌酐、血钙、血镁、血磷、酮体、乳酸盐、肌酸激酶、肝功能、尿液分析、全血计数、动脉血气分析及心电图、胸片等，之后，血糖和电解质至少每小时检测 1 次；血钙、血镁和血磷每 2 h 检查 1 次，后根据患者的临床情况和对治疗的反应，每 2~6 h 进行 1 次尿素、肌酐、酮体检查。治愈标准：血糖＜ 11.1 mmol/L（此时，胰岛素的使用量可以减少 50%）；血清碳酸氢盐＞ 18 mmol/L；静脉 pH 值＞ 7.3；阴离子间隙＜ 10。

DKA 患者可能表现为体温不高，潜在感染的患者也可能不会出现发热。DKA 纠正后，感染的临床表现明显。故本患者 DKA 纠正后出现体温升高。

（2）全身炎症反应综合征

出现下述 2 项或 2 项以上即可诊断全身炎症反应综合征（SIRS）：体温＞ 38 ℃或＜ 36 ℃；心率＞ 90 次 /min 或低血压（收缩压＜ 90 mmHg，或较基线降低＞ 40 mmHg）；呼吸急促（＞ 20 次 /min）或通气过度（$PaCO_2$ ＜ 32 mmHg）；外周血白细胞计数＞ 12×10^9/L 或＜ 4×10^9/L，或中性杆状核粒细胞比例＞ 10%。本患者符合 SIRS 诊断，且后续的病情发展提示其感染不仅来源于糖尿病足，也来源于肺部。患者很快出现了多脏器栓塞事件，包括脑、肺、冠状动脉，以及心、肺、肾功能不全。

（3）缺血性脑卒中

缺血性脑卒中是因血管闭塞或狭窄引起的急性神经系统功能障碍，持续时间超过 24 h。急性缺血性脑卒中的治疗目标是恢复血流，对缺血组织提供能量代谢支持，治疗脑卒中相关的水肿，防止常见的急性并发症。缺血性脑卒中患者应接受阿司匹林治疗。如果给予重组组织型纤溶酶原激活剂（r-tPA），不应在 24 h 内开始使用阿司匹林，仅应在头部 CT 显示无颅内出血后才能使用。一般不建议对未经筛选的缺血性脑卒中患者进行旨在改善急性脑卒中结局的紧急抗凝治疗。Meta 分析未显示急性缺血性脑卒中患者接受抗凝剂治疗后的脑卒中残疾减少，但显示脑卒中出血性转化的风险增加，尤其是脑卒中范围较大的患者。本患者因脑梗死面积大，因担心出血性转化风险未进行抗凝治疗。

（4）肺栓塞

静脉血栓栓塞症（VTE）是一种包括深静脉血栓形成（DVT）和肺栓塞（PE）的临床情况。下肢深静脉血栓是指小腿或大腿的其中一支主要的深静脉形成血块，引起静脉血流障碍并且通常导致腿部肿胀和疼痛。肺栓塞是由于静脉血栓脱落（通常来自下肢深静脉系统）阻塞肺动脉或其分支引起。

通过使用原始 Wells 评分（修订）、简化 Wells 评分（修订）（表 1-20-1）、原始 Geneva 评分（改良）或简化 Geneva 评分（改良）（表 1-20-2），可将疑似 PE 患者依据临床概率分成不同的类别。

表 1-20-1　原始和简化 Wells 评分标准（修订）

Wells 评分	原始	简化
DVT 的临床症状	3	1
与 PE 相比，行其他诊断的可能性较小	3	1
曾患 PE 或 DVT	1.5	1
心率 > 100 次 /min	1.5	1
4 周内接受过外科手术或未活动	1.5	1
咯血	1	1
癌症活跃期	1	1
临床概率		
无患 PE 的可能	≤ 4	≤ 1
有患 PE 的可能	> 4	> 1

表 1-20-2　原始和简化 Geneva 评分标准（改良）

Geneva 评分	原始	简化
下肢深静脉触痛和单侧水肿	4	1
曾患 PE 或 DVT	3	1
心率 75~94 次 /min	3	1
心率 ≥ 95 次 /min	5	2
单侧肢体疼痛	3	1
近 1 个月内接受过外科手术或发生骨折	2	1
咯血	2	1
癌症活跃期	2	1
年龄 > 65 岁	1	1
临床概率		
无患 PE 的可能	≤ 5	≤ 2
有患 PE 的可能	> 5	> 2

血流动力学不稳定的患者需要紧急再灌注、抗凝和支持性治疗。对于那些处于不良结局中度风险的患者，需要进行抗凝治疗和持续监测，并应考虑进行补救再灌注。对于不良结局风险较低的患者，应考虑早期出院或使用适当的抗凝药进行家庭治疗，并应谨慎考虑患者的个人情况。出血是抗凝治疗的禁忌证，需权衡 VTE 和出血风险做出治疗选择。

PE 风险简化评分（sPESI）由年龄 > 80 岁、恶性肿瘤、慢性心肺疾病、心率 ≥ 110 次 /min、收缩压 < 100 mmHg、动脉血氧饱和度 < 90% 六项指标构成。每项赋值 1 分，sPESI ≥ 1 分者 30 d 全因死亡率明显升高。sPESI ≥ 1 分归为中危；sPESI=0 分归为低危；若 sPESI=0 分但伴有 RVD 和（或）心脏生物学标志物升高，则归为中危。本患者 sPESI 评分 ≥ 1 分归为中危，除氧疗外，还需抗凝治疗，但患者缺血性脑卒中面积大，且影像学有出血性转化，治疗上存在矛盾，故未抗凝治疗。

（5）急性冠脉综合征

急性冠脉综合征（ACS）是以冠状动脉粥样硬化斑块破裂或侵袭，继发完全或不完全闭塞性血栓形成为病理基础的一组临床综合征，包括急性 ST 段抬高心肌梗死、急性非 ST 段抬高心肌梗死和不稳定型心绞痛（UAP）。根据初始心电图上是否存在 ST 段抬高，以及对心肌生物标志物（如肌钙蛋白或肌酸激酶）的测定，一般可将 ACS 分为 3 个临床类别。ST 段抬高心肌梗死（STEMI）、不稳定型心绞痛和非 ST 段抬高型心肌梗死，后两者也称为非 ST 段抬高型急性冠脉综合征（NSTE-ACS）。

本患者诊断为不稳定型心绞痛。建议使用 β 受体阻滞剂或硝酸酯类药物，这是一线抗缺血药物。在无禁忌证的情况下，建议所有 UA/NSTEMI 患者使用阿司匹林。除非有禁忌证，如出血风险过高，否则除了阿司匹林外，建议使用 P2Y12 抑制剂（如氯吡格雷、替格瑞洛、普拉格雷、坎格雷洛），持续治疗 12 个月。阿司匹林应无限期持续应用。对于阿司匹林过敏的患者，建议长期应用替格瑞洛或氯吡格雷治疗，在这些患者中，氯吡格雷也应无限期持续应用。

ACEI 适用于：使用硝酸甘油或 β 受体阻滞剂后高血压仍持续存在的患者，或者左心室收缩功能障碍或充血性心力衰竭的患者。此类药物对高危患者有益（有已知的冠状动脉病变、脑卒中、外周血管疾病或糖尿病史加至少 1 项其他心血管危险因素），包括左心室功能正常的患者，在无低血压、高钾血症和急性肾衰竭的情况下，应在就诊后 12~24 h 开始应用。

在 NSTE-ACS 患者中，除了抗血小板聚集治疗外，建议对所有患者采取抗凝治疗。如果不存在禁忌证，所有 NSTE-ACS 患者在入院后应当尽快开始高强度他汀类药物治疗（能使低密度脂蛋白胆固醇大约降低 50% 的他汀类药物治疗方案）。对于尽管接受最大可耐受剂量的他汀治疗，LDL-C 仍＞1.8 mmol/L 的患者，应当考虑将依折麦布添加到高强度他汀类药物治疗方案中，以进一步降低 LDL-C。本例患者急性冠脉综合征的治疗遵循临床指南。

综上，这是一例老年糖尿病足重度感染患者，在诊治过程中出现了多种急症，包括糖尿病酮症酸中毒、急性缺血性脑卒中、肺栓塞、急性冠脉综合征，而且合并肺部感染、心功能不全、呼吸衰竭及肾功能不全，急症发生之间有一定联系，且治疗上有一定的矛盾，需在相应急症治疗原则基础上权衡利弊。此病例提示我们老年糖尿病足患者，足局部的感染可能成为全身代谢及多脏器功能障碍的诱因。老年糖尿病患者需警惕严重感染诱发糖尿病急症、心脑血管意外。对于糖尿病足需要早发现、早治疗，及时控制感染，避免全身炎症反应风暴造成一系列的级联效应。

参考文献

[1] Kitabchi A E, Umpierrez G E, Miles J M, et al. Hyperglycemic crises in adult patients with diabetes: a consensus statement from the American Diabetes Association [J]. Diabetes Care, 2009, 32（7）: 1335–43.

[2] American Diabetes Association. Pharmacologic approaches to glycemic treatment: Standards of medical care in diabetes–2020 [J]. Diabetes Care, 2020, 43（Suppl 1）: S98–S110.

[3] 中华医学会糖尿病学分会. 中国高血糖危象诊断与治疗指南 [J]. 中华糖尿病杂志, 2013, 5（8）: 449–461.

[4] Powers W J, Rabinstein A A, Ackerson T, et al. 2018 guidelines for the early management of patients with acute ischemic stroke: a guideline for healthcare professionals from the American Heart Association/American Stroke Association [J]. Stroke, 2018, 49（3）: e46–110.

[5] 中华医学会神经病学分会, 中华医学会神经病学分会脑血管病学组, 中国医学科学院北京协和医院神经科,等. 中国急性缺血性脑卒中诊治指南 2018 [J]. 中华神经科杂志, 2018, 5（9）: 666–682.

[6] 中华医学会呼吸病学分会肺栓塞与肺血管病学组, 中国医师协会呼吸医师分会肺栓塞与肺血管病工作委员会, 全国肺栓塞与肺血管病防治协作组, 等. 肺血栓栓塞症诊治与预防指南 [J]. 中华医学杂志, 2018, 98（14）: 1060–1087.

[7] 中华医学会心血管病学分会, 中华心血管病杂志编辑会员会. 非 ST 段抬高型急性冠状动脉综合征诊断和治疗指南（2016）[J]. 中华心血管病杂志, 2017, 45（5）: 359–376.

（空军特色医学中心内分泌科: 张　妲　拓重轩）

二十一、老年患者肾上腺意外瘤的临床诊治 1 例

肾上腺肿瘤是人类最常见的肿瘤之一。临床上肾上腺肿瘤的患病率随年龄增长而升高，年龄低于 30 岁人群的患病率小于 1%，70 岁及 70 岁以上人群的患病率达 7%。肾上腺意外瘤是指在对非疑似肾上腺疾病（与肾上腺疾病无关）进行影像学检查发现的无症状肾上腺肿块。它们分为有功能型和无功能型、恶性和良性。病因学的患病率数据显示，41% 是腺瘤，19% 是转移瘤，10% 是肾上腺皮质癌，9% 是脂肪瘤，8% 是肾上腺嗜铬细胞瘤，剩余大部分是良性肿瘤（囊肿、血肿、平滑肌瘤、淋巴管瘤等）。

老年患者常合并多种疾病，在处置肾上腺意外瘤时需兼顾多器官功能及疾病状况之间的交叉影响。本文报道 1 例以颜面水肿为首发表现，同时发现肾及肾上腺占位的老年女性患者的诊治过程，以期梳理肾上腺意外瘤的诊疗思路及要点。

1. 病情及诊治经过

【病史】

患者，女，68 岁，因"右肾癌术后伴颜面水肿 1 年余，双下肢肿胀 6 月余"入院。患者于 2016 年 5 月出现颜面轻度水肿，同期体检发现右肾及左肾上腺占位。2016 年 5 月 23 日于外院行腹腔镜下右肾癌根治性切除术，术后病理示肾（右肾）透明细胞癌，1 级，局部 2 级（Fuhrman 四级核分裂系统）。TNM 分期：$T_{1a}N_0M_1$，Ⅳ期。当时怀疑左肾上腺为转移瘤，术后未予特殊治疗。术后颜面水肿进行性加重，近半年出现双下肢肿胀，脸变圆，面部多血质，体力下降，烦躁易怒，易出现皮下淤斑，下肢血管彩超提示左下肢肌间静脉血栓，行抗凝治疗后水肿减轻，继续口服华法林治疗。患者病程中无头痛、心悸、大汗三联征。

既往有糖尿病、高血压、冠心病、高脂血症病史。曾因甲状腺腺瘤行甲状腺部分切除术。家族史无特殊。

【体格检查】

BP 136/72 mmHg，BMI 23.9 kg/m²。库欣貌，满月脸，锁骨上脂肪垫阳性，水牛背、皮肤菲薄、可见淤斑、向心性肥胖。胸廓对称无畸形，双肺叩诊呈清音，听诊两肺呼吸音清，未闻及干、湿啰音及哮鸣音。心界正常，心室率89 次 /min，律绝对不齐，第一心音强弱不等，各瓣膜听诊区未闻及杂音。腹软，无压痛及反跳痛，全腹未触及包块，肝脾肋下未触及，移动性浊音（－），肠鸣音正常。双下肢中度凹陷性水肿。

【辅助检查】

实验室检查：血红蛋白 108 g/L。国际标准化比值 1.21，D- 二聚体定量 275 ng/mL。血钾 3.8 mmol/L、血钠 145 mmol/L、肌酐 135 μmol/L；8：00 血清皮质醇 530.4 nmol/L，16：00 血清皮质醇 489.3 nmol/L，0：00 血清皮质醇 461.8 nmol/L。促肾上腺皮质激素 1.30 pg/mL（↓）。过夜小剂量地塞米松抑制试验：8：00 血清皮质醇 493.3 nmol/L（试验前），8：00 血清皮质醇 563.6 nmol/L（试验后）。血儿茶酚胺：多巴胺 12.28 ng/mL、去甲肾上腺素 18.60 ng/mL、肾上腺素 0.01 ng/mL。24 h 尿儿茶酚胺：多巴胺 40.28 ng/d、去甲肾上腺素 30.01 ng/d、肾上腺素 2.96 ng/d。

心电图：异位心律，心房颤动伴快速心室率。

腹部彩超：右肾癌术后，胰腺囊肿，肝囊肿，胆囊息肉样病变，腹膜后异常回声区考虑癌性淋巴结。

垂体 MRI 平扫 + 增强扫描未见异常（图 1-21-1）。

肾上腺 MRI 增强成像（图 1-21-2）：左侧肾上腺内侧支肿块，考虑腺瘤；肝脏、左肾多发囊肿，部分为出血性；胰腺多发囊肿；腰 3 椎体偏右侧异常信号，转移可能性大。

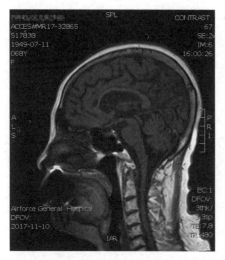

图 1-21-1　头颅 MRI

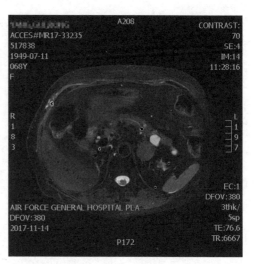

图 1-21-2　肾上腺 MRI

【诊断】

①库欣综合征，左肾上腺腺瘤；②右肾癌术后；③下肢肌间静脉血栓形成（左侧）；④骨系统继发恶性肿瘤；⑤高血压；⑥ 2 型糖尿病；⑦冠心病，心律失常，房颤；⑧高脂血症；⑨胰腺囊肿；⑩肝囊肿；⑪胆囊息肉；⑫甲状腺部分切除术后；⑬膝关节置换术后。

【治疗】

2017 年 12 月 4 日患者在全麻下行后腹腔镜左肾上腺腺瘤切除术。术后病理（图 1-21-3，彩图）：（左肾上腺肿物）皮质腺瘤，大小 3.5 cm × 3.2 cm × 2.5 cm。免疫组化：Syn（+）、CgA（-）、MelanA（+）、Ki-67（1%+）、EMA（-）。术后患者出现低钾血症、血压升高、房颤，经补钾、降压、胺碘酮及西地兰纠正心律等对症治疗，并予氢化可的松静脉补充治疗，患者血糖、血压、心律、电解质均恢复正常，颜面及双下肢水肿消退。术后 8 d 出院，予泼尼松 10 mg（8am）、5 mg（4pm）口服。

患者于 2017 年 12 月 15 日起自觉食欲不佳，12 月 17 日，患者无明显诱因出现肢体乏力、纳差、尿少、发热，体温达 38.6 ℃。考虑肾上腺皮质功能减低，给予静脉补充氢化可的松 200 mg 治疗。3 d 后患者症状逐渐改善，未再出现发热。给予泼尼松 10 mg（8am）、3.75 mg（4pm）口服。出院后 2 个月患者再次因为肾上腺皮质危象入他院，经抢救无效死亡。

2. 讨论

患者的诊治经历了以下三个阶段：①肾上腺占位的定性及功能诊断：明确为左肾上腺腺瘤所致的非 ACTH 依赖性库欣综合征；②术前准备阶段：心功能的评估，血压、血糖、抗凝方案的调整；③手术及术后阶段：糖皮质激素替代补充治疗及肾上腺皮质危象的纠正。

一旦确定存在肾上腺肿瘤，需要进一步的影像学和实验室评估来确认肿瘤的病因及肾上腺的病理基础。重要的是确定肿瘤是否有功能及恶性或良性。在具有恶性肿瘤病史的患者中，75% 的患者临床上不明显的肾上腺肿块为转移病灶，最常见来源于乳腺癌、肺癌、肾癌、胃癌、胰腺癌、卵巢癌、结肠癌和食管癌。本患者患有肾癌，肾上腺占位有转移灶的可能，我们仍需按照临床思维对肾上腺占位进行评估。

最初临床评估的重点在于评估激素过度分泌综合征的临床症状和体征。生化检测包括标准的激素评估：①针对库欣综合征的皮质醇节律或过夜 1 mg 地塞米松抑制试验；②针对嗜铬细胞瘤检测的血浆甲氧基肾上腺素水平；③如果存在高血压和低钾血症，针对原发性醛固酮增多症测定血浆醛固酮浓度和血浆肾素活性的比值；④肾上腺转移性疾病、浸润性疾病、出血、先天性肾上腺增生、原发性双侧大结节性肾上腺增生等可表现为双侧肾上腺病变，需进行鉴别。

初始诊断评估后，在 6~12 个月时，对肾上腺意外瘤进行包括影像学在内的随访以评估肿块增大情况。若肿块未增大，则不需要后续的放射学随访。应每年进行一次生化检测（1 mg 地塞米松过夜抑制试验和血浆甲氧基肾上腺素检测），共计 4 年，以排除亚临床激素分泌过多。肾上腺意外瘤患者存在肿瘤生长和激素变化发展的风险。对 64 名肾上腺偶发瘤患者的长期随访研究（12~120 个月，中位数 25.5 个月）显示：发生内分泌异常的累积风险 1 年时为 17%，2 年时为 29%，5 年时为 47%。肿块增大的累积风险为 1 年时 6%，2 年为 14%，5 年为 29%。快速长大（每年增长 > 2 cm）提示恶性进展（如肾上腺皮质癌），而生长减慢或稳定（每年增长 0.5~1 cm）提示良性进程。若肾上腺肿瘤在至少相隔 6 个月进行的 2 次影像学检查后仍保持稳定，且超过 4 年未表现出激素分泌过多，则不必进行后续随访。

本患者有库欣综合征的临床症状和体征，包括中心性肥胖、满月脸、多血质、锁骨上脂肪垫、颈背部脂肪垫、容易淤伤、近端肌无力、情绪改变。且有高血压和糖尿病多年，合并房颤，无头痛、心悸、大汗等嗜铬细胞瘤临床典型表现。库欣综合征的诊断标准：以下 4 种筛查试验符合 1 种：① 24 h 尿游离皮质醇：大于实验室正常值高限；②过夜 1 mg 地塞米松抑制试验：血皮质醇 > 50 nmol/L；③两次深夜唾液皮质醇：> 145 nmol/L；④经典小剂量地塞米松抑制试验：服药后血皮质醇 > 50 nmol/L。若患者有库欣综合征的典型临床表现，在上述筛查试验中任选一项即可作为确诊试验。若患者临床表现不典型，则应加做血皮质醇昼夜节律或小剂量地塞米松联合促肾上腺皮质激素释放激素兴奋试验。

库欣综合征发病率为每年（0.7~2.4）/1 000 000。其特征为 ACTH 依赖（占 85%，其中 75% 为分泌 ACTH 的垂体腺瘤，10% 为异位促肾上腺皮质激素综合征）及非 ACTH 依赖（占 15%）。肾上腺库欣综合征（ACTH 依赖性库欣综合征）在大多数情况下为单个肿瘤，即肾上腺皮质腺瘤（大约占 2/3）或肾上腺皮质癌（大约占 1/3）。罕见的肾上腺库欣综合征的病因包括肾上腺大结节性增生、作为孤立的疾病或 Carney 综合征一部分的原发性色素性结节性增生和 McCune-Albright 综合征。亚临床库欣综合征影响 8% 的肾上腺意外瘤患者。本患者实验室检查及其他检查结果支持非 ACTH 依赖性库欣综合征的定性诊断，定位于左肾上腺占位。因原发性醛固酮增多症需排除库欣综合征才能诊断，故此患者未做醛固酮、肾素检测。因此左肾上腺意外瘤考虑为良性，有激素活性。颜面及双下肢水肿考虑与库欣综合征有关。

患者有多肿瘤出现，包括右肾透明细胞癌、甲状腺占位、肝肾多发囊肿、胰腺多发囊肿、左肾上腺腺瘤，从"一元论"角度看，临床还需疑诊 Von Hippel-Lindau 病，简称 VHL 病，又称希佩尔·林道综合征。Von Hippel-

Lindau 病是 VHL 抑癌基因突变引起的一种常染色体显性遗传病（OMIM 193300）。患者表现为多器官肿瘤综合征，包括中枢神经系统血管母细胞瘤、视网膜血管母细胞瘤、肾癌或肾囊肿、胰腺肿瘤或囊肿、肾上腺嗜铬细胞瘤、内耳淋巴囊肿瘤和生殖系统囊肿等病变。但患者无血管母细胞瘤的证据，肾上腺占位非嗜铬细胞瘤，基因检测结果也是阴性，故排除 Von Hippel–Lindau 病。

　　肾上腺皮质腺瘤首选手术切除肿瘤。术后因下丘脑 – 垂体轴的长期抑制，出现明显的肾上腺皮质功能减退症状，包括厌食、恶心、体重减轻、倦怠、乏力、肌肉或关节疼痛、皮肤脱屑、精神异常等症状，因此术后需用肾上腺皮质激素短期替代补充治疗。术中和术后应静脉滴注氢化可的松 100~200 mg，视病情变化给予对症或急救治疗，如术后血压下降、休克或出现肾上腺皮质危象时，应立即增加氢化可的松用量至病情好转。术后常规用氢化可的松 100~200 mg/d 静脉滴注 5~7 d，剂量逐渐减量后改为口服氢化可的松或泼尼松至维持剂量。推荐药物为氢化可的松，剂量为 10~12 mg/（$m^2 \cdot d$），分 2 次 /d 或 3 次 /d 给药。替代治疗应逐渐减量，一般半年左右停药。服药期间应观察血压、电解质、24 h 尿游离皮质醇及血皮质醇浓度等以调节药物剂量。如遇应激事件，需将糖皮质激素剂量增加 2~3 倍，不能口服者改为静脉补充糖皮质激素以预防肾上腺皮质危象。

　　本例患者以颜面水肿起病，筛查病因时发现右肾及左肾上腺占位，右肾占位经手术切除，术后病理明确提示为肾透明细胞癌。曾将肾上腺占位考虑为肾上腺转移瘤，但患者术后颜面水肿加重，库欣貌逐渐明显。经内分泌功能评估，明确为左肾上腺占位所致的库欣综合征。老年患者有多种基础疾病，二次手术风险大，且库欣综合征术后需要一段时间的糖皮质激素替代治疗以预防肾上腺皮质危象。对于老年患者，多科协作模式可能有助于保障患者围手术期安全和预防不良急性事件出现。

参考文献

[1] Grumbach M M, Biller B M, Braunstein G D, et al. Management of the clinically inapparent adrenal mass（"incidentaloma"）[J]. Ann Intern Med, 2003, 138（5）: 424–429.

［2］Young W F Jr. Clinical practice. The incidentally discovered adrenal mass［J］. N Engl J Med，2007，356（6）：601-610.

［3］Nieman L K，Biller B M，Findling J W，et al. The diagnosis of Cushing's syndrome：an Endocrine Society clinical practice guideline［J］. J Clin Endocrinol Metab，2008，93（5）：1526-1540.

［4］中华医学会内分泌学分会. 库欣综合征专家共识（2011年）［J］. 中华内分泌代谢杂志，2012，28（2）：96-102.

［5］北京医学会罕见病分会，北京大学第一医院泌尿外科. 中国 von Hippel-Lindau 病诊治专家共识［J］. 中华医学杂志，2018，98（28）：2220-2224.

（空军特色医学中心内分泌科：张　妲　石哲声）

二十二、临床指南和循证医学应用于慢性肾脏病临床诊治——反复发作多关节肿痛、蛋白尿、肾功能不全患者 1 例

1. 病情及诊治经过

【病史】

患者，男，63 岁，因"反复发作多关节肿痛 16 年，加重伴尿检异常 10 余天"于 2020 年 12 月 17 日入院。2004 年患者食用牛羊肉及饮酒后出现左足第 1 跖趾关节红肿疼痛，就诊于当地医院，诊断为"高尿酸血症、痛风性关节炎"，予秋水仙碱口服后缓解。其后双手、足、腕、踝、膝关节肿胀疼痛反复发作，未规律诊治。入院前 10 余天无明显诱因出现右膝及双踝肿痛，伴泡沫尿、夜尿增多，当地医院化验尿常规提示潜血（±），蛋白（++++）。为求进一步诊治收入我院。

既往史：自幼体检发现右肾缩小。个人史、家族史均无特殊。

【体格检查】

血压 124/80 mmHg。神志清晰，语言流利，右耳耳郭可见痛风石 4 枚，左耳耳郭可见痛风石 1 枚。心、肺、腹查体无异常。右膝、双踝关节肿胀，皮温高，触痛（+），左手第 2 及右手第 5 远端指间关节、左足跖趾关节、右足第 2 趾间关节可见痛风石。双下肢轻度水肿。

【辅助检查】

实验室检查：血常规示白细胞计数 12.2×10^9/L，血红蛋白 111 g/L；血生化示尿素氮 9.6 mmol/L，肌酐 142~112 μmol/L，尿酸 445 μmol/L，总蛋白 65.5 g/L，

白蛋白 37.8 g/L，钙 2.36 mmol/L，磷 1.29 mmol/L；尿常规示尿比重1.020，尿 pH 6.0，蛋白质 0.3 g/L，红细胞（−），尿渗透压 385 mOsm/（kg·H$_2$O）；24 h 尿蛋白定量 2 593 mg、1 478.4 mg、1 563.3 mg；免疫球蛋白 G 6.73 g/L（正常值：8.6~ 17.4 g/L），免疫球蛋白 A 9.44 g/L（正常值：1~4.2 g/L），免疫球蛋白 M 0.268 g/L（正常值：0.6~ 2.5 g/L）；补体 C3 1.21 g/L（正常值：0.7~1.4 g/L）、C4 0.385 g/L（正常值：0.1~0.4 g/L）；C 反应蛋白 197 mg/L，血沉 92 mm/h；血轻链 KAP 5.46 g/L（正常值：6.29~13.5 g/L），血轻链 LAM 10.3 g/L（正常值：3.13~ 7.23 g/L）；血清抗 PLA2R-IgG 1.43 RU/mL，在正常范围；血清抗 THSD7A-IgG 阴性；凝血功能、电解质、肿瘤全套、抗核抗体 + 抗核抗体谱、抗磷脂抗体、BNP 未见异常；乙肝五项（−），丙肝抗体（−）、梅毒抗体（−）、艾滋病抗体（−）。

X 线片：双足及双手多发性骨质破坏，考虑痛风改变。

淋巴结超声：左侧锁骨上窝、双侧腋窝、双侧腹股沟区可见多个增大的淋巴结回声，考虑反应性增生。

腹部超声：肝、胆、胰、脾未见明显异常。

泌尿系超声：左肾 11.5 cm×5.0 cm、右肾 7.8×3.6 cm，集合系统及双侧输尿管未见异常，前列腺增大。

肾动态显像：右肾 GFR 17.32 mL/min，左肾 GFR 34.20 mL/min。

心脏超声：心脏结构未见明显异常。

胸部 CT：两下肺轻度间质性改变，右肺小结节，约 4 mm。

【诊断】

①慢性肾病综合征（CKD 3 期）；②痛风性关节炎；③高尿酸血症；④轻度贫血；⑤右肾缩小；⑥前列腺增生；⑦右肺结节。

进一步检查显示（图 1-22-1，彩图）：①血清蛋白电泳：白蛋白 47.7%，α$_1$ 球蛋白 5.8%，α$_2$ 球蛋白 15.5%，β 球蛋白 20%，γ 球蛋白 11.0%，M 蛋白百分比 8.2%；血免疫固定电泳：IgAλ 型 M 蛋白阳性，血游离轻链 κ 31.4 mg/L，游离 λ 119 mg/L，比值 0.26；尿免疫固定电泳：游离 λ 型 M 蛋白阳性，游离 κ 型 M 蛋白阴性。②骨髓穿刺骨髓细胞形态学分析：浆细胞比值偏高，成熟浆细胞 4%，形态无明显异常。③骨髓流式细胞学检查：0.04% 的有核细胞，34.75% 的浆细胞表达 CD38、CD138、clambda、CD229，不表达 CD19、ckappa、CD20、Ki-67、CD22、CD56、CD269，可疑为单克隆浆细胞。④腹腔及盆腔 CT：未见占位性病变。⑤胸椎及腰椎 MRI：骨质增生。⑥骨扫描全身骨显像：未见恶性肿瘤转移病灶，双足、双踝关节多发局限性放射性浓聚灶，考虑痛风石。补充诊断：浆细胞病。

肾脏损伤是否为浆细胞病引起的呢？肾穿刺病理显示：20 个肾小球，其中 6 个球性硬化，其余肾小球基底膜轻度增厚，系膜基质增生，未见嗜复红蛋白沉积，近曲小管上皮细胞颗粒变性，肾小球系膜区、肾小管基底膜及血管壁均有均匀粉染淀粉样物质沉积，间质内多灶状淋巴单核细胞浸润；免疫荧光 IgA（−）、IgM（−）、IgG（−）、C3（−）、FRA（−）；电子显微镜（简称电镜）示肾小球系膜基质增多，基底膜厚，可见大量纤维样物质沉积，直径 < 10 nm，排列紊乱，上皮细胞足突融合，肾小管及肾间质无特殊病变；免疫组化示 KAP（−），LAM（+）；刚果红染色（+）。确定诊断为单克隆免疫球蛋白相关肾损伤（MGRS），肾脏淀粉样变性。

2. 讨论

患者为老年男性，反复发作多关节肿痛 16 年，加重 10 d，于耳郭、双手、双足可见痛风石，双足踝关节肿胀，皮温略高，触痛（+），血尿酸增高，X 线示：双足及双手多发性骨质破坏。依据《中国高尿酸血症与痛风诊疗指南（2019）》，符合痛风诊断。依据 2017 年《中国慢性肾脏病患者合并高尿酸血症诊治专家共识》，提出患者教育和健康饮食对于合并高尿酸血症的 CKD 患者的治疗至关重要。首先，推荐患者保持健康的生活方式：①控制体重、规律运动；②限制酒精及高嘌呤、高果糖食物的摄入；③鼓励对奶制品和新鲜蔬菜的摄入；④适量饮水，保证尿量在 1 500 mL 以上，最好能保证在 2 000 mL 以上；⑤不推荐也不限制豆制品（如豆腐）的摄入。其次，依据《中国高尿酸血症与痛风诊疗指南（2019）》，患者痛风发作次数 ≥ 2 次/年，合并痛风石、慢性肾脏疾病，适合降尿酸治疗。目前临床常用的降尿酸药物主要包括三大类：抑制尿酸合成药物、促进尿酸排泄药物和新型促尿酸分解药物。指南将促进尿酸排泄药物作为抑制尿酸生成药物禁忌或不耐受时的选择，不作为一线用药；当尿 pH < 6.0 时，需要碱化尿液治疗，故予非布司他、碳酸氢钠片治疗。

患者近 2 周的血肌酐波动在 142~112 μmol/L，eGFR 45~59.9 mL/（min·1.73m²），24 h 尿量 2~3 L，肾脏超声提示右肾缩小；肾动态显像：右肾 GFR 17.32 mL/min，左肾 GFR 34.20 mL/min。依据 KDIGO 指南，急性肾损伤定义为 48 h 内血肌酐值增加 ≥ 0.3 mg/dL（26.5 μmol/L），或在发病前 7 d 血肌酐值较基线增高 ≥ 1.5 倍，或尿量 < 0.5 mL/（kg·h），持续 6 h。故该患者不符合急性肾损伤的诊断。结合既往尿蛋白增高，诊断为慢性肾脏病 3 期。

患者幼年体检时发现右肾缩小，超声检查提示右肾 7.8 cm×3.6 cm，肾动态显像提示右肾功能严重受损（GFR 17.32 mL/min），故肾活检存在禁忌。但是，随着超声影像学的发展及肾活检器械的长足进步，肾穿刺的出血风险进一步降低。针对 8 941 例患者超声引导下经皮肾穿刺病例的 Meta 分析表明，仅 1 例患者因术后大出血行肾切除术。Wilczek 等对 1 129 例接受肾穿刺活检术患者进行统计，术后仅 0.7% 需要输血治疗。因此，我们对患者进行了左肾活检。

有临床意义的单克隆球蛋白病（MGCS），通常表现为低克隆浆细胞/淋巴浆细胞样细胞增加，分泌的单克隆免疫球蛋白或其片段通过自身抗体或补体激活引起免疫功能紊乱，可以累及多种组织器官，通常需要确定病变组织中有病理性单克隆免疫球蛋白沉积来确诊。如果累及肾脏，称为单克隆免疫球蛋白相关肾损伤（MGRS）。由于需要治疗，应与意义不明的单克隆免疫球蛋白病（MGUS）相鉴别。国际骨髓瘤工作组（IMWG）关于 MGUS 和相关浆细胞疾病的诊断标准为：血清 M 蛋白 < 30 g/L，尿 M 蛋白 < 500 mg/24 h，单克隆骨髓浆细胞 < 10%，没有可归因于单克隆免疫球蛋白的器官损害。MGUS 可以向多发性骨髓瘤和淀粉样变转化，每年约 1% 的 MGUS 患者出现明显症状且需要治疗。《中国多发性骨髓瘤诊治指南（2020 年修订）》中提出无症状（冒烟型）骨髓瘤诊断标准（需满足第 3 条 + 第 1 条/第 2 条）包括：①血清单克隆 M 蛋白 ≥ 30 g/L，24 h 尿轻链蛋白 ≥ 0.5 g；②骨髓单克隆浆细胞占比 10%~59%；③无相关器官及组织的损害（无 SLiM-CRAB 等终末器官损害表现）。而有症

状（活动性）多发性骨髓瘤的诊断标准则为（需满足第 1 条及第 2 条，加上第 3 条中任何 1 项）：①骨髓单克隆浆细胞比例 ≥ 10% 和（或）组织活检证明有浆细胞瘤；②血清和（或）尿中发现单克隆 M 蛋白；③有骨髓瘤引起的相关表现：a. 有靶器官损害表现（CRAB）：C——校正血清钙 > 2.75 mmol/L，R——肾功能损害（肌酐清除率 < 40 mL/min 或血清肌酐 > 177 μmol/L），A——贫血（血红蛋白低于正常下限 20 g/L 或 < 100 g/L），B——溶骨性破坏，即影像学检查（X 线片、CT 或 PET-CT）显示溶骨性病变；b. 无靶器官损害表现，但出现以下 1 项或多项指标异常（SLiM）：S——骨髓单克隆浆细胞比例 ≥ 60%，Li——受累 / 非受累血清游离轻链比 ≥ 100，M——MRI 检查出现多于 1 处 5 mm 以上的局灶性骨质破坏。该患者血清免疫球蛋白 A 增高、骨髓浆细胞增多、出现血及尿单克隆 M 蛋白、有肾脏损害、血红蛋白 111 g/L、血钙正常、无溶骨性病变，故 MGRS 可能性大。

国际肾脏与单克隆免疫球蛋白病研究组（IKMG）于 2012 年引入了 MGRS 的概念，用于表示与 MGUS 不同的血液学状况，被定义为一种浆细胞克隆性增生紊乱的疾病，产生的单克隆免疫球蛋白引起肾损伤，不符合达到治疗标准的血液系统特定恶性肿瘤。确诊只能依靠肾脏活检。肾脏病理类型包括轻链引起的管型肾病、单克隆免疫球蛋白淀粉样变（轻链淀粉样变、重链淀粉样变、轻重链淀粉样变）、单克隆免疫球蛋白沉积病（轻链沉积病、重链沉积病、轻重链沉积病）、Ⅰ 型冷球蛋白血症肾炎、Ⅱ 型冷球蛋白血症肾炎、免疫性肾小球肾炎、增殖性肾小球肾炎、C3 肾病、轻链近端小管肾病（Fanconi 综合征）、纤维性肾病。该患者肾穿刺活检提示肾小球系膜区、肾小管基底膜及血管壁均有均匀粉染的淀粉样物质沉积，免疫组化显示 LAM（+），电镜可见大量纤维样物质沉积，直径 < 10 nm，考虑患者肾脏损伤为淀粉样变所引起。

免疫球蛋白相关淀粉样变性的发病率约为每年百万分之八。轻链（AL）淀粉样变性是最常见的亚型，占近 95%，其中单克隆 λ 轻链是最常见的免疫球蛋白。合并蛋白尿的淀粉样变性患者中约有一半表现为肾病综合征，约有一半血 Scr 值升高，但只有约 20% 的患者 Scr 值 > 2.0 mg/dL（176.8 μmol/L）。心脏受累的程度决定了患者的整体生存状况，而肾脏受累的程度决定了肾脏的生存状况。肾活检的病理表现为肾小球系膜区、间质和血管壁中发现均匀粉染的淀粉样沉积物，有时可以在肾小球基底膜上看到钉突，约5%的患者主要表现为血管沉积，刚果红染色阳性，电镜下可见淀粉样纤维样物质无规则排列，直径在7~12 nm。该例患者的临床及病理表现与此相符合。

近年来，免疫球蛋白相关淀粉样变的治疗取得了长足进展，包括美法仑、地塞米松、环磷酰胺、硼替佐米及单克隆抗体等，以及最近的抗CD38抗体达拉他单抗等，对治疗反应良好的患者可选择肾脏移植。

总之，MGRS是一种单克隆免疫球蛋白异常增生引起的肾脏损伤。但尚未达到血液系统特定恶性肿瘤的诊断标准。临床上常表现为蛋白尿、肾病综合征和肾功能不全，病理上以发现淀粉样物沉积、刚果红染色阳性、电镜下可见淀粉样纤维无规则排列，直径在7~12 nm。此类疾病发病率极低，临床上容易漏诊，对于老年肾病合并轻链异常的病例应考虑到此种疾病的可能，及早进行肾活检可明确诊断，及时指导治疗。目前MGRS的样本量较少，对这类疾病的治疗及预后判断仍缺乏经验，我们将继续随访患者，总结相关经验。

参考文献

[1] 黄叶飞，杨克虎，陈澍洪，等. 高尿酸血症/痛风患者实践指南[J]. 中华内科杂志，2020，59（7）：519–527.

[2] 中国慢性肾脏病患者合并高尿酸血症诊治共识专家组. 中国慢性肾脏病患者合并高尿酸血症诊治专家共识[J]. 中华肾脏病杂志，2017，33（6）：463–469.

[3] Khwaja A. KDIGO clinical practice guidelines for acute kidney injury[J]. Nephron Clin Pract，2012，120（4）：c179–184.

[4] Korbet S M，Whittier W L，Rodby R A. Changing trends in the performance of percutaneous renal biopsy from nephrologist to interventional radiologist: a single–center experience[J]. Am J Nephrol，2018，48（5）：326–329.

[5] Corapi K M，Chen J L，Balk E M，et al. Bleeding complications of native kidney biopsy: a systematic review and meta–analysis[J]. Am J Kidney Dis，2012，60（1）：62–73.

[6] Wilczek H E. Percutaneous needle biopsy of the renal allograft. A clinical safety

evaluation of 1, 129 biopsies [J]. Transplantation, 1990, 50 (5): 790–797.

[7] Bergstrom D J, Kotb R, Louzada M L, et al. Myeloma Canada Research Network Consensus Guideline Consortium. Consensus Guidelines on the Diagnosis of Multiple Myeloma and Related Disorders: Recommendations of the Myeloma Canada Research Network Consensus Guideline Consortium [J]. Clin Lymphoma Myeloma Leuk, 2020, 20 (7): e352–e367.

[8] Leung N, Bridoux F, Batuman V, et al. The evaluation of monoclonal gammopathy of renal significance: a consensus report of the International Kidney and Monoclonal Gammopathy Research Group [J]. Nat Rev Nephrol, 2019, 15 (1): 45–59.

[9] 中国医师协会血液科医师分会, 中华医学会血液学分会, 中国医师协会多发性骨髓瘤专业委员会. 中国多发性骨髓瘤诊治指南（2020 年修订）[J]. 中华内科杂志, 2020, 59 (5): 341–346.

[10] Hogan J J, Alexander M P, Leung N. Dysproteinemia and the Kidney: Core Curriculum 2019 [J]. Am J Kidney Dis, 2019, 74 (6): 822–836.

[11] Said S M, Sethi S, Valeri A M, et al. Renal amyloidosis: origin and clinicopathologic correlations of 474 recent cases [J]. Clin J Am Soc Nephrol, 2013, 8 (9): 1515–1523.

[12] Pinney J H, Lachmann H J, Sattianayagam P T, et al. Renaltransplantation in systemic amyloidosis–importance of amyloid fibril type and precursor protein abundance [J]. Am J Transplant, 2013, 13 (2): 433–441.

（空军特色医学中心肾脏病科：刘 东）

二十三、老年不典型重症肌无力患者的诊治体会1例

重症肌无力（MG）是一种由乙酰胆碱受体（AChR）抗体介导、细胞免疫依赖、补体参与、累及神经肌肉接头突触后膜，引起神经肌肉接头传递障碍，出现骨骼肌收缩无力的获得性自身免疫性疾病。临床表现为骨骼肌无力、易疲劳，活动后加重，休息和应用胆碱酯酶抑制剂后症状明显缓解。虽然 MG 在临床上主要表现为症状的波动性和晨轻暮重，但临床上也有部分老年患者症状波动性不明显、疲劳试验阴性，甚至新斯的明试验阴性，给诊断带来困难，初诊时容易误诊为神经症、疲劳综合征、吉兰－巴雷综合征、运动神经元病、动眼神经麻痹、其他肌源性疾病等，从而延误治疗。此外，老年患者同时合并多种疾病，给 MG 的治疗造成困难。本文报道 1 例老年患者不典型眼肌型 MG，因合并糖尿病，给诊断和治疗带来一定困难。

1. 病情和诊疗经过

【病史】

患者，男，76 岁，因"左侧上睑下垂 3 个月"于 2020 年 12 月 29 日入院。3 个月前，患者出现左侧上睑下垂及视物轻度模糊，无复视，无晨轻暮重，因症状较轻，未在意。入院前 2 个月因患者家属发现其"双眼不等大"，遂两次到某医院眼科就诊，当时测视力较前无变化，眼压、眼底正常，诊断为"上睑下垂"，建议手术治疗，患者拒绝。后因患者自觉左侧上睑下垂程度逐渐加重，遮挡眼球造成日常生活不便，遂就诊于我院神经内科门诊，查疲劳试验阴性，行头颅 MRI 提示中脑未见异常（图 1-23-1A 和 B），诊断为"不全性动眼神经麻痹，糖尿病周围神经病变"。给予口服"维生素 B_1+ 甲钴胺"营养神

经治疗，效果欠佳。既往有糖尿病、高血压、高脂血症、冠状动脉支架植入术等病史。

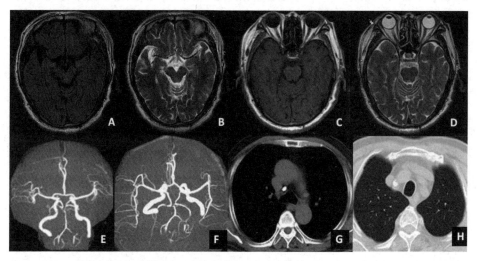

图 1-23-1 头颅 MRI 示中脑未见异常（A 和 B）；眼眶 MRI 未见异常（C 和 D）；脑动脉 MRA 未见异常（E 和 F）；胸部 CT 示胸腺和双肺未见异常（G 和 H）

【体格检查】

内科系统检查未见异常。神经专科查体：神志清楚，语言流利，高级神经活动正常；左侧上睑下垂，眼裂变小，右侧眼睑和眼裂正常，双侧瞳孔等大等圆，直径 2 mm，直接和间接对光反射灵敏，双眼球各方向活动充分；余颅神经检查未见阳性体征；颈软，无抵抗，四肢肌力 5 级，肌张力正常，四肢腱反射（+），双侧病理征未引出，面部及四肢痛觉对称，关节位置觉存在，双侧共济运动稳准。

【辅助检查】

血常规、尿常规、大便常规和潜血、凝血功能、D- 二聚体定量、纤维蛋白原降解产物、动态红细胞沉降率、快速 C 反应蛋白、生化、甲状腺功能均在正常范围内；同型半胱氨酸 16.3 μmol/L；乙肝、梅毒、艾滋病等抗体阴性；肿瘤标志物阴性；抗核抗体、抗核抗体谱、抗中性粒细胞胞浆过筛均正常。

疲劳试验示：双侧眼肌、双上肢及双下肢均为阴性。

新斯的明试验（1 mg 新斯的明 +0.5 mg 阿托品）示左侧上睑下垂明显改善，

结果阳性。

血清 AChR 抗体和肌联蛋白抗体（又称 Titin 抗体）阳性，血清电压门控钙通道（VGCC）抗体阴性（表 1-23-1）。

眼眶 MRI 未见明显异常（图 1-23-1 C 和 D），脑动脉磁共振血管成像（MRA）未见明显异常（图 1-23-1 E 和 F）。

胸部计算机断层扫描 CT 未见胸腺和肺部异常（图 1-23-1 G 和 H）。

肌电图显示左侧面神经和副神经低频和高频重复电刺激（RNS）波幅递减超过 10%。

脑脊液压力 110 mmH$_2$O（1.08 kPa，1 mmH$_2$O 约相当于 0.098 1 kPa），脑脊液常规、生化检测正常，Hu-Yo-Ri 抗体阴性。

表 1-23-1　患者神经肌肉接头疾病自身抗体谱检测结果

抗体	结果	检测方法	参考区间
AChR（乙酰胆碱受体）抗体 IgG	阳性（4.35 nmol/L）	ELISA	< 0.45 nmol/L
MuSK（肌肉特异性受体酪氨酸激酶）抗体 IgG	阴性	CBA	阴性
LRP4（低密度脂蛋白受体相关蛋白 4）抗体 IgG	阴性	ELISA	阴性（< 0.21）
RyR（兰尼碱受体）抗体 IgG	阴性	ELISA	阴性（< 0.50）
Titin（肌联蛋白）抗体 IgG	阳性（2.48）	ELISA	阴性（< 1.00）
VGCC（血清电压门控钙通道）抗体 IgG	< 0.001 pmol/L	放免法	≤ 30 pmol/L

【诊断】

①重症肌无力（眼肌型）。定位诊断：神经 - 肌肉接头；定性诊断：自身免疫性疾病。虽然患者症状无波动性、疲劳试验阴性，但患者新斯的明试验阳性、肌电图低频和高频 RNS 示递减及 AChR 抗体阳性均支持该诊断。②非胰岛素依赖型糖尿病。③高血压病。④高脂血症。⑤冠状动脉支架植入术后。

【鉴别诊断】

1）动眼神经麻痹：患者仅为上睑下垂，无复视，无眼球运动障碍和瞳孔改变，不支持动眼神经麻痹，MRI 未发现后交通的动脉瘤、眼眶和海绵窦的占位和炎症病变，以及脑干的占位和梗死等可造成动眼神经麻痹的原因。本例患者合并糖尿病，应与糖尿病周围神经病变相鉴别，后者常累及动眼神经，但本例患者新斯的明试验阳性、肌电图低频和高频 RNS 示递减及 AChR 抗体阳性，不支持该病。

2）Lambert-Eaton 综合征：为免疫介导的累及神经肌肉接头突触前膜电压依赖性钙通道疾病，表现为肢体端无力、易疲劳，短暂用力后肌力增强，持续收缩后病态疲劳伴有自主神经症状（口干、直立性低血压、胃肠运动迟缓等）。肌电图示低频 RNS 可见波幅递减，高频 RNS 可见波幅明显递增。多继发于小细胞肺癌，也可并发于其他恶性肿瘤。本例为老年患者，容易发生肿瘤疾病，应相鉴别，但本例患者临床特点与之不符，且未发现肿瘤疾病，故不支持该诊断。

【治疗】

鉴于患者为眼肌型 MG，给予溴吡斯的明片 60 mg 口服，4 次 /d。3 d 后患者左侧眼睑下垂症状好转，但未完全恢复正常，视物模糊较前减轻。考虑患者合并 2 型糖尿病、年龄较大，未予糖皮质激素，建议行免疫抑制剂治疗，但因患者担心药物不良反应未予执行。随访 2 个月，患者左侧上睑仍稍下垂，无其他部位肌无力症状。

2. 讨论

MG 是由自身抗体介导的获得性神经肌肉接头传导障碍的自身免疫性疾病，全球患病率为（150~250）/100 万，预估年发病率为（4~10）/100 万。我国 MG 发病率为 0.68/10 万，女性发病率略高。各年龄段均可发病，30 岁和 50 岁左右呈现双峰发病。最新流行病学调查显示，我国 70~74 岁年龄组为高发人群。根据改良的 Osserman 分型，MG 临床分为以下五型：Ⅰ型（单纯眼肌型），病变仅局限于眼外肌，2 年之内其他肌群不受累。Ⅱ型（全身型），有一组以上肌群受累，又分为ⅡA型（轻度全身型），四肢肌群轻度受累，伴或不伴眼外肌受累，通常无咀嚼、吞咽和构音障碍，生活能自理；ⅡB型（中度全身型），四肢肌群中度受累，伴或不伴眼外肌受累，通常有咀嚼、吞咽和构音障碍，生活自理困难。Ⅲ型（重度激进型），起病急、进展快，发病数周或数月内累及咽喉肌；半年内累及呼吸肌，伴或不伴眼外肌受累，生活不能自理。Ⅳ型（迟发重度型），隐袭起病，缓慢进展，由Ⅰ、ⅡA、ⅡB型进展而来，累及呼吸肌。Ⅴ型（肌萎缩型，起病半年内可出现骨骼肌萎缩、无力）。最近的国内外指南建议根据血清抗体和临床特点进行亚组分类（表1-23-2）。

表1-23-2　MG亚组分类及临床特点

亚组分类	抗体	合并其他肌无力抗体	发病年龄	胸腺	胸腺切除
O MG	可出现AChR、MuSK及LRP4抗体	极少	任何年龄	正常或异常	证据不足
AChR-G MG（早发型）	AChR	极少	＜50岁	胸腺增生	获益
AChR-G MG（晚发型）	AChR	合并Titin、RyR抗体	＞50岁	胸腺萎缩，小部分增生	可能获益（胸腺增生）
MuSK-MG	MuSK	极少	任何年龄	正常	不推荐
LRP4-MG	LRP4	极少	任何年龄	正常	不推荐
抗体阴性MG	未检测到AChR、MuSK及LRP4抗体	可能出现	任何年龄	正常或增生	证据不足
胸腺瘤相关MG	AChR	通常合并Titin、RyR抗体	任何年龄	胸腺上皮细胞瘤	可能获益

注　MG：重症肌无力；O MG：眼肌型MG；G MG：全身型MG；AChR：乙酰胆碱受体；MuSK：肌肉特异性受体酪氨酸激酶；LRP4：低密度脂蛋白受体相关蛋白4；Titin：肌联蛋白；RyR：兰尼碱受体。

　　MG 的临床特点为症状波动性和易疲劳性，临床表现为晨轻暮重或持续活动后加重，休息后缓解、好转。本例患者症状不典型，无晨轻暮重等波动性症状，疲劳试验亦阴性，且高龄及合并高血压、糖尿病、高脂血症和冠心病等，很容易被误诊为其他疾病（如糖尿病、脑卒中、颅内动脉瘤等）所致的动眼神经麻痹。但本例患者新斯的明试验阳性、肌电图低频和高频 RNS 示递减及 AChR 抗体阳性均支持 MG 诊断。不典型 MG 在既往文献中就有报道，一项回顾性研究对 32 例不典型 MG 患者的临床特点进行分析，全组病例中有 5 例单纯眼肌型，其中 2 例仅有眼睛不适或视物模糊感，有 9 例患者无晨轻暮重及明显的症状波动性，其中 6 例患者同时疲劳试验阴性，而新斯的明试验阳性者 29 例，占 90.6%。全组低频 RNS 总阳性率 71.9%。因此新斯的明试验是诊断 MG 的金标准，而低频重复电刺激是诊断 MG 的重要客观指标。

　　《中国重症肌无力诊断和治疗指南（2020 版）》指出，成年人发病的眼肌型 MG 在眼肌症状出现 2 年内容易向全身型转化，亚裔人群 2 年自然转化率为 23%~31%。《重症肌无力管理国际共识指南（2020 更新版）》指出，对于眼肌型 MG 应给予胆碱酯酶抑制剂治疗，效果不佳时可加用免疫抑制剂，首选糖皮质激素，效果不佳或禁忌时，可选择其他免疫抑制剂。本例患者虽然仅有眼睑下垂，胸部 CT 未发现胸腺瘤，但该患者 AChR 抗体和 Titin 抗体阳性，根据新的 MG 亚组分组标准，该患者不能排除胸腺瘤相关 MG。胸腺瘤相关 MG 约占 MG 患者的 10%~15%，任何年龄均可以发病，相对发病高峰在 50 岁左右。绝大多数胸腺瘤相关 MG 可检测出 AChR 抗体，且多合并 Titin 抗体和兰尼碱受体（RyR）抗体，对胆碱酯酶抑制剂反应差，需要更长疗程的免疫治疗。因此，无论本例患者属于哪种类型 MG，既往通过胆碱酯酶抑制剂治疗后症状改善不明显，宜选用免疫抑制剂治疗。不过本例患者合并 2 型糖尿病，且年龄较大，既往有冠心病和冠状动脉支架植入病史，不适合应用激素，可选用其他免疫抑制剂，但患者暂时拒绝，建议定期随访，必要时应用免疫抑制剂。

3. 小结

　　本病例为老年不典型的眼肌型 MG 患者，因缺乏症状波动性的临床特点及疲劳试验阴性，且合并多种动脉粥样硬化危险因素，容易被误诊为脑卒中、糖尿病或颅内动脉瘤所致的不全动眼神经麻痹，需要行新斯的明试验、低频 RNS 及 MG 特殊抗体的检查以明确诊断。MG 特殊抗体的检测不仅有助于诊断，还有助于临床亚型的分组和指导治疗。如果 Titin 抗体阳性，应注意胸腺肿瘤的筛查，对胆碱酯酶抑制剂不敏感的患者，应给予免疫抑制剂治疗，但在老年患者的治疗应权衡药物所致的不良反应和并发症。

参考文献

［1］Narayanaswami P, Sanders D B, Wolfe G, et al. International consensus guidance for management of myasthenia gravis: 2020 update［J］. Neurology, 2021, 96（3）: 114-122.

［2］Chen J, Tian D C, Zhang C, et al. Incidence, mortality, and economic burden of myasthenia gravis in China: A nationwide population-base study［J］. Lancet Reg Health West Pac, 2020, 5: 100063.

［3］Li M, Ge F, Guo R, et al. Do early prednisolone and other immunosuppressant therapies prevent generalization in ocular myasthenia gravis in Western populations: a systematic review and meta analysis［J］. Ther Adv Neurol Disoed, 2019, 12: 1-8.

［4］中国免疫学会神经免疫分会，空军军医大学唐都医院神经内科. 中国重症肌无力诊断和治疗指南（2020 版）［J］. 中国神经免疫学和神经病学杂志，2021，28（1）: 1-12.

［5］魏慧星，吴钢，杨锦珊. 32 例不典型重症肌无力的临床表现与电生理变化分析［J］. 南方医科大学学报，2009，29（12）: 2437-2442.

（空军特色医学中心神经内科：郭海茹　陈大伟）

二十四、氨磷汀在治疗原发免疫性血小板减少症中的作用——高龄重症难治性ITP患者的诊疗启示

原发免疫性血小板减少症（ITP）的主要发病机制是血小板自身抗原免疫耐受性丢失，导致体液和细胞免疫异常活化，共同介导血小板破坏加速及巨核细胞产生血小板不足。ITP发病主要见于儿童和中青年人，成年人ITP一般多见于女性，老年人相对少见，在高龄男性中发病罕见。本病例为92岁男性患者，糖皮质激素（地塞米松）联合丙种球蛋白、美罗华、促血小板生成素及输注血小板等常规治疗效果不佳，最终经联合氨磷汀治疗得以缓解，提示氨磷汀可能是ITP治疗中一种较有潜力的药物。当时氨磷汀罕见应用于ITP疾病治疗，截至目前仍是超说明书、超指南用药，其用药经验仍在临床探索中。

1.病情及诊治经过

【病史】

患者，男，92岁，2011年5月因"间断皮下出血点9年，再发3天"入院。9年前患者因"手背皮下淤斑1天"住院，血常规中示血小板计数 2.0×10^9/L，行骨髓穿刺细胞学检查明确为特发性血小板减少性紫癜，给予糖皮质激素（初始地塞米松 10 mg，1次/d；2周后改为口服泼尼松 30 mg，2次/d，并逐步减量；4个月后减至 10 mg，1次/d，并继续缓慢减量直至停药）、丙种球蛋白并输注血小板，同时口服氨肽素后痊愈出院。多年来上述症状无复发。入院前3d患者发现舌尖有小血疱，右前臂出现3个米粒大小的出血点，局部皮肤无疼痛、瘙痒，未在意。后发现右臂皮下出血点逐渐增多，为进一步诊治来院。患者近期无上呼吸道感染或特殊药物、食物服用病史。既往有高血压、冠心病、肺栓

塞、高脂血症等病史。曾于 2002 年 9 月应用激素期间出现胸 10、腰 1 椎体压缩性骨折；2010 年体检时行 MRI 检查发现右侧股骨头坏死（1 期）。

【体格检查】

T 36.5 ℃，P 65 次 /min，R 18 次 /min，BP 130/80 mmHg。一般情况良好，认知功能正常。皮肤无黄染，右前臂散在数个针尖至小米粒大小淤点，压之不褪色，静脉穿刺部位可见稍大淤斑。浅表淋巴结不肿大。口腔内舌尖可见一小米粒大小淤点，未见血疱。心、肺、腹部无异常体征，双下肢无凹陷性水肿，胸椎后凸畸形，四肢关节无畸形。

【辅助检查】

实验室检查：血常规示血小板计数 2.0×10^9/L；其他项目正常；肝肾功能、肿瘤标志物、免疫球蛋白、补体 C3 及 C4 等均正常。

【诊断】

①原发免疫性血小板减少症；②高血压病 1 级（很高危）；③高脂血症；④冠心病；⑤肺栓塞。

【治疗】

患者拒绝骨髓穿刺术，根据既往病史诊断 ITP。立即输注血小板 1 个单位，同时予丙种球蛋白冲击治疗，剂量为 0.4 g/（kg·d），静脉滴注，观察 3 d 无明显效果（血小板计数 3.0×10^9/L），后予小剂量激素（地塞米松静脉注射，5 mg/d×7 d，后改为 2 mg/d×7 d，再改为 1 mg/d×7 d）联合丙种球蛋白（静脉滴注，20 g/d×7 d，后改为 20 g/ 隔日 ×7 d，再改为 10 g/ 隔日 ×7 d），美罗华（静脉注射，100 mg，1 次 / 周 ×4 周）、促血小板生成素（皮下注射，150 万 IU/d×7 d，后改为 150 万 IU/ 隔日 ×7 d）及静脉输注血小板（1 个单位 / 次 × 2 次）治疗 1 个月。血小板虽然一度升至 260×10^9/L，但停药后血小板计数水平不能维持稳定，很快下降至（42~54）$\times 10^9$/L。随即调整治疗，逐渐减、停上述用药，开始给予氨磷汀治疗。治疗方案：氨磷汀静脉滴注 400 mg/d，

1 次 /d，每周连续用药 5 d，休息 2 d，连用 5 周为 1 个疗程。第 1 周：氨磷汀 400 mg/d（共 5 d）；丙种球蛋白 10 g/d（1 d）；美罗华 100 mg/d（1 d）；促血小板生成素 1.5 万 U/d（3 d），3 d 之后隔日 1 次，用药 2 次；地塞米松静脉注射 2 mg/d（共 5 d）。第 2 周：氨磷汀 400 mg/d（共 5 d），地塞米松静脉注射 1 mg/d（共 5 d）；此后单用氨磷汀治疗。期间血小板计数变化：氨磷汀用药第 10 天最高达 326×10^9/L，于第 4 周初最低为 84×10^9/L。之后逐步上升，至第 5 周初达 92×10^9/L，第 5 周氨磷汀用药结束时血小板计数 110×10^9/L。上述治疗停药后患者血小板计数继续回升，停药 10 d 时复查 120×10^9/L。应用氨磷汀药物期间未曾输注血小板。用药期间曾静脉注射唑来膦酸 400 mg 预防溶骨性破坏。输液时患者取平卧位，每次氨磷汀用药前 15 min 以恩丹西酮（4 mg，1 次 /d）预防胃肠道反应，治疗过程中患者除轻微困倦、乏力外，未发现胃肠道不适或低血压、低血钙抽搐，未出现过敏反应，患者耐受性良好。

出院后最初 2 个月每半个月复查血常规，之后每个月复查血常规，观察血小板计数稳定无下降，波动范围为（118~142）$\times 10^9$/L。曾于 2015 年、2016 年、2018 年病情复发，3 年间血小板计数最低分别为 1.0×10^9/L、8.0×10^9/L、2.0×10^9/L，但每次仅用促血小板生成素和小剂量地塞米松即可缓解。目前已随访 10 年，患者一般情况良好，血小板计数稳定于（150~250）$\times 10^9$/L。

2. 讨论

近年 ITP 治疗有较大进展，目前免疫球蛋白、美罗华、环孢霉素 A（CyA）、霉酚酸酯（骁悉，MMF）联合免疫抑制剂（包括激素、丙种球蛋白、长春新碱等）、干扰素、促血小板生成素（TPO）、TPO 受体激动剂、抗幽门螺杆菌治疗，以及脾区放疗、脾切除等为 ITP 提供了较多的治疗策略。氨磷汀虽然未进入 ITP 治疗指南，但已被部分认可，临床应用较前明显增多。

氨磷汀最初在 1996 年经 FDA 批准在美国上市，作为一种广谱细胞保护剂，用于多剂量顺铂对晚期卵巢癌或非小细胞肺癌化疗，以及用于晚期卵巢癌患者用环磷酰胺化疗时预防和减少药物累积肾毒性损害。作为癌症化疗、放疗的辅助药物，氨磷汀可以减少肿瘤化疗、放疗的毒副作用。氨磷汀的摄取、转运、转化、发挥作用主要在正常组织中，肿瘤组织摄取极微，可以保护所有的正常组织，又不影响放、化疗的抗肿瘤作用，明显改善了放化疗患者的耐受性，提高了患者的生活质量。近几年，氨磷汀的药理作用机制逐渐明确。氨磷汀不仅具有抗氧化作用，其对细胞周期、细胞凋亡、细胞分化和造血均具有调控作用。在刺激骨髓多系造血、刺激造血干/祖细胞生长、诱导巨核细胞分化、抑制骨髓基质细胞向脂肪细胞分化等方面均具有作用。其治疗 ITP 的机制可能包括抑制免疫破坏和促进巨核细胞分化、保护血小板免受自身抗体破坏；同时，氨磷汀本身有活化促血小板生成素（TPO）信号传导通路，促进巨核细胞分化释放血小板入血的作用。自 2006 年范辉、朱宏丽等人首次报道应用氨磷汀治疗 3 例 ITP 使患者痊愈后，其继续以此药物治疗难治性 ITP 患者，并且在国内得到推广，部分医师亦相继应用，均获得良好疗效。基础试验及临床病例观察显示该药物安全性较高，大多数患者在应用氨磷汀升高血小板后，不需要其他药物维持治疗。

迟小华等人利用开放性基因芯片数据库筛选氨磷汀调控人类造血及免疫相关基因时，发现氨磷汀调控的造血和免疫相关基因共 17 个，其中上调的生物学通路基因包括各系造血相关基因 GPR26、CD49c 和 MS4A4，以及补体通路基因 MASP1，下调的生物学通路基因包括干扰素 α 信号通路基因 TIE1、IL10RB。这可能是氨磷汀治疗 ITP 的部分机制所在。

从常规临床思维出发，首先寻找发病原因，追问患者在 2011 年发病前曾有轻度腹泻 2~3 d，可能由此激活了患者的免疫紊乱。传统治疗中，重症 ITP 首选大剂量地塞米松治疗和丙种球蛋白来进行免疫保护。但该患者高龄，且有重度骨质疏松，既往应用激素后出现了骨折及股骨头坏死，虽然糖皮质激素为 ITP 一线治疗中的首选药物，但该患者无法使用。遂于初期选择了大剂量丙种球蛋白冲击治疗，对抗患者血清中可能存在的抗血小板因子，以期减少血小板的破坏，并辅以血小板输注。用药 3 d 内患者的血小板最高升至 12 g/L，又迅速回降至 3 g/L，且皮肤出血点增多，推测可能仅丙球单一用药并不能抗衡患者的免疫破坏。再次评估患者整体情况，考虑到股骨头坏死为早期，目前无明显症状，虽然使用小剂量激素发挥不了决定性的治疗作用，但可能起到部分改善免疫状态的作用，并达到缓解其他药物不良反应的目的，评估应用激素的总体获益大于风险。同时认识到患者对常规的治疗可能已不敏感，需要给予其他强有力的药物，于是在保留丙种球蛋白中和抗体的同时，联合了针对体液免疫的美罗华药物，并给予促血小板生成素，从促进血小板的生成及阻止血小板破坏等不同角度围追堵截以期一击即中。观察患者联合用药的 1 个月间，初期治疗有效，但美罗华、促血小板生成素减药过程中血小板水平不能维持。

我们开始考虑其他的发病机制，首先排查幽门螺杆菌感染，但是患者的 ^{13}C 呼气试验阴性；其次考虑使用免疫抑制剂，最终因其不良反应较多，没有应用在这位高龄患者的 ITP 治疗中。重新审视患者的治疗，该高龄患者应用大剂量丙种球蛋白治疗无效，应用美罗华及促血小板生成素有效，但撤药后不能维持血小板水平的治疗过程提示我们可能需要寻找其他保护血小板、调节免疫的药物。这时血液病专家想到了近年开始逐渐应用于血液病领域的泛细胞保护剂氨磷汀，此药同时具有抑制免疫破坏及细胞自我保护、促血小板生成等作用，对 ITP 的发病机制可以多方面兼顾。氨磷汀针对的是血小板本身及外在两方面因素，它具有的细胞自我保护功能是其他药物做不到的。氨磷汀的应用成为该患者治疗中的转折点，此后治疗过程顺利，患者除了自感乏力、困倦外无其他不适，病情无反复，血小板很快上升并保持稳定。随访 10 年来，虽然期间患者有 3 次病情复发，短时间简单药物治疗可缓解，直到目前患者血小板计数仍稳定在（150~250）×10^9/L，提示 2011 年的治疗对患者血小板发挥了长效的保护作用。另外，2011 年患者应用地塞米松剂量较小，且以唑来膦酸预防溶骨性破坏，直到目前未发现原有的股骨头坏死加重，亦未出现新的骨折。

本病例为 2011 年发病的 92 岁高龄男性 ITP 患者，既往对激素治疗敏感，当时常规激素及免疫治疗效果不佳，但应用氨磷汀后血小板水平很快提升并维持稳定。这提示我们在临床上不可完全拘泥于指南及药品说明书，要多从患者本身及发病机制、药物机理发现线索，寻找治疗突破点，创新思维、综合治疗，才能获得最大的临床获益。

参考文献

［1］杨仁池，华宝来，季林祥，等. 老年人特发性血小板减少性紫癜150例回顾性分析［J］. 中华老年医学杂志，2000，19（4）：268-270.

［2］中华医学会血液学分会血栓与止血学组. 成人原发免疫性血小板减少症诊断与治疗中国指南（2020年版）［J］. 中华血液学杂志，2020，41（8）：617-623.

［3］Provan D，Arnold D M，Bussel J B，et al. Updated international consensus report on the investigation and management of primary immune thrombocytopenia［J］. Blood Adv，2019，3（22）：3780-3817.

［4］Neunert C，Terrell D R，Arnold D M，et al. American Society of Hematology 2019 guidelines for immune thrombocytopenia［J］. Blood Adv，2019，3（23）：3829-3866.

［5］袁永平，杨翔，胡贝妮，等. 成人原发性免疫性血小板减少性紫癜新型药物治疗的研究进展［J］，中国实验血液学杂志，2020，28（2）：677-681.

［6］Ražuka-Ebela D，Giupponi B，Franceschi F. Helicobacter pylori and extragastric diseases［J］. Helicobacter，2018，23（Suppl 1）：e12520.

［7］Goni E，Franceschi F. Helicobacter pylori and extragastric diseases［J］. Helicobacter，2016，21（Suppl 1）：45-48.

［8］Franchini M，Plebani M，Montagnana M，et al. Pathogenesis，laboratory，and clinical characteristics of Helicobacter pylori-associated immune thrombocytopenic purpura［J］. Adv Clin Chem，2010，52：131-144.

［9］盛光耀，王春美. 特发性血小板减少性紫癜发病机制研究进展［J］. 实用儿科临床杂志，2010，25（3）：157-159.

［10］朱珠. 抗辐射药——氨磷汀［J］. 中国药学杂志，1999，34（1）：58-59.

［11］戴丹丹，刘孟娟，叶晓春. 氨磷汀的临床应用概况［J］. 海峡药学，2014，26（5）：79-80.

［12］李素霞，朱宏丽. 氨磷汀在血液系统疾病中的应用［J］. 中国处方药，2010，103（10）：50-53.

［13］范辉，朱宏丽，姚善谦，等. 氨磷汀治疗特发性血小板减少性紫癜高龄患者近期疗效观察［J］. 中国实验血液学杂志，2006，14（2）：301-303.

［14］范辉，朱宏丽，李素霞，等. 氨磷汀治疗17例特发性血小板减少性紫癜［J］. 中国实验血液学杂志，2008，16（1）：192-196.

［15］王红，李学术. 氨磷汀治疗难治性特发性血小板减少性紫癜［J］. 辽宁医学院学报，2009，30（2）：164.

［16］蒋玉霞，胡通林，尹利明，等. 氨磷汀联合地塞米松治疗复发难治性ITP临床观察［J］. 浙江中西医结合杂志，2014，24（2）：138-139.

［17］宾燕成，张华，李虎生，等. 氨磷汀治疗复发性难治性特发性血小板减少性紫癜的临床疗效［J］. 临床合理用药杂志，2016，9（3）：81-82.

［18］张广伟，徐晓月. 注射用氨磷汀安全性研究［J］. 中国药业，2011，20（12）：19-21.

［19］迟小华，井绪臣，刘宏丽，等. 氨磷汀调控人类造血及免疫相关基因的筛选及生物信息学预测［J］. 军医进修学院学报，2011，32（7）：752-754.

［20］Fan H, Zhu H L, Li S X, et al. Efficacy of amifostine in treating patients with idiopathic thrombocytopenia purpura［J］. Cell Biochem Biophys, 2011, 59（1）: 7-12.

［21］Li Y, Wu X X, Zhu H L, et al. The effect of amifostine on differentiation of the human megakaryoblastic Dami cell line［J］. Cancer Med, 2016, 5（8）: 2012-2021.

（空军特色医学中心老年医学科：靳 英）

二十五、综合治疗急性髓细胞性白血病合并易栓症高龄患者1例

急性髓细胞性白血病（AML）是血液系统常见的恶性肿瘤，老年患者发病率高。老年 AML 患者，机体功能减退，往往合并多种慢性疾病，对化疗耐受性差，相关并发症多，预后差。本文报道 1 例高龄 AML 患者合并易栓症及多种慢性疾病，经综合治疗后无复发，并已生存 1 年余。

1. 病情及诊治经过

【病史】

患者，男，70 岁。因乏力、面色苍白于 2020 年 2 月查血常规示白细胞计数 $10.5 \times 10^9/L$、血红蛋白 65 g/L、血小板计数 $54 \times 10^9/L$、中性粒细胞百分比 23.5%、淋巴细胞百分比 24.5%、单核细胞百分比 54%；外周血细胞形态学检查示原始细胞 8%。为进一步诊治收入院。既往有高血压 10 年，血压最高达 180/110 mmHg，规律口服"氨氯地平"降压，现血压控制好；有 2 型糖尿病 3 年，规律口服"二甲双胍、阿卡波糖"等药物降糖治疗，现血糖控制良好。

【体格检查】

贫血貌，全身浅表淋巴结未触及肿大，口、咽、心、肺、腹查体未见异常。双下肢无凹陷性水肿，神经系统查体未见异常。

【辅助检查】

骨髓象：骨髓增生活跃，原始粒细胞占 37.5%，可见 Auer 小体；原始及幼稚单核细胞占 14%，可见 Auer 小体。组化染色：过氧化物酶染色（POX）阳性率为 86%；非特异性酯酶染色（NSE）阳性率为 22%；氟化钠（NaF）抑制率为

100%。诊断：AML M4 型。

免疫分型：异常髓系表型幼稚细胞占 20.82%，表达 CD34、CD38、CD33、CD117、CD45、CD123、HLA-DR、CD13、CD9，部分细胞表达 CD15；不完全成熟单核细胞占 18.55%，部分细胞表达 CD14、HLA-DR；嗜酸细胞占 21.56%，比例增高。诊断：AML M4 可能性大。

AML 相关基因检测：CBF β-MYH11/ABL 264.8%，WT1 99.3%（正常值 < 0.6%），NRAS 基因突变。染色体检查：46，XY，inv（16）（p13q22）/46，XY。

超声：脂肪肝、高血压心脏改变、主动脉粥样硬化。

血脂：总胆固醇 5.8 mmol/L，甘油三酯 2.2 mmol/L。

【诊断】

① AML M4 伴嗜酸细胞增多（AML M4EO）；②高血压病 3 级（很高危）；③ 2 型糖尿病；④脂肪肝；⑤高脂血症；⑥主动脉粥样硬化。

【治疗】

2020 年 3 月 5 日给予地西他滨联合半量 CAG 方案（阿克拉霉素 + 阿糖胞苷 + 重组人粒细胞刺激因子）化疗。4 月 7 日骨髓象达完全缓解（CR）。流式微小残留病变检测：阴性，CBF β-MYH11/ABL 1.59%，NRAS 未检测到突变，WT1 阴性。从 2020 年 4 月 9 日至 8 月 2 日先后给予地西他滨联合半量 CAG 方案、AA 方案（阿克拉霉素 + 阿糖胞苷）、DA 方案（柔红霉素 + 阿糖胞苷）、HHA 方案（高三尖杉酯碱 + 阿糖胞苷）巩固化疗 4 个疗程。每个疗程巩固化疗后 2~7 d 内给予异基因自然杀伤细胞（NK 细胞）6×10^9 个 / 次，共输注 4 次，输注期间及输注后无任何不良反应。8 月 17 日骨髓象：CR；流式微小残留病变检测：阴性，CBF β-MYH11/ABL 0.04%。CR 后先后 6 次腰椎穿刺鞘内注射化疗药物预防中枢神经系统白血病。脑压、脑积液常规、生化、病理、流式微小残留病变检测均未见异常。8 月 31 日至 12 月 11 日先后给予 AA 方案、IA 方案（去甲氧柔红霉素 + 阿糖胞苷）、AA 方案化疗。2021 年 1 月 4 日复查骨髓象：CR；流式微残检测：阴性，CBF β-MYH11/ABL 0.02%。2021 年 1 月

21 日至 4 月 20 日给予靶向药物维奈托克 + 去甲基化药物阿扎胞苷 + 小剂量阿糖胞苷方案维持化疗 3 个疗程。5 月 13 日复查骨髓象：CR；流式微残检测：阴性，CBF β –MYH11/ABL 0.005%。

针对高血脂给予口服阿托伐他汀钙片。2020 年 4 月在我科化疗期间出现右下肢无力、麻木，行走困难。当时查血常规示 Hb 77 g/L，WBC 1.4×10^9/L，PLT 87×10^9/L；凝血四项正常；D- 二聚体 374 ng/mL。结合头颅 CT、头颅 MRI、眼底检查、颈部血管超声检查，诊断为左侧额叶脑梗死（急性）、双侧放射冠区腔隙性脑梗死、右眼陈旧性视网膜分支静脉阻塞、颈动脉硬化改变伴斑块形成。给予血栓通、阿司匹林、丁苯酞、依达拉奉治疗。2020 年 5 月又出现右下肢水肿，超声检查示右侧小腿胫后静脉、腓静脉、肌间静脉多处血栓形成，左侧小腿肌间静脉血栓形成，双下肢动脉硬化改变伴斑块形成；易栓症相关检测未见异常［狼疮抗凝物、抗心磷脂抗体、抗 $β_2$– 糖蛋白 1 抗体阴性，同型半胱氨酸 11.8 μmol/L，活化蛋白 C 抵抗（APCR）2.1，抗凝血酶 84%，蛋白 C 76%，蛋白 S 87%］。诊断为：获得性易栓症。给予低分子肝素钙皮下注射，3 周后改为舒洛地特口服抗凝，抗凝同时给予阿司匹林抗血小板聚集，同时通过血小板输注，维持血小板 $> 50 \times 10^9$/L。2020 年 6 月，患者右下肢肌力及痛触觉较前有所恢复。但 6 月 30 日患者突发意识丧失、右侧肢体瘫痪，经 MRI 检查诊断为脑梗死（急性期）；定位诊断：左侧大脑半球；定性诊断：缺血性脑血管病。给予血塞通、奥扎格雷、舒洛地特、丁苯酞、依达拉奉、胞磷胆碱治疗，并进行康复训练，患者意识恢复，右上肢肌力逐渐恢复正常，右下肢肌力恢复至 4 级。2020 年 8 月超声显示双下肢静脉血栓消失，静脉再通。之后长期服用阿司匹林及舒洛地特（血小板 $> 100 \times 10^9$/L 时），未再出现动脉、静脉血栓栓塞症。目前患者一般情况好，采用美国东部肿瘤协作组（ECOG）活动状态（PS）评分为 2 分。

2. 讨论

（1）AML 概况

AML 是一类髓系造血干 / 祖细胞恶性克隆性增殖，浸润骨髓、外周血或其他组织的血液系统恶性肿瘤。发病时，患者骨髓中异常的髓系原始细胞及幼稚细胞（白血病细胞）大量增殖，并抑制正常造血，出现贫血、感染发热、出血及白血病细胞的增殖浸润。后者可表现为：①肝、脾、淋巴结肿大；②关节、骨骼疼痛；③眼眶受累，引起眼球突出、复视或失明；④口腔牙龈增生、皮肤丘疹、硬结；⑤中枢神经系统受累出现头痛、头晕、呕吐、颈项强直等颅内高压表现；⑥睾丸受累出现睾丸肿大。通过骨髓涂片细胞学检验、免疫分型、白血病基因、染色体检查可明确诊断，并通过白血病基因、染色体检查给予 AML 的预后危险度分级。对于 60 岁以下患者，通过化疗、靶向药物治疗及造血干细胞移植，其预后有很大改善，50%~60% 患者可长期生存。AML 中位发病年龄为 67 岁，将近 1/3 患者的发病年龄超过 75 岁。年龄 ≥ 60 岁老年 AML 患者的预后不佳，治愈率仅为 5%~15%，对于无法耐受强诱导化疗的老年 AML 患者，中位总生存期（OS）仅为 5~10 个月。即使能够接受标准诱导方案的患者，其中位 OS 仅为 7~12 个月。

（2）老年 AML 治疗及预后

随着社会人口的老龄化，老年 AML 的人数也在不断增加。老年 AML 患者，尤其是高龄患者，机体免疫功能减退，造血和各器官功能退化，往往合并多种慢性疾病，体能状态差，这些临床特征降低了他们对诱导化疗的耐受能力，治疗相关并发症多，且老年患者多存在不良生物学因素（继发于骨髓增生异常综合征的比例升高，预后不良的基因及染色体核型多见，多药耐药基因表达增加）、化疗剂量的受限等，导致其缓解率低、缓解时间短、复发率高、死亡率高，总生存率仅为 10%。严重感染、出血、重要脏器功能衰竭是老年 AML 患者的主要死亡原因。

对于高龄老年患者 AML 的诱导缓解治疗目前尚无统一的方案，包括：①标准方案化疗：如 IA 方案、DA 方案、MA（米托蒽醌 + 阿糖胞苷）方案、AA 方案等，是否适合标准方案化疗取决于患者年龄、体能状态（通常采用 ECOG PS 评分），以及并存的其他疾病，在 ≥ 65 岁患者中只有不到 40% 患者采用上述方案。②低强度方案：对于 ECOG PS 评分 ≥ 2 分的老年患者，采用高强度方案诱导化疗的相关死亡率过高，通常采用低强度方案治疗，包括小剂量化疗，常用预激方案如 CAG 方案；去甲基化药物地西他滨或阿扎胞苷单用或联合小剂量化疗；针对特殊白血病基因的靶向药物治疗，如 BCL-2 抑制剂维奈托克，NCCN 指南已将该药联合去甲基化药物地西他滨或阿扎胞苷或联合小剂量阿糖胞苷化疗用于不能耐受强诱导化疗的老年患者；以及免疫细胞治疗等。

本例患者 70 岁高龄，起病时合并高血压、糖尿病等多个疾病，经地西他滨联合 CAG 方案化疗达 CR。缓解后如何降低老年 AML 患者复发率、延长其生存期是我们面临的首要问题，为此，我们将 NK 细胞过继免疫治疗用于老年 AML 治疗中。NK 细胞是一群表达 CD56 或 CD16，不表达 CD3 的淋巴细胞，是机体固有免疫反应中重要的效应细胞，不需预先致敏即可快速地杀死肿瘤细胞。多个临床试验研究已经证实给予 AML 患者异基因 NK 细胞免疫过继治疗具有抗白血病效应。在第 1~4 个疗程巩固化疗后加用异基因 NK 细胞输注以期延长患者生存期。BCL-2 抑制剂维奈托克联合去甲基化药物阿扎胞苷或维奈托克联合低剂量阿糖胞苷治疗高龄不能耐受强烈化疗的 AML 患者 CR 率分别为 66.4% 及 48%，该方案毒副作用小，高龄患者易于耐受。故在维持治疗中，我们采用维奈托克联合阿扎胞苷及小剂量阿糖胞苷的三药联方案。目前患者 CR 1 年余，流式细胞微小残留病变检测持续阴性，CBFβ-MYH11/ABL 未转阴，但持续低水平状态。

（3）易栓症

易栓症是指存在抗凝蛋白、凝血因子、纤溶蛋白等遗传性或获得性缺陷，或者存在获得性危险因素而具有高血栓倾向，其血栓栓塞类型主要为静脉血栓，少数为动脉血栓、微血栓。易栓症分为遗传性和获得性两类。遗传性易栓症包括抗凝蛋白缺陷（抗凝血酶、蛋白 C 和蛋白 S 缺陷等）、凝血因子缺陷（V 因子 Leiden 变异导致 APC 抵抗等）、纤溶蛋白缺陷、代谢缺陷（高同型半胱氨酸血症等）、凝血因子水平升高。获得性易栓症包括获得性易栓疾病及获得性易栓因素，前者包括抗磷脂抗体综合征、肿瘤性疾病、肾病综合征等，后者包括手术、外伤、高龄、长期制动、高雌激素状态、肿瘤治疗等。

深静脉血栓（DVT）脱落引起肺血栓栓塞症（PTE）是 DVT 常见和严重的

并发症，也是导致其死亡的主要原因。肿瘤相关静脉血栓栓塞（VTE）的发病机制包括肿瘤的高凝状态、不活动导致静脉血流淤滞、化疗等治疗导致血管内皮损伤，肿瘤患者发生 VTE 风险是非肿瘤患者的 7 倍，且住院肿瘤患者合并 VTE 的死亡率是未合并 VTE 患者的 3 倍。文献报道，在恶性肿瘤凝血功能异常的患者中，血栓发生率为 8%~19%。而 Bergqvist 等人的癌症患者尸检报告显示，发生 VTE 者达 50%。Ahrari 等人报道急性白血病患者 VTE 发生率为 5.7%，其中半数为静脉导管相关 VTE，下肢 VTE 占 24%。关于动脉血栓（ATE），肿瘤患者心肌梗死、脑梗死发生率明显升高，死亡风险增加 3 倍。本例患者白血病治疗期间发生两次急性脑梗死并双下肢远端静脉血栓形成，由于患者高龄，又存在高血压、糖尿病、高脂血症、多发大动脉硬化伴斑块形成、急性白血病、化疗等易栓症的易发因素，故诊断为获得性易栓症。

关于急性血栓性疾病的治疗，包括抗凝治疗［肝素、低分子量肝素（LWMH）、维生素 K 抑制剂（VKA）如华法林、新型直接口服抗凝剂（DOACs）如凝血酶抑制剂达比加群酯、凝血因子 X a 抑制剂利伐沙班等］，抗血小板聚集药物如阿司匹林及溶栓治疗等，其中以抗凝治疗为主。肿瘤患者 VTE 临床指南首推 LWMH，但 DOACs 由于安全性优于 VKA，疗效与 LWMH 相当，在临床中得到广泛推崇，成为一线用药。急性白血病合并 VTE 的患者往往同时存在血小板降低，抗凝治疗可引起出血风险，多数学者认为血小板 $< 50 \times 10^9$/L 时，低分子肝素需要减半，还有一些学者认为血小板 $< 30 \times 10^9$/L 时需停抗凝治疗。血小板减少患者癌症相关血栓管理指南指出，VTE 诊断 30 d 内，如果血小板 $> 50 \times 10^9$/L，给予全量抗凝治疗；如果血小板 $< 50 \times 10^9$/L 且存在高再发风险，如果给予血小板输注后血小板 $> (40~50) \times 10^9$/L 则可给予治疗量抗凝治疗，否则抗凝剂减半或使用预防剂量，30 d 后抗凝剂减量。本例患者在出现动、静脉血栓时处于化疗期间，存在血小板减少，低至 20×10^9/L 以下，血栓与出血风险并存。我们给予血小板输注，保证血小板在 50×10^9/L 以上，同时给予低分子肝素抗凝治疗，后改为安全性较好的凝血因子 X a 抑制剂舒洛地特口服抗凝，经抗凝治疗后静脉血栓消失。由于存在易栓症，血小板正常时，常规给予阿司匹林、舒洛地特口服以防止动、静脉血栓形成。

参考文献

［1］Pelcovits A，Niroula R．Acute myeloid leukemia：a review［J］．R I Med J，2020，103（3）：38–40.

［2］Döhner H，Estey E，Grimwade D，et al．Diagnosis and management of AML in adults：2017 ELN recommendations from an international expert panel［J］．Blood，2017，129（4）：424–447.

［3］葛均波，徐永健，王辰．内科学［M］．9版．北京：人民卫生出版社，2018：577.

［4］周宏伟，周敏航，王志红，等．地西他滨单药或联合以阿糖胞苷为基础的低剂量化疗方案治疗老年急性髓系白血病的临床分析［J］．中国实验血液学杂志，2018，26（1）：91–96.

［5］Dohner H，Estey E H，Amadori S，et al．Diagnosis and management of acute myeloid leukemia in adults：recommendations from an international expert panel，on behalf of the European Leukemia Net［J］．Blood，2010，115（3）：453–474.

［6］Podoltsev N A，Stahl M，Zeidan A M，et al．Selecting initial treatment of acute myeloid leukaemia in older adults［J］．Blood Rev，2017，31（2）：43–62.

［7］Thomas X，Le Jeune C．Treatment of elderly patients with acute myeloid leukemia［J］．Current Treatment Options in Oncology，2017，18（1）：2.

［8］Ruggeri L，Parisi S，Urbani E，et al．Alloreactive natural killer cells for the treatment of acute myeloid leukemia：from stem cell transplantation to adoptive immunotherapy［J］．Frontiers in Immunology，2015，6（10）：1–5.

［9］Keiffer G，Palmisiano N．Acute myeloid leukemia：Update on upfront therapy in elderly patients［J］．Curr Oncol Rep，2019，21（8）：71.

［10］Webster J A，Pratz K W．Acute myeloid leukemia in the elderly：therapeutic options and choice［J］．Leuk Lymphoma，2018，59（2）：274–287.

［11］Tallman M S，Wang E S，Altman J K，et al．Acute myeloid leukemia，version 3. 2019，NCCN clinical practice guidelines in oncology［J］．J Natl Compr Canc Netw，2019，17（6）：721–749.

［12］Knorr D A，Bachanova V，Verneris M R，et al．Clinical utility of natural killer cells in cancer therapy and transplantation［J］. Semin Immunol，2014，26（2）：161–172.

［13］Choi I，Yoon S R，Park S Y，et al. Donor–derived natural killer cell infusion after human leukocyte antigen‐haploidentical hematopoietic cell in patients with refractory acute leukemia［J］. Biol Blood Marrow Transplant，2016，22（11）：2065–2076.

［14］Baggio L，Laureano A M，Silla L M，et al. Natural killer cell adoptive immunotherapy：Coming of age［J］. Clinical Immunology，2017，177：3–11.

［15］Curti A，Ruggeri L，D'Addio A，et al. Successful transfer of alloreactive haploidentical KIR ligand–mismatched natural killer cells after infusion in elderly high risk acute myeloid leukemia patients［J］. Blood，2011，118（12）：2373–3279.

［16］DiNardo C D，Pratz K，Pullarkat V，et al. Venetoclax combined with decitabine or azacitidine in treatment-naive，elderly patients with acute myeloid leukemia［J］. Blood，2019，133（1）：7–17.

［17］Wei H，Jr SAS，Hou J Z，et al. Venetoclax combined with low–dose cytarabine for previously untreated patients with acute myeloid leukemia：Results from a phase Ⅰb/Ⅱ study［J］. J Clin Oncol，2019，37（15）：1277–1284.

［18］Agarwal S，Kowalski A，Schiffer M，et al. Venetoclax for the treatment of elderly or chemotherapy-ineligible patients with acute myeloid leukemia：a step in the right direction or a game changer?［J］. Expert Rev Hematol，2021，14（2）：199–210.

［19］中华医学会血液学分会血栓与止血学组. 易栓症诊断中国专家共识（2012年版）［J］. 中华血液学杂志，2012，33（11）：982.

［20］Ay C，Beyer–Westendorf J，Pabinger I. Treatment of cancer-associated venous thromboembolism in the age of direct oral anticoagulants［J］. Ann Oncol，2019，30（6）：897–907.

［21］Blom J W，Doggen C J，Osanto S，et al. Malignancies，prothrombotic mutations，and risk of venous thrombosis［J］. JAMA，2005，293（6）：715–722.

［22］Lyman G H，Culakova E，Poniewierski M S，et al. Morbidity，mortality and costs associated with venous thromboembolism in hospitalized patients with cancer［J］. Thromb Res，2018，164（Suppl 1）：S112–S118.

［23］Khorana A A，Dalal M，Lin J，et al. Incidence and predictors of venous thromboembolism（VTE）among ambulatory high-risk cancer patients undergoing chemotherapy in the United States［J］. Cancer，2013，119（3）：48-65.

［24］Bergqvist D，Caprini J A，Dotsenko O，et al. Venous thromboembolism and cancer［J］. New England Journal of Medicine，2007，44（3）：157.

［25］Ahrari A，Al-Ani F，Wang Y P，et al. Treatment of venous thromboembolism in acute leukemia：a systematic review［J］. Thromb Res，2019，178：1-6.

［26］Grilz E，Königsbrügge O，Posch F，et al. Frequency，risk factors，and impact on mortality of arterial thromboembolism in patients with cancer［J］. Haematologica，2018，103（9）：1549-1556.

［27］Wang J，Kim Y D，Kim C H. Incidence and risk of various types of arterial thromboembolism in patients with cancer［J］. Mayo Clin Proc，2021，96（3）：592-600.

［28］马青变,郑亚安,朱继红,等. 中国急性血栓性疾病抗栓治疗共识［J］. 中国急救医学，2019，39（6）：501-531.

［29］Bannow BTS，Lee A，Khorana A，et al. Management of cancer-associated thrombosis in patients with thrombocytopenia：guidance from the SSC of the ISTH［J］. J Thromb Haemost，2018，16（6）：1246-1249.

（空军特色医学中心血液科：刘　静）

二十六、成人退变性脊柱侧凸伴腰椎管狭窄症高龄患者的外科治疗

　　成人退变性脊柱侧凸（ADS）是指在骨骼发育成熟的个体中，由于脊柱的不对称性退行性改变引起的脊柱侧凸。ADS 的平均发病年龄为 70.5 岁，60 岁以上无症状人群中高达 68% 存在不同程度的 ADS。大多数文献报道 ADS 发生率为 7.5%~15%，在汉族人群中 ADS 发生率为 13.3%，且发病率随年龄增加而升高。单纯的 ADS 大多无明显症状，无须特殊治疗。约有 32.4% 的 ADS 患者首发症状为腰椎管狭窄症（LCS）相关的神经根性症状，患者多通过休息、药物治疗、理疗等保守治疗，症状可明显缓解。

　　随着老龄化社会的到来，ADS 合并 LCS 已经成为脊柱外科常见的问题。针对保守治疗无效的 ADS 伴随 LCS 患者，由于神经卡压的存在，学术界更倾向于手术治疗。微创手术、单纯减压、减压加长 / 短节段融合内固定、减压加弹性内固定、棘突间内固定等多种手术方式均被用于治疗 ADS 伴随 LCS 患者，然而最佳的手术方法仍存在争议。针对高龄 ADS 伴随 LCS 患者，需要考虑的因素更多，诸如基础疾病、骨质情况、手术耐受性等。本文报道 1 例通过保留棘突韧带复合体腰椎管扩大减压术治疗 ADS 伴随 LCS 高龄患者的病例，在保留脊柱稳定性的前提下，用最小的创伤，充分解除患者神经的压迫，取得了满意疗效。

1. 病情及诊治经过

【病史】

　　患者，女，75 岁。因"间断腰疼 24 年，加重伴双下肢疼痛麻木 3 个月"入院。患者 24 年来间断腰部疼痛，发作时视觉模拟评分法（VAS）腰痛评分为 4~5 分，保守治疗后间断缓解。3 个月前，患者无明显诱因出现腰痛加重，并出现双大

腿后侧、双小腿后外侧疼痛麻木，VAS 腿痛评分为 7 分，右侧重于左侧。久坐、改变体位时症状加重，行走约 200 m 即感疼痛难忍。既往有高血压病 3 级（很高危），糖尿病，骨质疏松症（T 值：–3.7）病史；1 年前因乳腺癌行手术治疗。

【体格检查】

腰椎侧弯畸形，腰 4~5 棘突压痛、叩击痛（＋）；右膝关节以下感觉较左侧感觉减退；双下肢肌力 5– 级；直腿抬高试验（－）、股神经牵拉试验（－）。双下肢膝腱及跟腱反射正常、双下肢病理征（－）。

【治疗】

①退变性脊柱侧弯；②腰椎管狭窄症（腰 3~5）；③腰 4 椎体滑脱（Ⅰ度）；④骨质疏松症；⑤高血压病 3 级（很高危）；⑥糖尿病；⑦乳腺癌术后。

【治疗】

（1）术前影像学检查

术前影像学检查见图 1–26–1、图 1–26–2、图 1–26–3。

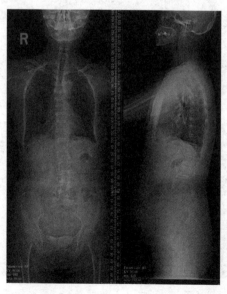

图 1–26–1　术前全脊柱正侧位 X 线片：提示腰椎 Cobb 角 22°，SVA=5 cm，
　　　　　LL=34°，腰 4 椎体向前Ⅰ度滑脱

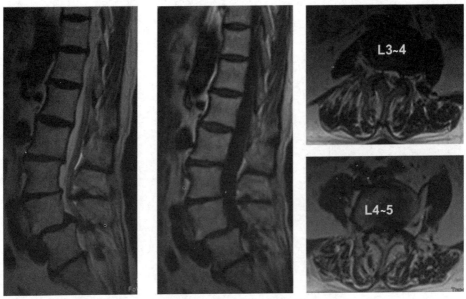

图 1-26-2　术前腰椎 MRI：提示腰 3~5 椎管狭窄，硬膜囊及神经根卡压严重

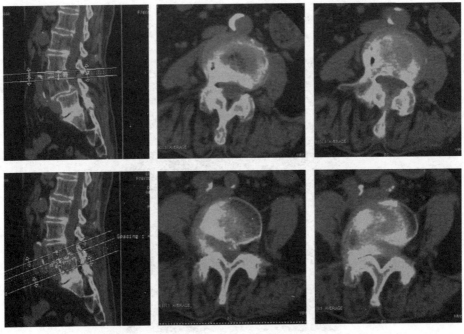

图 1-26-3　术前腰椎三位 CT：提示腰 3~5 椎管狭窄，骨赘形成，硬膜囊及神经根卡压
严重，右侧重于左侧

（2）手术方案

给予"腰 3~5 保留棘突韧带复合体腰椎管扩大减压术"，具体方法如下：以病变节段为中心取后正中线切口，长约 12 cm；由右侧依次切开皮肤、皮下、浅筋膜及深筋膜层，术中小心保护棘突、棘上韧带及棘间韧带；自骨膜下剥离右侧骶棘肌并牵向外侧，暴露腰 3~5 椎板和棘突根部，以目标节段为中心，用弧形骨刀自棘突根部将腰 3~5 棘突切断，自对侧椎板骨膜下剥离，继而将腰 3~5 节段棘突韧带复合体连同对侧骶棘肌一并推向对侧，充分显露腰 3~5 节段椎板；此后，小心咬除腰 3 椎板下缘、腰 4 椎板及腰 5 椎板上缘，并同时扩大双侧侧隐窝，潜行减压扩大椎管，松解双侧腰 3~5 神经根。术后 2 d 拔除引流管并嘱患者下地活动，患者症状较术前明显缓解。

（3）术后影像学检查

术后影像学检查见图 1-26-4、图 1-26-5、图 1-26-6。

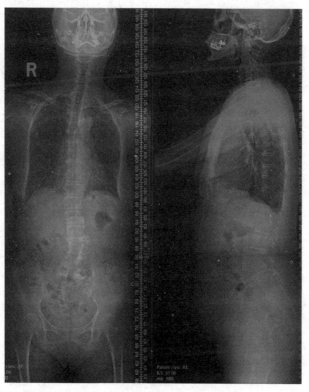

图 1-26-4　术后全脊柱正侧位 X 线片：提示腰椎 Cobb 角为 17°，SVA=6 cm，LL=38°

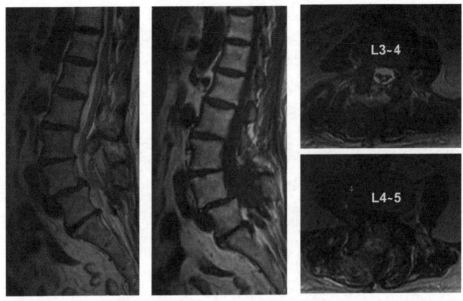

图 1-26-5 术后腰椎 MRI：提示腰 3~5 椎管较术前明显扩大，神经压迫彻底解除

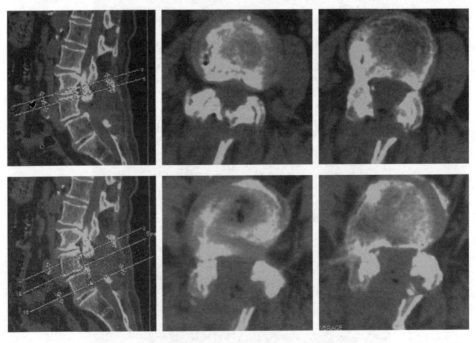

图 1-26-6 术后腰椎三维 CT：提示腰 3~5 椎管较术前明显扩大，神经压迫彻底解除，同时腰 3~5 棘突韧带复合体保留完好

2. 讨论

ADS 确切的病理机制尚不明确，脊柱的不对称退变、脊柱载荷的不对称分布及脊柱的不对称畸形三者互为因果，共同作用下导致 ADS 的不断进展。腰椎 Cobb 角每年进展 1°~6°（平均 3°），通常小于 40°（平均 28°）。ADS 多发生于腰椎，在不对称性畸形的基础上，腰椎更易发生骨赘形成、黄韧带增厚 / 钙化、椎间盘突出 / 钙化、椎间隙塌陷等病理改变，导致近 90% 的 ADS 患者伴随不同程度的腰椎管狭窄，55% 合并腰椎滑脱，34% 合并椎体旋转。47%~90% 的 ADS 患者表现为腰痛，而 47%~78% 存在神经根性症状。

ADS 的治疗首选保守治疗，尤其是症状单一表现为腰痛的患者。ADS 合并 LCS，神经根性症状严重影响生活，且严格保守治疗无效者，多采用手术治疗。针对 ADS 合并 LCS 的手术方案选择，学术界尚存在争议。如果选择传统的椎管单纯减压手术，对脊柱稳定性产生破坏，可能导致本已退变失稳的脊柱畸形进一步加重。有研究表明，单纯减压治疗 ADS 伴 LCS 术后 6 个月症状复发率明显高于减压融合内固定组（75% vs. 36%），而伴随腰椎失稳、侧向滑脱的 ADS 伴 LCS，单纯减压复发率更高。如果选择椎管减压 + 减压节段的有限融合，融合节段可能终止在脊柱侧凸 / 旋转的顶点，不符合手术治疗原则，远期产生内固定失败、融合近端后凸（PJK）或相邻节段退变（ASD）的风险较大。如果选择狭窄节段的椎管单纯减压 + 跨越整个侧弯区域的长节段矫形融合手术，手术创伤大，且远期并发症发生率高。高龄 ADS 患者大多合并心脑血管系统疾病、糖尿病、骨质疏松症等疾病，手术节段越长、患者年龄越大、手术时间越长则风险越大，并发症越多。研究报道 ADS 融合内固定术后 PJK 发生率为 20%~40%、假关节形成发生率为 4%~24%，单纯减压、减压 + 短节段融合内固定、减压 + 长节段融合内固定治疗 ADS 合并 LCS，再次手术率分别为 7%~10%、15%~33%、28%~37%；并发症发生率分别为 5%~10%、17%~40%、21%~56%，且 65 岁以上患者术后并发症发生率明显高于 65 岁以下患者。

腰椎棘突韧带复合体包括棘突、棘上韧带、棘间韧带及附着的肌肉，从脊柱的生物力学角度来看，棘突韧带复合体对维持腰椎的稳定性具有重要意义。

Chazal 等人通过脊柱韧带生物力学测定，发现脊柱后方的韧带可以在肌肉消耗最低能量的情况下，提供充分的脊柱活动度。Asano 等人证明腰椎后部结构承受 24%~26% 的静压力、12%~26% 的张力、42%~54% 的旋转外力。马凯等人使用完整的胸 12~ 骶 1 腰骶椎标本进行的生物力学实验，验证了腰椎的棘上、棘间韧带对维持腰椎的稳定性具有重要作用。孙志刚等人使用 8 具新鲜腰骶椎标本进行腰椎轴向压缩试验、三点弯曲试验和扭转试验，证明保留腰椎棘突韧带复合体的完整性有利于保持腰椎的稳定性和承载能力。我们认为手术治疗 ADS 伴 LCS，原则上应首先解除神经压迫，避免远期并发症，不应过度预防可能由减压引起的腰椎不稳。

针对单侧症状的 LCS，可采用单侧椎板减压、神经根松解术以达到满意的疗效，而面对双侧症状的 LCS，传统的椎管减压术往往需要剥离双侧骶棘肌，切除脊柱的大部分后部结构，包括棘上韧带、棘间韧带、棘突及椎板、部分小关节，导致术后腰椎的稳定性受损较大，往往需要额外使用内固定以维持腰椎稳定。采用保留棘突韧带复合体腰椎管扩大减压术，单侧入路双侧减压，最大限度地保留了腰椎棘突韧带复合体的完整性，从而最大限度地保留了减压后的腰椎稳定性，避免额外使用内固定可能带来的内固定相关并发症。

需要注意的是，保留棘突韧带复合体的腰椎管扩大减压术需要较高的手术操作技巧和丰富的经验，术中为了保留棘突韧带复合体，势必会对术野造成遮挡，加之高龄 ADS 患者本身脊柱退变严重，大多伴随腰椎旋转、侧向滑脱、骨赘形成等复杂情况，如果操作不熟练，显露不充分，可能无法彻底解除神经的压迫，甚至可能出现脑脊液漏、神经损伤等并发症。

针对 ADS 伴 1~2 节段的双侧 LCS 患者，根据患者脊柱侧弯的情况，传统治疗多采用狭窄节段的椎管减压 + 长 / 短节段矫形融合手术。本例患者高龄，骨质疏松严重，且合并多种内科疾病，传统手术创伤大，恢复慢，且极易产生远期内固定失败风险。我们创新性采用的保留棘突韧带复合体腰椎管扩大减压术，具有创伤小、出血少、恢复快、并发症少、患者满意度高等优点，且有效避免了融合内固定手术可能带来的并发症及风险，值得临床推广。

参考文献

[1] Kim W, Porrino J A, Hood K A, et al. Clinical evaluation, imaging, and management of adolescent idiopathic and adult degenerative scoliosis [J]. Curr Probl Diagn Radiol, 2019, 48（4）: 402-414.

[2] Schwab F, Dubey A, Gamez L, et al. Adult scoliosis: prevalence, SF-36, and nutritional parameters in an elderly volunteer population [J]. Spine（Phila Pa 1976）, 2005, 30（9）: 1082-1085.

[3] Wang G, Cui X, Jiang Z, et al. Evaluation and surgical management of adult degenerative scoliosis associated with lumbar stenosis [J]. Medicine（Baltimore）, 2016, 95（15）: e3394.

[4] Silva F E, Lenke L G. Adult degenerative scoliosis: evaluation and management [J]. Neurosurg Focus, 2010, 28（3）: E1.

[5] Koerner J D, Reitman C A, Arnold P M, et al. Degenerative lumbar scoliosis [J]. JBJS Rev, 2015, 3（4）: 1-10.

[6] Aebi M. The adult scoliosis [J]. Eur Spine J, 2005, 14（10）: 925-948.

[7] Graham R B, Sugrue P A, Koski T R. Adult degenerative scoliosis [J]. Clin Spine Surg, 2016, 29（3）: 95-107.

[8] Daubs M D, Lenke L G, Bridwell K H, et al. Decompression alone versus decompression with limited fusion for treatment of degenerative lumbar scoliosis in the elderly patient [J]. Evid Based Spine Care J, 2012, 3（4）: 27-32.

[9] Yamada K, Matsuda H, Nabeta M, et al. Clinical outcomes of microscopic decompression for degenerative lumbar foraminal stenosis: a comparison between patients with and without degenerative lumbar scoliosis [J]. Eur Spine J, 2011, 20（6）: 947-953.

[10] Kelleher M O, Timlin M, Persaud O, et al. Success and failure of minimally invasive decompression for focal lumbar spinal stenosis in patients with and without deformity [J]. Spine（Phila Pa 1976）, 2010, 35（19）: E981-987.

[11] Diebo B G, Shah N V, Boachie-Adjei O, et al. Adult spinal deformity [J]. Lancet, 2019, 394（10193）: 160-172.

［12］邱勇. 退变性脊柱侧凸的分型与治疗［J］. 中国骨与关节杂志，2013，2（10）：541-545.

［13］Rustenburg CME，Faraj SSA，Holewijn R M，et al. The biomechanical effect of single-level laminectomy and posterior instrumentation on spinal stability in degenerative lumbar scoliosis：a human cadaveric study［J］. Neurosurg Focus，2019，46（5）：E15.

［14］Gadiya A D，Borde M D，Kumar N，et al. Analysis of the functional and radiological outcomes of lumbar decompression without fusion in patients with degenerative lumbar scoliosis［J］. Asian Spine J，2020，14（1）：9-16.

［15］Masuda K，Higashi T，Yamada K，et al. The surgical outcome of decompression alone versus decompression with limited fusion for degenerative lumbar scoliosis［J］. J Neurosurg Spine，2018，29（3）：259-264.

［16］耿晓鹏，孙磊，王霞，等. 单纯椎管减压术与椎管减压合并内固定融合术治疗退变性脊柱侧凸的前瞻性随机对照研究［J］. 中国矫形外科杂志，2016，24（13）：1158-1163.

［17］Chazal J，Tanguy A，Bourges M，et al. Biomechanical properties of spinal ligaments and a histological study of the supraspinal ligament in traction［J］. J Biomech，1985，18（3）：167-176.

［18］Asano S，Kaneda K，Umehara S，et al. The mechanical properties of the human L4-5 functional spinal unit during cyclic loading. The structural effects of the posterior elements［J］. Spine（Phila Pa 1976），1992，17（11）：1343-1352.

［19］马凯，姜长明，王以进. 腰椎后部韧带结构生物力学研究［J］. 医用生物力学，1998，13（2）：80-85.

［20］孙志刚，敖强，姜长明. 保留腰椎后方韧带复合体腰椎管扩大的生物力学评价［J］. 中国组织工程研究与临床康复，2007，11（49）：9894-9897.

［21］Fraser R D，Hall D J. Laminectomy combined with posterolateral stabilisation：a muscle-sparing approach to the lumbosacral spine［J］. Eur Spine J，1993，1（4）：249-253.

［22］杜俊杰，罗卓荆，李新奎，等. 保留棘突韧带复合体的腰椎管扩大减压术［J］. 中国矫形外科杂志，2008，16（7）：546-548.

［23］陈宇飞，马炜，彭页，等. 保留棘突韧带复合体腰椎管扩大术的早期疗效［J］. 中国矫形外科杂志，2019，27（9）：774-778.

［24］Lafage R，Schwab F，Challier V，et al. Defining spino-pelvic alignment thresholds：Should operative goals in adult spinal deformity surgery account for age?［J］. Spine（Phila Pa 1976），2016，41（1）：62-68.

［25］Tsutsui S，Kagotani R，Yamada H，et al. Can decompression surgery relieve low back pain in patients with lumbar spinal stenosis combined with degenerative lumbar scoliosis?［J］. Eur Spine J，2013，22（9）：2010-2014.

［26］Kleinstueck F S，Fekete T F，Jeszenszky D，et al. Adult degenerative scoliosis：comparison of patient-rated outcome after three different surgical treatments［J］. Eur Spine J，2016，25（8）：2649-2656.

［27］Transfeldt E E，Topp R，Mehbod A A，et al. Surgical outcomes of decompression，decompression with limited fusion，and decompression with full curve fusion for degenerative scoliosis with radiculopathy［J］. Spine（Phila Pa 1976），2010，35（20）：1872-1875.

［28］陈宇飞，李京元，张红星，等. 保留棘突韧带腰椎管扩大减压治疗椎管狭窄伴侧弯［J］. 中国矫形外科杂志，2020，28（21）：1926-1929.

（空军特色医学中心骨科：陈宇飞　杜俊杰　张红星）

护理篇

一、高龄患者永久起搏器更换术的护理 1 例

1. 病情及诊治经过

患者，男，102 岁。2007 年发现窦性心动过缓Ⅱ度Ⅱ型房室传导阻滞，窦性停搏，最长 RR 间期 4.21 s，给予安装双腔心脏起搏器，每年随访起搏器工作正常。患者于 2019 年 11 月 28 日检测起搏器电量预期寿命 3~6 个月，电阻抗 5.7 Ω，电磁频率 90 次 /min。考虑目前患者虽然高龄，但一般状态尚可，预期寿命较长，心律均以起搏心律为主，电池即将耗竭，拟进行起搏器更换术。既往有冠心病、慢性心功能不全（心功能Ⅱ级）病史；2000 年因股骨头坏死，行右侧股骨头置换术，术后双膝关节骨关节炎，关节僵直，无法行走，长期坐轮椅。

2. 护理

（1）术前护理

1）心理护理：由于患者高龄，基础疾病多，手术风险较高，医生主动与患者及其家属沟通消除顾虑，详细说明术中可能会出现的问题及更换起搏器的迫切性，减轻他们的顾虑，增加信任感，使其积极配合医护人员完成术前准备工作。

2）个性化护理：术前血气分析结果示标准酸碱度 7.46，二氧化碳分压 54.6 mmHg，氧分压 105.4 mmHg，剩余碱 4 mmol/L。根据结果嘱患者每日延长呼吸机的佩戴时间，改善通气，减少二氧化碳潴留；增加液体入量至 2 300 mL/d 左右，护理人员加强神志、精神状态的观察。

（2）术中护理

考虑患者高龄、基础疾病多、身体功能差、手术风险大，术中出现病情变化和医疗意外的可能性大，应保持静脉通道通畅和呼吸道通畅，严密观察患者

面色、神志、呼吸、血压、脉搏及心电图的变化。观察四肢末梢的血运情况，注意保暖、防止受凉。手术过程顺利，出血少，起搏器工作正常，局部加压包扎，术中患者无不适。

（3）术后护理

术后安排专人护理，复查心电图并持续 24 h 心电监测，每 30 min 记录一次血压、心律、心率、呼吸的变化，重点观察心律、心率等，发现异常及时报告。

（4）起搏器更换术并发症的预防

1）囊袋出血的预防：囊袋出血是起搏器植入术后最常见的并发症之一，多发生在术后几小时或几天内。患者高龄、消瘦、皮肤较薄等因素增加了囊袋出血的风险。为防止伤口渗出，于切口处给予弹力绷带加压包扎固定，切口外以 500 g 沙袋压迫 6 h，沙袋压迫期间每小时间隔放松 5 min。观察沙袋压迫的位置、压力，防止滑脱。检查囊袋周围有无渗血和血肿。认真交接班并做好登记。

2）囊袋感染的预防：严格无菌操作，切口处每日碘伏消毒换药，观察伤口有无渗液，周围皮肤有无红肿、压痛，预防感染的发生；记录体温每日 4 次，遵医嘱给予抗生素治疗，增加营养，注意保暖。

3）饮食指导：鼓励患者进食营养丰富易消化的饮食，少量多餐。护理人员对患者的口味进行认真询问，为其制订有针对性的饮食规划，在保证健康和科学的同时，尽可能为患者提供色香味俱全的食物，让其食欲有效提高。

4）排便困难：患者不习惯床上排尿或排便，及时进行疏导和诱导，可使用暖水袋热敷，保持其大便通畅，必要时使用缓泻剂，切勿排便时用力。

3. 小结

永久起搏器置换术对于高龄合并多种疾患的患者存在一定的风险，对患者的配合有一定要求，需要手术前进行充分评估，更需要术中操作者精湛的技术，以及台上、台下团队密切的配合，周密的护理，制订详细的护理计划及措施，及时发现情况，及早处置。及时程控调节起搏器的相关功能，以适应患者个体需要。及时跟患者和其家属进行有效的沟通。做到以上几点，将会减少术后并发症的发生，减轻患者的痛苦。

参考文献

［1］赵学.现代介入心脏病学实用技术［M］.重庆：重庆出版社，1997：140.

［2］李晔，李焱焱，贺志民，等.永久性心脏起搏器置入术后囊袋并发症及防治进展［J］.中华保健医学杂志，2019，11（1）：70-71.

［3］Ellenbogen K A，Wood M A.Cardiac pacing and ICDS［M］.3rd ed.Malden Massachusetls USA：Blackwell Science Inc，2001：216-284.

［4］任春霞，吕冶芳，孟桂平.超高龄永久起搏器植入术1例的围手术期护理［J］.安徽卫生职业技术学院学报，2011，10（6）：99-100.

［5］何建芳，朱琼宇.老年永久性起搏器置入患者个性化护理对其生活质量的影响分析［J］.医学理论与实践，2018，31（8）：1231-1233.

［6］肖烨，江莉，黄莉莉，等.老年起搏器植入术后复诊的延续护理干预［J］.中外医学研究，2018，16（1）：88-90.

（空军特色医学中心老年医学科、肝胆外科：邓　娟　孔令红　马　文）

二、高龄患者冠状动脉造影术后心源性休克主动脉内球囊反搏治疗 38 天的护理报告 1 例

主动脉内球囊反搏（intra-aortic balloon pump，IABP）是目前临床应用较广泛且有效的机械性循环装置，可降低主动脉阻抗，增加主动脉舒张压，从而降低心肌耗氧，增加氧供，达到改善心功能的目的。现将 1 例高龄患者 PCI 术后心源性休克应用 IABP 治疗 38 d 的护理报告如下。

1. 病情及诊治经过

【病史】

患者，男，85 岁，于 2012 年 4 月 6 日入院。既往有间断胸闷、心悸 13 年，阵发性房颤 6 年。1999 年在我院诊断冠心病，长期口服消心痛（硝酸异山梨酯）和阿司匹林类药物治疗；2006 年间断出现房颤；2011 年因胸闷发作较前加重，在我院行冠状动脉造影示"三支病变"，于左室后侧支及左前降支中段狭窄处各植入一枚药物涂层支架，术后症状明显缓解。2012 年 4 月患者胸闷伴胸痛频繁发作，多次查心电图示 I、aVL、$V_2 \sim V_6$ 导联 ST 段水平压低 0.03~0.5 mV，于 4 月 6 日开始给予肝素 4 000 IU 皮下注射，诊断为冠心病、不稳定型心绞痛、PTCA+ 支架植入术后、心律失常、阵发性心房颤动明确。4 月 10 日 13：00 行冠状动脉造影检查发现冠状动脉左主干末端 90% 狭窄，累及左前降支及左回旋支开口三叉病变，左前降支开口狭窄 90%，建议冠状动脉搭桥手术治疗；4 月 10 日 16：30 患者活动后出现急性左心衰竭、心源性休克，血压下降至 78/23 mmHg，给予多巴胺升压治疗无效；16：38 血压测不出，心率 97 次 /min，患者大汗，口唇发绀，四肢末梢湿冷，脉搏细弱，触不到，咯粉红色泡沫痰；16：40 行床边主动脉内球囊反搏术，给予多巴胺升压、纠正左心衰、低分子肝素抗凝治疗；16：50 IABP 启动，心电触发，反搏比 1：1；16：54 血压恢复，

100/48 mmHg。4 月 29 日患者病情趋于稳定后反搏频率调整为 1 ∶ 2。5 月 18 日主动脉内球囊反搏已治疗 38 d，停用多巴胺，患者生命体征平稳，冠状动脉左主干狭窄病变虽未解决，但患者近期无心绞痛发作，病情相对平稳，请外院专家会诊后，决定拔除 IABP，转外院行冠状动脉搭桥手术。

2. 护理

（1）皮肤护理

应用 IABP 治疗时，要求患者严格卧床休息，穿刺侧下肢伸直避免屈膝，以免折损 IABP 导管。患者高龄，体型偏瘦，IABP 治疗时间长，极易发生压疮，为预防压疮发生，要求每班护士交接患者全身受压皮肤，使用气垫床，给予小软枕垫于腰部及膝关节下；定时翻身，按摩受压皮肤，平卧位与卧向穿刺肢体交替变换，避免同一处皮肤长期受压；骨隆突处贴"美皮康"保护皮肤。床上排便后，及时温水擦洗，用氧气吹干，保持皮肤清洁干燥。严密观察穿刺下肢的温度、色泽、感觉、循环状况及足背动脉的搏动情况，并每小时做记录，足背动脉减弱或不能触及应考虑肢体缺血，及时报告医生处理。

（2）心理护理

患者突发急性左心衰竭、心源性休克，由于疾病突然发生，病情危重，患者心理压力很大，再加上留置各种管道及肢体制动，患者易产生恐惧、紧张情绪。措施：①护理人员应主动关心患者，介绍 IABP 治疗的目的和效果、手术方法，说明卧床休息、配合治疗和护理对疾病恢复的重要性。②尊重患者，理解患者因卧床制动所带来的不适，及时把病情、治疗及护理信息反馈给患者及其家属，增强他们对医护人员的信任感。③保持病房内安静、整洁，温度适宜，光线柔和，力求温馨，尽量降低仪器产生的噪声，使患者感到舒适。④鼓励患者家属定时探视，给予患者精神上的安慰，必要时使用适量镇静剂。⑤患者 IABP 治疗时间长，反复发作急性左心衰竭，护士应多向其介绍成功病例，避免告知不良信息，加剧患者的恐惧心理，指导患者表达自我需求，安慰和鼓励患者，细心观察患者心理变化。

（3）心电监护

正确选择电极片的粘贴部位，避开除颤区，选择一个 R 波向上的最佳导联，以便触发 IABP 球囊充盈的周期，同时密切观察心律、心率的变化。当心率＞150 次 /min 或＜ 50 次 /min 时，球囊反搏无效，应立即报告医生。

（4）反搏效果的观察

观察患者皮肤及肢端颜色、血压、尿量、动脉搏动等以初步评估反搏效果。压力曲线不良时应考虑：球囊中心管腔是否堵塞；压力换能器的位置是否放在患者腋中线的水平；球囊各个导管连接系统是否正常。对可能的原因逐个进行排查。观察心电图改变，防止心电图改变或电极脱落引起 R 波触发障碍。

（5）管道的护理

严密观察 IABP 各管道固定情况，注意导管的固定，用宽约 5 cm、长 20~30 cm 的大敷贴沿大腿纵向固定，再以蝶形胶布固定于大腿上，防止管路沿大腿皮肤成隧道状被意外拉出。导管妥善固定，以免引起球囊放气障碍，球囊正常位置是上端位于左锁骨下动脉远端，下端位于肾动脉近端水平。球囊放置位置过高，气囊可能阻塞左锁骨下动脉的开口，造成上肢灌注不足。球囊放置位置过低，气囊可能阻塞肾动脉的开口从而影响肾动脉灌注，造成尿量减少。一旦发现球囊导管体部分管道内有少量血液，或顽固性低反搏压、反搏波形消失，应立即报告医生，拔出球囊导管。必要时校正零点，做好记录，确保监测压力的准确性和稳定性。为保持反搏导管通畅，每小时将连接的导管用 1∶1 000 的肝素盐水冲洗一次，每次 15 s，约 1 mL，保持全身肝素化，并监测促凝时间（ACT），保持在 150~180 s。

（6）感染的预防

患者高龄、抵抗力低下，且主动脉球囊使用时长达 38 d，容易感染。及时更换潮湿、污染的敷料，需适当全身应用抗生素预防感染。各种操作前严格规范洗手，需无菌操作时严格遵循无菌操作原则。

3. 小结

主动脉球囊反搏术是目前首选的广泛的机械性辅助循环的方法之一，尤其对于急性心肌梗死合并心源性休克的患者，能够有效地增加心排血量，维持冠状动脉的有效灌注。护士应严密监测各项指标，快速识别警报系统的提示及各种常见故障，并能及时排除，确保 IABP 正常有效地运行，帮助患者顺利度过危险期。

参考文献

［1］许海雁，谢家湘．冠状动脉旁路移植患者主动脉球囊反搏的护理［J］．护理学杂志，2018，33（8）：24-26.

［2］买倩，徐振艳．高危冠心病患者应用主动脉球囊反搏的护理干预［J］．当代护士（上旬刊），2016（4）：45-47.

［3］方雪妍，彭利芳，朱芳．1 例经皮冠状动脉介入治疗术中并发心衰行主动脉球囊反搏的护理［J］．当代护士（上旬刊），2020，27（5）：172-174.

［4］宋肖霞，庞亚娟，杨坤杰，等．新型冠状病毒肺炎合并广泛性心肌梗死患者使用主动脉球囊反搏联合体外膜肺氧合的护理［J］．中华护理杂志，2020，55（S1）：323-325.

［5］Franco A S，Bridi C，Karam M A，et al．Stimulus-response time to alarms of the intra-aortic balloon pump：safe care practices［J］．Rev Bras Enferm，2017，70（6）：1206-1211.

（空军特色医学中心老年医学科：丰爱华　马　文　崔　菲）

三、高龄高危急性胆囊炎患者的处置1例

急性胆囊炎是临床上较常见的肝胆外科急腹症,其发病率高,具有起病急、病情重、预后差等特点,主要发病机制为细菌入侵或胆囊管阻塞,患者表现为右上腹阵发性绞痛、恶心、发热或触痛等临床症状。部分老年人生活习惯不规律,饮食不均衡,增加了急性胆囊炎的患病概率。

1.病情及诊治经过

患者,女,80岁。2021年2月3日患者进食油腻食物后出现右上腹部疼痛不适并于2月4日入院。入院查体:皮肤、巩膜黄染,腹部柔软,右上腹、剑突下压痛,无明显反跳痛,墨菲征阳性,肝区叩击痛。患者既往有高血压、脑梗死病史。入院后查B超示胆囊增大,胆囊壁增厚,肝内、外胆管扩张。血常规示白细胞计数 25.03×10^9/L,中性粒细胞百分比96.9%;C反应蛋白 22.23 mg/L;降钙素原 42.19 ng/mL;D-二聚体 18.90 mg/L;血生化示谷丙转氨酶 71 ng/mL,谷草转氨酶 169 U/L,总胆红素 80.5 μmol/L,直接胆红素 59.8 μmol/L,间接胆红素 20.7 μmol/L,血淀粉酶 50 U/L(↑)。初步诊断:急性胆囊炎,肝内、外胆管扩张。给予抗感染、补液、抑酸等对症支持治疗。2月6日,在超声引导下行经皮经肝胆囊穿刺置管引流术(PTGD)后,患者出现精神差,循环不稳定,炎症指标持续升高、血小板持续下降,血培养见大肠埃希菌,病情危重。给予持续心电、血压监护;低流量鼻导管吸氧 3 L/min;继续完善相关辅助检查,注意炎症指标及体温变化,根据病原学及时调整抗生素方案;抑酸预防应激性溃疡、维持电解质酸碱平衡等对症支持治疗。患者病情稳定后出院。

急性胆囊炎发病急,胆管梗阻和细菌感染是其发病的主要因素。老年患者随着机体各项功能的下降,胆囊壁变薄及胆囊收缩功能下降,容易引起胆囊内胆汁淤滞,细菌滋生发生感染,同时胆固醇及胆色素沉积形成结石,反过来诱

发胆囊炎，引起感染。加之老年人对疼痛及应激反应迟钝，导致临床症状不典型，难以早期诊治。

对于年龄＞65岁且合并长期的内科疾病、全身情况差的高龄高危患者，传统的治疗方法如腹腔镜或开腹胆囊切除术、胆囊造瘘术，均具有较高的术后并发症发生率和病死率。近年来，经皮经肝胆囊穿刺置管引流术逐渐开展，因其操作简单、创伤小，可迅速缓解症状，在高龄高危急性化脓性胆囊炎患者中的应用被迅速认可。

2. 护理

经皮经肝胆囊穿刺置管引流术（PTGD）：患者平卧位，于右侧锁骨中线与腋前线第7、8肋间进行皮肤消毒，局部麻醉穿刺点，在皮肤上切一小口，超声引导穿刺针经皮、经肝穿入胆囊。在抽出胆汁后经穿刺针放入导丝，再以扩张器扩开局部肌肉筋膜，最后经导丝放入8 F猪尾形导管。留取少量胆汁进行细菌培养和药敏试验，向胆囊腔内注射甲硝唑30~50 mL，用生理盐水反复冲洗直至冲洗液清亮，缝合固定导管，连接引流袋。

（1）术前护理

1）仔细询问患者病史，发现患者有不稳定型心绞痛、心功能不全及近期使用抗血小板聚集或抗凝药物等情况，应当报告医生，术前常规检查血常规、肝肾功能、凝血功能等。

2）老年患者对有创治疗容易产生恐惧、焦虑等心理状态，护理人员要进行适当心理疏导，告知患者手术的大致过程及手术的必要性和安全性，介绍医师的娴熟技能及以往成功病例，消除患者的不良心理状态，使其能够积极地配合治疗。

3）告知患者手术过程中需要配合医生适时地屏气，并训练患者掌握屏气方法。术前使用留置针建立静脉通道，术前30 min给予安定5 mg、山莨菪碱5 mg肌内注射。

（2）术中护理

1）协助患者摆好体位，连接心电监护仪监测心率、血压、氧饱和度，给予鼻导管吸氧，流量一般为 2~3 L/min。准备好无菌穿刺包、碘伏、无菌纱布、无菌手套、引流袋、常规急救药品与器械等。

2）配合手术医生，密切观察患者生命体征，指导患者在穿刺进针时屏气。发现患者有异常情况或不适主诉，及时报告医生，若患者疼痛明显，可给予布桂嗪或哌替啶等镇痛剂。

3）置管成功后，帮助医生用注射器先抽出胆汁留取标本做细菌学检查及常规检查，再用甲硝唑及生理盐水反复冲洗囊腔后接引流袋持续引流，妥善固定引流管。

（3）术后护理

1）生命体征的观察：术后嘱患者限制活动，卧床休息，最好平卧 72 h，予以心电监护，密切观察心率、氧饱和度、血压、体温等变化。

2）腹部症状、体征的观察：老年患者反应较迟钝，有时体征明显而症状较轻，护士应当仔细观察，不要忽视患者轻微的症状，任何新出现的腹部症状、体征均应引起重视，必要时报告医生，以便及时发现术后胆漏、腹腔感染等并发症的发生。

3）穿刺部位的观察：如有胆汁沿引流管外渗至皮肤，会引起胆汁性皮炎，表现为局部皮肤红肿、瘙痒。处理方法是进行引流管周围皮肤缝合加固或调整引流管位置，尽量减少胆汁的外渗，并加强局部皮肤消毒，及时更换敷料，防止局部皮肤受胆汁侵蚀而引起溃烂，待引流后胆囊内压力降低，胆汁外渗情况可自然减轻。

4）引流液的观察：术后妥善固定引流管，告知患者及其家属，患者下床活动时，应放置引流袋低于穿刺部位，防止胆汁反流造成逆行感染。翻身或活动时注意避免牵拉引流管造成脱出、扭曲、打折。密切观察引流液的颜色、性状，记录 24 h 胆汁引流量，如果胆汁引流量骤减，应考虑是否有堵管的可能，若冲洗引流管后仍无改善，应考虑有引流管脱出的可能。

5）合理饮食：指导患者少食多餐，尽量选择营养丰富、易于消化的高维生素食品，避免由于油腻、过甜的食物给患者的胃肠道造成太大压力。

3. 讨论

对于老年患者，术前需要考虑各种可能发生的情况，做好相应的预防对策，以提高手术的成功率。为保证手术的顺利实施，医护人员应做好充分的术前准备，完善各项检查，必要时术前请相关科室会诊、综合评估，围手术期请相关科室辅助与支持等，这些都是保证手术成功的必要元素。老年患者术后护理工作较重，相关危险因素较多，患者术后体力活动应量力而行，注意加强营养支持，少量多餐，适当运动。老年患者术后护理工作应当细心、精心、耐心，保证护理质量的同时也要注意护理安全。

参考文献

[1] 薛寒. 腹腔镜胆囊切除术对急性胆囊炎患者术后胃肠功能恢复及康复进程的影响 [J]. 现代诊断与治疗，2018，29（9）：1444-1445.

[2] 郭孝蓉. 急性胆囊炎患者腹腔镜胆囊手术整体护理干预体会 [J]. 中外医学研究，2016，14（14）：101-102.

（空军特色医学中心肝胆外科、老年医学科：孔令红　邓　娟　李　琦）

四、心理疏导在高龄肺部感染患者护理中的应用1例

肺部感染在长期卧床的老年患者中较常见，也是影响老年患者生活质量的主要原因，甚至是导致其死亡的主要诱因。近年来随着临床护理研究的不断深入，有研究认为将心理护理应用于高龄肺部感染患者中或可获得更优护理效果。本文选取2例高龄（均＞90岁）肺部感染患者，针对高龄肺部感染患者的心理护理方法及临床应用价值进行深入探讨，为提高此类病患护理质量提供参考。

1. 病情及诊治经过

病例1

患者，男，101岁。患者于18年前发现血糖升高，并诊断为"2型糖尿病"，长期饮食控制和药物治疗，平素血糖控制尚可。2018年4月诊断为"糖尿病肾病"；2018年9月因"呛咳"导致肺部感染，开始予以鼻饲饮食，每日入量约为2 400 mL，摄入热量约1 320 kcal。患者既往有"高血压、冠心病、快速眼动睡眠行为障碍、中度阻塞性睡眠呼吸暂停低通气综合征、老年痴呆、动脉狭窄（右侧大脑后动脉、左侧大脑中动脉）、颈动脉斑块"等病史。

病例2

患者，男，94岁。自2016年起，患者进食后频繁呛咳，体温波动在37.0~37.5 ℃，炎症指标升高，考虑为"肺部感染"，予以抗菌治疗后好转。2017年6月16日置胃管，给予全鼻饲饮食，肺部感染较前减少。近日，患者无明显诱因于2021年1月7日晨起出现嗜睡，尿量减少，最少为850 mL/d。偶有咳嗽、咳痰，体温均在正常范围内波动。急查各项指标提示：白细胞、嗜中性粒细胞、降钙素原、快速C反应蛋白均高于正常值；急查床旁胸片，结

果提示右肺新发弥漫性渗出性病变，双侧胸腔积液，左下肺实变。诊断为肺部感染，立即予抗感染、利尿、化痰、平喘等对症治疗。2021 年 1 月 7 日 22：00 患者嗜睡程度加深，经皮血氧饱和度 75%，立即经口咽通气道彻底吸痰，持续低流量吸氧，经皮血氧饱和度逐渐提升至 85%。急查动脉血气，结果提示重度呼吸性酸中毒，立即使用无创呼吸机辅助呼吸，加强肺部护理、加强叩背吸痰。2021 年 1 月 15 日患者炎症指标降至正常范围，二氧化碳分压正常，病情显著好转。

2. 护理

结合以上 2 例高龄患者的基本病情，分析得出，肺部感染尤其是伴有 Ⅱ 型呼吸衰竭的患者，吸痰和无创呼吸机辅助呼吸是两项不可或缺的临床护理操作。有效的护理操作会对患者疾病的治疗和功能的恢复产生非常大的影响。但因患者高龄，并伴有不同程度的认知功能障碍，在进行相应的护理操作时，不能很好地配合，甚至出现躁狂的情绪，这样既增加了护理难度，也不利于患者的病情恢复。因此对于不同的患者，我们采取了个性化的心理疏导方案。

1）针对不能配合佩戴呼吸机的患者，首先应进行语言安抚，对患者耐心地讲解佩戴呼吸机的益处。对于一些不能及时做出反应的老年患者，护士应适当地利用肢体语言来帮助他们加深理解。在对患者进行心理疏导时，一定要有耐心，言语缓慢、轻柔，不要有厌烦的情绪，并且给患者足够的反应时间，在患者应允后，才可进行相应操作。在佩戴呼吸机的过程中，要不定期进行护理查房，并适当地给予言语鼓励，例如，"再坚持一个小时我们就胜利啦……"，此类语言的运用，既可以增加患者的信心，同时也能够及时发现患者的病情变化。

2）针对不能配合吸痰的患者，护士应加倍耐心疏导，考虑到高龄患者的理解能力和认知能力减弱，且吸痰会给患者带来痛苦，不能耐受的患者会极度反抗，在沟通过程中护士可以通过和患者握手，轻抚患者肩膀，言语鼓励等方法，让患者放下心理防范，进而配合护理操作。同时，护士要告知患者，如果不吸痰会带来哪些不良影响、吸痰的注意事项等内容。当老年患者过度抗拒，难以配合治疗时，切不可强行进行护理操作，因为在患者情绪不稳时，强行吸痰会导致患者牙关紧闭，甚至会将舌头咬伤。

3）针对不能接受其他无创护理操作的高龄患者，如测血压、口腔护理、测指氧等，护士可以做相应的动作，如张嘴、伸舌头、抬胳膊、伸出手指，让患者模仿其动作，得到患者的有效配合后，我们的护理操作可以更轻松地开展。

4）针对不了解自身病情的患者，护理人员可利用健康手册、展板、画报一对一耐心讲解。对于因疾病所致生理不适从而影响心理情绪的患者，护理人员可提供符合其爱好的音乐、报刊、广播、电视等媒介，通过分散患者注意力缓解其身心不适感。

5）部分患者对治疗失去信心、惧怕死亡，护理人员可通过给予患者适当的陪伴、语言安抚、肢体鼓励，以及列举既往接受对症治疗后疗效显著的典型病例，提高患者战胜病魔的信心。

6）在进行心理护理的过程中，护理人员应多方面了解患者的情况，如家庭矛盾、配偶情况、患者与子女的关系情况，以及社会认同感等方面，并适时调整护理方案。对于有情绪的患者，引导患者说出其不良情绪产生的原因，耐心听取患者陈述，不要随意打断，并及时通过眼神关注、点头、握手等方式，使患者产生认同感，以利于患者获得更优质的心理护理效果。

7）为避免患者发生或加重肺部感染，针对陪护人员，每周可定期组织业务培训并通过考核的方式逐一把关。例如，卧床患者鼻饲饮食的角度，每间隔2 h翻身一次的重要性，教会陪护人员叩背的准确位置和手法。如果患者病情允许，每日可将床头摇至60°～90°让患者坐起，也可在征得医生同意后，每日协助患者在室内散步，使患者的舒适性得到提高，避免因不舒适感使患者产生不良情绪，导致患者厌倦护理操作，甚至产生排斥感；同时，陪护人员也可通过观看临床视频资料，了解哪些不良操作会引发肺部感染，并使其认识到发生肺部感染对患者的危害，甚至会出现影响生命的不良后果，以此提高陪护人员对肺部感染的认知度。

3. 讨论

研究表明，随着年龄的增加，机体各组织器官功能呈不同程度减退，免疫力降低，多种病症发生风险随之增加。另外，老年人群卧床时间有所增加，这也是导致老年人肺部感染增加的主要原因。既往临床针对老年肺部感染患者的常规护理措施的主要目的在于确保顺利实施各项医嘱及护理常规操作，而对患者心理状态的关注度较低，甚至无关注。近年来，随着临床护理领域逐渐由单一生理层面转向生理—心理—社会多层面，针对老年患者的心理护理也受到越来越多的护理工作者注意。肺部感染发生后，不仅增加原发疾病的治疗难度、家庭经济负担，同时也显著增加患者的死亡风险。由于部分患者不了解现阶段的自身病情，对其家属及医护人员向其病情的告知程度有所怀疑，甚至过度惧怕死亡，因此产生了不同程度的负面情绪。应注意由于个体差异客观存在，不同的超高龄肺部感染患者产生负面情绪的主要因素并不相同，主要表现在焦虑、抑郁等情绪方面及对护理满意度方面，并同时伴有拒绝治疗、食欲减退、活动减少、闭口不言，甚至出现心悸、心前区疼痛、呼吸不畅等临床症状。因此护理人员在为其进行心理护理前，应通过积极主动的有效交流掌握其现阶段的心理状态，结合患者本人病史、家庭成员情况等相关资料分析导致其负面情绪的主要原因，从而予以针对性的护理干预。虽然心理疏导不能适用于所有患者，但是大部分的有效沟通是可以收到较为理想的效果的。随着患者依从性的不断提高，临床护理工作可以有序地进行，患者的治疗效果也有了显著改善。

本次研究表明，对高龄肺部感染患者进行心理护理后，患者在情绪、饮食、睡眠、配合临床治疗及护理满意度方面有明显改善，与进行心理护理前比较，有显著差异，这对提升护理工作质量具有重要意义。

参考文献

[1] 韩兴红. 心理护理结合健康教育对高龄糖尿病患者自护能力及生活质量的影响 [J]. 当代护士（上旬刊），2018，25（10）：35-36.

[2] 冯娅. 个性化心理护理在高龄阿尔茨海默病临床治疗中的应用价值探讨[J]. 心理月刊，2019，14（22）：27-28.

［3］杨小娟．心理护理在普外科择期手术患者中应用的效果观察［J］．世界最新医学信息文摘，2019，19（21）：222-223.

［4］周海坤．心理护理及健康教育在高龄患者临床护理中的应用［J］．养生保健指南，2019（1）：87.

（空军特色医学中心老年医学科：刘　业　曹艳杰）

五、高龄患者皮肤坏死的个体化护理 1 例

外用膏药是一类固体或近似固体的剂型，是将药物与适宜的基质混合，其分为软膏和硬膏，主要应用于皮肤、外科等相关疾病。中药外用膏药临床疗效确切，但相关的临床应用技术规范还不完善，生活中自行应用外用膏药引发的过敏反应居多，尤其是老年人免疫力差、耐受性低，使用膏药时未按说明使用，不良反应的发生率更高。2018 年我科收治一名高龄患者，外用膏药导致皮肤坏死，随后经过 2 个月的精心诊疗、护理，皮肤愈合。

1. 病情及诊治经过

【病史】

患者，男，101 岁，因"右大腿皮肤坏死"于 2018 年 6 月 9 日入院。患者于 2018 年 5 月 18 日因右大腿后侧近臀部疼痛，在家外用消痛贴膏，贴于疼痛部位。1 d 后，膏药覆盖处逐渐出现皮肤红、皮疹、瘙痒、破溃、疼痛，后自行使用烫伤膏涂抹，未见好转。破溃范围逐渐扩大，面积有 8 cm×6 cm，且周围出现红肿，表面有黄白色液体渗出，并形成黑色痂皮，同时患者出现低热、体温为 37.1~37.3 ℃。患者既往有冠心病，长期服用扩张冠状动脉药物；2000 年因"双侧股骨头坏死"行右侧股骨头置换术，术后出现双膝关节骨关节炎，关节僵直，无法行走，长期坐轮椅。

【体格检查】

T 36.0 ℃，P 60 次 /min，R 22 次 /min，平卧位血压为 130/60 mmHg。神志清楚，精神尚可，正常面容，表情自然，营养良好。轮椅推入病房，被动体位，查体合作，语言正常，声音响亮，对答切题。右大腿内侧近臀部皮肤破溃严重，评估等级为深Ⅱ度。

【辅助检查】

血常规示白细胞计数 $1.1 \times 10^9/L$，其他指标正常；肝肾功能、生化等均正常。

【治疗】

因伴有感染，遵医嘱给予静脉滴注头孢呋辛钠抗感染治疗 9 d。

2. 护理

（1）一般评估

患者生命体征平稳，间断低热，无吸烟、饮酒。根据自理能力评估量表评估：重度依赖，生活需极大帮助或依赖别人。患者高龄，长期卧床，强迫体位，对右大腿后侧皮肤创面愈合不利，科室护士长与护士研究制订个性化护理。

（2）心理护理

老年人的心理健康直接影响其躯体健康和社会功能状态，使用老年人焦虑自评量表（SAS）评估该患者心理，分值为 10 分，为中度焦虑。患者皮肤受损处，虽然感觉迟钝，但痛觉明显，患者惧怕恢复不佳，形成压疮，担心预后差。针对这种情况，主动与患者及其家属沟通交流，积极向患者讲解皮肤的层次结构，告知患者通过细心的护理，皮肤会很快愈合，并向其讲解成功的典型病例，患者很快树立信心，积极配合各项护理。

（3）饮食护理

给予高热量、高蛋白、高维生素、易消化的食物，每日增添 57.1 g 肠内营养粉（安素）入饭食中，1 周共计 400 g（1 800 kcal 热量），营养补给充足。

（4）一般护理

1）病房环境：术后病房应保持安静、整洁、通风，室温在 25~28 ℃，湿度在 50%~60%。

2）体位护理：患者翻身时将海绵翻身垫置于背部，给予左侧卧位 2 h，右侧卧位 1 h，右侧卧位时将创伤面置于充气圈内，防止受压并给予气垫床保护皮肤。因患者膝关节僵硬，难以伸直，大腿下面垫一软枕，裤带稍微宽松，防止换药时药物蹭于衣物之上，影响换药效果。

3）生活护理：患者习惯性坐马桶时间偏长，坐位易加重皮肤创伤，护士协助并锻炼患者进行床上解尿、便，减少坐姿时间，以促进伤口愈合。

（5）换药护理

用 0.9% 生理盐水给予皮肤破损创面浸润，无菌剪刀进行逐层修剪、清创，每日 3 次。7 d 后皮肤创面全部修剪完毕，露出鲜红的肉芽组织。每日 9：00、16：00、20：00 给予换药，顺序依次为盐水湿润、利用氧气吹干皮肤、0.5% 碘伏消毒周围皮肤，待干后涂莫匹罗星凝胶，在坏死皮肤处覆盖优拓（图 2-5-1，彩图），吸收渗出液。涂重组人表皮生长因子凝胶，待干后，贴"美皮康"保护皮肤。换药期间和患者交流，转移其注意力，缓解疼痛，并及时告知皮肤愈合情况（图 2-5-2、图 2-5-3，彩图），树立患者的信心。

（6）疼痛护理

选用数字量表评分法（NRS）评估疼痛强度，分值为 3 分，属轻度疼痛。每天评估 1 次，给予心理支持并加强观察。注意患者疼痛的原因、部位、疼痛严重度，评分超过 4 分，报告医生，及时给予镇痛干预，睡前给予氨酚羟考酮 1 片口服。14 d 后，NRS 评分为 0 分，无疼痛。

（7）积极预防并发症

有皮肤完整性受损及发生肺部感染的风险。

3. 讨论

老年患者因皮肤变薄，含水量减少，表皮干燥，屏障功能降低，若使用止痛膏药不当，易造成伤害，又因胶原蛋白流失严重，创口愈合缓慢。法国优拓是一种没有黏性、非闭合性脂质水胶敷料，不与伤口和周围组织粘连，为伤口愈合提供环境，并且有利于渗出液的吸收和减少创面的感染。换药中，给予莫匹罗星抗感染。在创面修复过程中，使用重组表皮生长因子凝胶，使多个细胞和因子参与其中，表皮生长因子（EGF）作为具有重要调节作用的生物活性多肽，能够促进创面纤维化，促进血管生成并加速组织生长。"美皮康"敷料中的硅酮起到类似人体皮肤角质层的作用，可抑制创面表皮水蒸气蒸发，创造出一个利于创面愈合的湿润环境。老年患者皮肤一旦发生破溃，应进行有效治疗、精心护理及营养支持。总结：①做好老年患者心理护理是前提；②合理使用抗生素和进行日常生活饮食指导是保证；③按时有效换药是关键。

参考文献

[1] 田硕，白明，武晏屹，等. 中药临床外治技术规范的现状及发展趋势[J]. 中国实验方剂学杂志，2019，25（4）：1-5.

[2] 郭卫婷，王文君，曹英娟，等. 老年患者医用胶粘剂相关性皮肤损伤预防的最佳证据总结[J]. 中华护理杂志，2020，55（1）：62-67.

[3] 伏干. 老年人日常生活能力在慢性病与焦虑抑郁关系中的中介作用[J]. 中国心理卫生杂志，2018，32（10）：835-840.

[4] 戴付敏，王丽君，Christine B，等. 国外老年人皮肤干燥评估与干预的研究进展[J]. 中华护理杂志，2017，52（1）：53-58.

[5] 梁小玲，张慧君，梁霞，等. 美皮康敷料联合重组人表皮生长因子在烧伤创面修复中的应用研究[J]. 当代护士（上旬刊），2020，27（12）：77-78.

[6] 孔令红. 老年人使用止痛膏药讲究多[J]. 保健与生活，2020（7）：44-45.

（空军特色医学中心老年医学科：马　文　李　琦　邓　娟）

六、高龄患者使用套管针贴膜后足背皮肤损伤的护理 1 例

1. 病情及诊治经过

【病史】

患者，男，94 岁，因反复发生"肺部感染"给予输液治疗。患者血管条件非常差，右臂因脂肪瘤术后复发肢体肿大无法选用血管，左臂在多次更换套管针后穿刺难度加大。遂于 2019 年 8 月 18 日选用了左足背留置套管针，护士于 8 月 20 日输液时发现贴膜下出现一水疱，立即拔除套管针并保护足背皮肤，水疱破溃后留下皮肤创口，大小约 1.5 cm×3 cm，深达肌层，周围红肿，给予每日换药 3 次（见治疗），同时应用头孢曲松钠（2.0 g，1 次 /d）静脉滴注抗感染治疗。患者既往有高血压病 2 级、冠心病、心功能Ⅳ级、慢性肾功能不全（CKD 3 期）、胃窦部弥散性大 B 细胞淋巴瘤放化疗后等病史。

【体格检查】

T 36.5 ℃，P 72 次 /min，R 20 次 /min，平卧位 BP 114/68 mmHg。神志清楚，精神尚可，正常面容，表情自然，营养良好。左足静脉血回流稍差，轻微水肿，足背动脉搏动良好，皮温正常。

【辅助检查】

血常规示白细胞计数 11×10^9/L，中性粒细胞百分比 82%，红细胞计数 3.2×10^{12}/L，血红蛋白 92 g/L；C 反应蛋白 32 mg/L；生化、肿瘤全套、尿、大便常规化验均正常。

【治疗】

①积极治疗肺部感染，加强肺部护理预防坠积性肺炎，定时按摩双下肢预防深静脉血栓。②对症给予肠内营养支持治疗，继续给予扩张冠状动脉、改善心功能、纠正贫血等对症治疗。③足背皮肤破溃处给予换药护理，换药流程为碘伏消毒（图 2-6-1，彩图）→外用重组人表皮生长因子凝胶及莫匹罗星软膏→优拓覆盖→纱布包裹，每日换药 2 次。10 d 后创面表面附着干痂、坏死组织（图 2-6-2，彩图），阻碍肉芽组织生长，给予双氧水创口清创处理，无菌剪清除所有坏死组织，创面加深，换药流程改为双氧水清创→涂生长因子凝胶→依沙吖啶溶液 + 庆大霉素注射液 + 山莨菪碱（盐酸盐）注射液浸泡过的无菌纱布条填塞深部创面→优拓覆盖→纱布包裹，每日换药 3 次。坚持此换药方法 27 d 后足背损伤皮肤已完全愈合（图 2-6-3，彩图）。

医用贴膜引起皮肤损伤的相关因素：

1）患者自身因素：老年人皮肤菲薄、干燥、粗糙、皮下脂肪少，皮肤松弛、弹性减退，且因自身高龄，基础疾病多，皮肤抵抗力下降及敏感性增强，导致对套管针或贴膜的刺激不耐受而引发的皮肤损伤。

2）过敏体质：患者采用的是 IV3000 敷料固定套管针，大多数患者置管后采用 IV3000 敷料、3M 敷贴或酒精、碘伏消毒并不会发生过敏，但偶尔有患者接触到 IV3000 敷料上的聚亚安酯薄膜或矩阵涂布丙烯 K5 粘胶会发生迟发性变态反应，导致置管后数天或数月后发生接触性皮炎，继而损伤皮肤。

3）医源性因素：严格的无菌操作技术、手卫生及规范化的操作流程是重要的影响因素，如在使用 IV3000 敷贴时不规范的无张力粘贴方式或除去时未采用 0°/180° 等问题与皮肤损伤有着直接的关系。

2. 护理

（1）整体护理评估

给予患者综合性的护理评估：长期卧床，无自理能力，完全依赖他人；日间可起床坐于轮椅上休息 30 min，等级护理为二级护理；足背皮肤损伤，制订个性化换药护理方案，诺顿皮肤评分为 18 分；全鼻饲肠内营养，营养状态良好；无过敏史、无吸烟饮酒史；心理状态积极稳定；换药时轻微疼痛，疼痛评分为 3 分。

（2）足部损伤皮肤的护理

1）换药护理。

2）使用气垫床减压：给予患者防压疮气垫床，可以促进血液循环。每 2 h 翻身一次，翻身前后要对左足皮肤损伤部位认真检查并注意保护。更换体位时，动作轻柔、协调，切勿拖、拉、拽，防止二次损伤。

3）保持足部皮肤清洁、干燥：床单、被罩、衣服弄脏后要及时更换，避免水渍、尿渍、汗渍、便渍存留，损伤皮肤。

4）受压部位局部按摩：对易发生压疮的部位，如骶尾部、髂前上棘、内外踝、足跟部、肩胛、耳郭等骨骼隆突处可垫气圈或海绵垫等，以减轻皮肤受压并抬高患肢，帮助静脉回流，减轻左足水肿以加快皮肤的修复。

5）定时按摩双下肢：长期卧床是下肢深静脉血栓形成的常见原因，每日按摩下肢的肌肉组织 2 次，从小腿远端开始自下而上循序渐进，每次 15~20 min，可有效预防血栓形成。

（3）饮食护理

由于患者尝试经口进食期间，经常呛咳、误吸从而导致肺部感染，现已过渡为全鼻饲肠内营养膳食，每日肠内营养混悬液 TPF 500 mL+ 肠内营养混悬液 SP 500 mL，营养液热量为 1 200 kcal/d，加上多次补水，每日入量为 2 500 mL，鼻饲顺利，患者营养状态良好。

（4）心理护理

患者足背损伤皮肤换药时痛觉明显，每次换药都会表现出不愿意、不配合，护士们此时会很耐心地跟患者及其家属沟通交流，分散患者的注意力，将伤口愈合的变化一一告诉患者，鼓励患者要勇敢，树立患者对治疗的信心，使患者积极地配合换药工作。

（5）疼痛护理

患者刚开始换药时的疼痛为轻微痛（疼痛评分为 3 分），可以忍受，但是觉得不舒服，不愿意让护士去触碰，报告医生，给予耐心劝解。随着护士的微笑安慰和伤口的逐渐愈合，护士的轻声细语和耐心沟通换来了患者和其家属的感激，10 d 后疼痛评分为 0 分。

3. 健康教育

由于患者病程长，各脏器均有不同程度的功能减退，并伴有低蛋白水肿，长期卧床抬高床头后，下肢静脉回流稍差，足部水肿明显，导致皮肤张力大，皮肤变薄、变脆，出现创口后不易愈合。护士在平时的护理工作中会与患者及其家属积极沟通，避免引起皮肤损伤的相关危险因素，在发现问题后及时评估，做到精细化护理管理，合理地选择医用敷料及消毒液，同时向患者家属讲解皮肤护理的重要性，以使其积极配合并参与到护理活动中。

4. 讨论

老年人随着年龄的增长，皮肤和黏膜屏障作用减弱，细胞数量减少，皮下脂肪松弛，再生能力和弹性均降低，所以在临床治疗中针对不同的患者要选择合适的护理敷料。赵晓红等人的对比研究表明，IV3000 敷料与水胶体敷料联合使用，能显著提高患者的舒适度，可减少局部皮肤过敏反应，并可延长局部更换敷料的时间。

皮肤护理在护理工作中占很重要的位置，特别是针对长期卧床的高龄患者，保持皮肤的完整、干净、整洁就显得尤为重要。做好皮肤护理是预防皮肤损伤的重要措施之一，皮肤损伤一旦发生很难治愈。积极有效的皮肤护理干预是避免皮肤损伤发生的前提。近几年来，虽然我科患者的平均年龄为 96 岁，但随着护理水平的不断提高和护理人员责任心的不断加强，护理人员更加重视皮肤护理，保证了护理质量和患者安全，同时也促进了医、护、患的和谐相处。

参考文献

[1] 刘莉，吴晶，刘丹萍. 肿瘤化疗患者 PICC 置管处皮肤过敏护理进展 [J]. 中国妇幼健康研究，2017，28（S2）：214-215.

[2] 彭昭葵. 危重症患者皮肤护理的临床探讨 [J]. 医学理论与实践，2013，26（6）：808-

810.

［3］粟溯，崔洁. PICC 导致医用粘胶相关皮肤损伤的原因分析和护理研究现状［J］. 实用临床护理学电子杂志，2020，5（5）：190.

［4］周劼. 中心静脉通路患者医用粘胶相关性皮肤损伤［J］. 系统医学，2018，3（23）：196-198.

［5］张升莉，郝丽娟，万菊芬. 重症颅脑外伤患者的皮肤护理［J］. 现代中西医结合杂志，2007，16（34）：5190.

［6］王泠. 压疮的管理（二）［J］. 中国护理管理，2006，6（2）：62-64.

［7］赵晓红，张玉洁，王昕，等. IV3000 贴膜联合水胶体敷料在夏季儿童 PICC 置管中的应用［J］. 中国医药指南，2018，16（34）：110-111.

（空军特色医学中心老年医学科：马艳敏　马　文　刘海艳）

七、无创呼吸机预见性护理干预1例

1. 病情及诊治经过

【病史】

患者，男，94岁。既往有慢性肾功能不全、胃窦部淋巴瘤幽门梗阻、右肺中叶占位性病变、心功能不全病史，遂长期卧床住院治疗，患者吞咽能力差，曾反复出现呛咳导致肺部感染。患者近期体温正常，无明显咳嗽、咳痰，2021年1月1日出现四肢及阴囊处轻度水肿，尿量较前减少，给予利尿等对症处理。1月6日患者出现精神欠佳，尿量为850 mL，身体多处出现水肿；血常规示白细胞计数15.4×10^9/L，血红蛋白109 g/L，中性粒细胞百分比80.5%，淋巴细胞百分比16.3%；C反应蛋白17 mg/L；降钙素原0.139 ng/mL；胸片较前对比提示右肺弥漫性渗出性炎症，双侧胸腔积液。诊断为肺部感染、多器官功能不全，给予消炎、化痰、利尿等对症治疗。1月7日患者出现嗜睡程度加深，经皮血氧饱和度75%，动脉血气结果示酸碱度7.233，二氧化碳分压95.0 mmHg，氧分压101.5 mmHg，剩余碱9.3 mmol/L，提示Ⅱ型呼吸衰竭。

【治疗】

给予美罗培南注射用粉针抗感染，氨溴索化痰，呋塞米和小剂量多巴胺利尿对症治疗，以及无创呼吸机辅助呼吸。

2. 护理

（1）心理护理

原因：患者神志清楚，有恐惧、焦虑的情绪，使用呼吸机时不配合。

护理对策：创造良好的治疗环境，护士耐心介绍使用无创呼吸机的目的、方法及治疗过程中可能出现的问题，并进行呼吸指导，让患者进行深而慢的、有节律的呼吸。加强巡视，给予患者心理指导，鼓励安慰患者，帮助患者缓解紧张、恐惧等心理，摆放舒适体位以提高患者依从性。

（2）压迫性损伤的护理

原因：由于无创呼吸机需要进行固定，面罩与皮肤贴得过紧或长时间压迫，均会产生压迫性损伤，甚至并发感染（图 2-7-1，彩图）。

护理对策：诺顿评分评估患者皮肤为 10 分（高危风险）。保持脸部清洁，选择合适的面罩，面罩松紧度适宜，以通过 1 个或 2 个手指为宜。每小时检查一次，间歇性松开休息减少压迫，避免损伤。戴面罩时鼻梁上方垫自制 U 形棉布内垫，暂停呼吸机时及时涂抹赛肤润（图 2-7-2，彩图），局部外敷、按摩。效果如图 2-7-3（彩图）所示。

（3）咽干、咽痛及排痰障碍的护理

原因：呼吸机的氧气没有进行充分的湿化，送气量大，流速快，水分丢失。吸入后引起患者咽干、咽痛及痰液黏稠且难以排出体外。

护理对策：呼吸机湿化罐中及时加入无菌蒸馏水，湿化罐温度控制在 35~38 ℃，湿度控制在 60%~70%，湿化量以 20 mL/h 为宜。根据血气分析及时调整通气压力。加强气道护理，保持呼吸道通畅，向患者及其家属讲解咳嗽、吸痰的重要性。按时超声雾化吸入及物理振肺排痰，以协助有效排痰。

（4）吸入性肺炎的护理

原因：口腔分泌物、胃内容物、反复呛咳容易造成吸入性肺炎。

护理对策：使用呼吸机前后彻底吸痰，吸痰时戴无菌手套，动作轻柔，尽量一次性将深部分泌物吸尽，减少刺激次数。肠内营养液以 80 mL/h 营养泵持续泵入，适当地抬高床头，有利于减少误吸的风险。

（5）胃肠胀气的护理

原因：患者配合不佳，导致频繁地吞咽和张口呼吸、说话，使得气体进入胃肠道；面罩压力大于食管括约肌压力可使食管括约肌打开，引起气体直接进入胃。

护理对策：呼吸机治疗时压力由小至大，循序渐进，使患者逐步适应。安抚患者，指导患者积极配合鼻吸气，口呼气，避免说话。肠内营养结束 2 h 后给予胃肠减压 1 次 /d。

（6）刺激性角膜炎的护理

原因：由鼻面罩漏气所引起，比如面罩过大或者佩戴不恰当。

护理对策：选择合适的面罩，加强巡视。如发生该症状，予抗生素眼药水对症治疗。

参考文献

[1] 李红颖. 无创呼吸机治疗呼吸衰竭所致并发症的预见性护理干预效果观察 [J]. 实用临床护理学电子杂志，2017，2（44）：35，37.

[2] 周艳. 重度肺炎致呼吸衰竭抢救中无创呼吸机辅助呼吸的护理方案探讨 [J]. 中国初级卫生保健，2019，33（7）：96-97.

[3] 卢璇，张建薇. 1 例行无创呼吸机辅助呼吸老年科危重症病人的皮肤护理 [J]. 全科护理，2018，16（29）：3706-3707.

[4] 罗薇，田媛，李俊. 循证护理在行无创呼吸机治疗 COPD 合并 Ⅱ 型呼吸衰竭患者中的应用 [J]. 齐鲁护理杂志，2019，25（13）：79-81.

[5] 陈玲. 在重症肺炎致呼吸衰竭患者抢救中无创呼吸机辅助呼吸的护理干预 [J]. 医疗装备，2019，32（1）：170-172.

（空军特色医学中心老年医学科：王丽娟　宋娜娜　张立宁）

八、高龄患者急性上肢动脉血栓形成的护理及体会1例

急性动脉血栓形成大多继发于局部动脉原有病变（如动脉粥样硬化、医源性或外伤等因素）或全身系统性疾病（如抗凝血酶Ⅲ、蛋白质 C 或蛋白质 S 缺乏）。上述病变导致的急性动脉血栓形成，可引起肢体或脏器缺血。急性动脉血栓形成病情危急，易导致肢体局部缺血性坏死，后果严重。因此早发现、早诊断，对患者进行合理的治疗及护理对改善预后意义重大。

1. 病情及诊治经过

【病史】

患者男性，93 岁，2010 年诊断为直肠癌，在我院行直肠癌根治术并乙状结肠造瘘术，术后恢复好，生活能够自理。2012 年 7 月，诊断为右肺癌（原发可能性大），行右肺中叶强放射治疗，治疗后病情稳定。2020 年 4 月 30 日患者出现发热，体温最高为 38.9 ℃，呼吸道症状较前加重，遂住院治疗，复查胸片提示双肺慢性炎症、右侧胸腔积液，给予抗感染、化痰治疗后症状及炎性指标好转。患者喘憋明显，遵医嘱急查动脉血气分析，护士选择左侧肱动脉穿刺，过程顺利，采血完成后用无菌干棉签按压 10 min，观察穿刺点未出血。5 月 13 日，护士查房过程中发现患者左侧卧位，压迫左手致皮肤颜色发绀，给予平躺，观察 15 min 后左手皮肤发绀未缓解，并且逐渐加重，左手逐渐变为青紫色（图 2-8-1，彩图），并伴有左手疼痛，皮肤温度低，左侧桡动脉搏动消失，急测左手指氧饱和度为 30%，立即通知值班医生，抽血急查 D- 二聚体定量为 5 952 ng/mL，急请超声科查双上肢动静脉，超声显示左上肢肱动脉附壁血栓形成。既往史：①右肺癌 TOMO 放疗术后；②直肠癌根治术后；③右肺阻塞性肺疾病急性发作；④胸腔积液。

【体格检查】

T 37.1 ℃，P 96 次 /min，R 24 次 /min，BP 102/52 mmHg。生命体征正常，左手皮肤温度 35.5 ℃，神志清楚，慢性病容，表情不安，偏瘦，被动体位，查体合作，语言沟通正常，对答切题，不能经口进食，鼻饲饮食。

【治疗】

依诺肝素钠 6 000 IU 皮下注射，q12 h；前列地尔注射液 10 μg 小壶入，1 次 /d；氯吡格雷 75 mg 口服，1 次 /d，抗血小板治疗。6 月 29 日停用依诺肝素钠，改为口服利伐沙班 5 mg，1 次 /d。

经过 48 d 精心治疗和护理后，患者左上肢皮肤温度恢复，颜色逐渐红润，桡动脉搏动逐渐明显，左手疼痛逐渐消失。于 7 月 1 日复查上肢血管超声显示左侧肱动脉至尺动脉、桡动脉上段血栓管腔部分再通，较前明显改善。出院时患者 T 36.7 ℃，P 65 次 /min，R 18 次 /min，BP 98/42 mmHg，左手指氧饱和度 85%~95%，化验 D- 二聚体定量降至 477 ng/mL，较前均有明显改善；左手颜色恢复至正常（图 2-8-2，彩图），皮肤温度 36.2 ℃，恢复正常，左侧桡动脉搏动恢复。

2. 个体化优质护理

（1）注重心理护理

责任护士增加与患者及其家属交流的次数，了解患者内心的感受，告知疾病的基本知识及治疗成功的案例，帮助患者建立战胜疾病的信心，缓解患者及其家属的焦虑情绪。

（2）强化基础护理

给予碳酸氢钠注射液口腔护理，每日 2 次；护士巡视病房时给予小喷雾加温水湿润口腔，并叮嘱患者家属如发现患者口唇干燥，及时给予温水喷雾湿润；用新洁尔灭会阴擦洗，每晚 1 次，保持会阴清洁，清洁后用干纱布擦拭多余的水分，尤其是腹股沟及会阴皮肤褶皱处保持干燥；保持床单位整洁、舒适、没有碎屑，使用气垫褥、体位垫等预防压疮。

（3）病情观察及预见性护理

持续给予患者低流量吸氧，准备负压吸引装置、抢救车于床旁备用。持续心电监护，密切观察患者病情变化，并观察其他部位有没有栓塞的症状。严密观察神志、瞳孔、意识是否正常，以及体温、脉搏、呼吸、血压及双侧指氧饱和度，每半小时记录1次。每班观察并记录患肢弹性、色泽、皮温、动脉搏动情况。每天对患肢及对侧肢体相同部位的周径进行测量，观察肿胀消退情况，做好记录。严密观察、加强巡视，注意观察左上肢皮肤颜色变化，有无加重倾向，观察其他肢体有无血栓的症状。2 h翻身一次，左侧卧位时间不超过1 h，勤观察易发生压疮的部位，有皮肤压红时给予按摩并涂抹赛肤润保护。

（4）保证营养供给

加强营养，给予鼻饲肠内营养液，制订个体化鼻饲量表。肠内营养液，顿服，每次250 mL，每日4次，总量1 000 mL，再辅以口服药加水1 200 mL，每日总入量为2 200 mL，以维持水电解质平衡。

（5）观察药物不良反应

密切观察患者有无输液反应，避免各种创伤性操作，集中采血，减少穿刺次数，穿刺点按压至少10 min。观察并指导患者及其家属自我观察有无出血倾向。

（6）呼吸道护理

嘱患者绝对卧床休息，保持呼吸道黏膜湿润；遵医嘱给予雾化吸入，每次雾化完成后给予排痰仪物理振肺排痰；鼓励患者自主咳痰，自主咳痰有困难时给予吸痰；观察痰液的颜色、性质、痰量，并做好记录。

（7）重中之重——患肢护理

嘱患者严格卧床休息。使用溶栓药物之前将床头抬高或患者采取半卧位，患肢制动，避免长时间左侧卧位，以免影响血液循环，患肢低于心脏平面15°，以免栓子逆流或体位性缺血的发生。完成溶栓治疗后，将患肢抬高以促进回流，避免患肢肿胀的发生；采用棉毯、毛巾等轻微包裹以保暖；禁止按摩患肢；禁止在患肢做穿刺及测量血压等操作；鼓励患者左手做"抓握"动作，每天1~2次，每次5 min，可促进左上肢静脉血液回流；严密观察左上肢皮肤温度，每半小时观察桡动脉搏动情况，以及周围皮肤组织有无缺血坏死，并做好记录；保持手部卫生，用温水洗手，以免烫伤；皮肤瘙痒时，给予涂抹抗敏止痒霜，避免手抓，以免感染。

3.讨论

动脉血栓的发病因素主要有血管源性、医源性和心源性，好发于有家族史、糖尿病史，男性＞45岁、女性＞55岁，有吸烟、饮酒史，肥胖、运动少，以及生活不规律、过度紧张，饮食不健康的人群。动脉血流速度快，一般不易形成血栓，该患者为肿瘤晚期，血液处于高凝状态，肱动脉穿刺后造成血管壁损伤、斑块破裂，从而诱发患者急性左上肢动脉血栓形成。由于上肢动脉血栓非常少见，经超声检查汇总影像结果，并结合D-二聚体定量明显增高及血管外科会诊意见，综合考虑符合上肢动脉血栓的改变，可确诊左上肢肱动脉血栓。

该患者主要表现为左手苍白、皮温低、桡动脉搏动消失、指氧饱和度降低等体征，由于患者及其家属对本疾病不了解，加上患者高龄且伴有患肢疼痛，不清楚病情会如何转归，有很大的焦虑情绪，护理团队对患者给予个体化心理护理，使患者和其家属消除了心理负担。血栓引起左上肢缺血、缺氧，长时间缺血、缺氧会引起坏疽发生，应严密观察病情，对可能发生的护理问题提前进行干预，对患肢的变化严密监测。患者肿瘤晚期消耗明显、消瘦、长期卧床，易发生压疮，应定时翻身。由于左侧上肢血栓引起血液循环不畅，患肢缺血、缺氧，不易长时间压迫，若长时间压迫有致残的风险，故每小时翻身一次。有文献报道有患者在输注前列地尔时出现头晕、脸面潮红、心悸等症状，停药后消失。因抗凝、溶栓药物的使用，患者处于低凝状态，易出现内出血及皮下出血，因此使用抗凝药物期间应注意观察有无发生药物不良反应，适当延长穿刺后按压时间。参考Balas肢体栓塞分级，患者属于Ⅰ期，可见皮温降低、皮肤苍白、肢体疼痛、近端动脉搏动消失，但患者合并较多基础疾病，又是高龄患者，因此要特别注意对患肢的护理。热敷会加快组织代谢而造成缺氧加重，且栓塞之后患肢感觉损害，对温度变化不敏感，热敷难以控制温度从而增加灼伤发生风险，冷敷则可引起血栓收缩而加剧缺氧，且对侧支循环的建立及痉挛的解除不利，因此患者禁止使用冷、热敷。经过以上综合的细致化优质护理干预措施后，患肢的症状体征明显改善，患者痛苦减轻，生活质量明显提高，患者家属对治疗和护理效果比较满意，达到预期护理目标。

急性动脉血栓有致残的风险，所以要引起重视，责任护士必须要有高度的责任心，及时巡视病房，同时要有细心和耐心，做到密切观察患者病情的变化，发现问题及时处理，注重细节，优质护理，使患者得以早日康复。

参考文献

［1］金芳. 骨科临床实用护理［M］. 北京：科学技术文献出版社，2006.

［2］赵婷. 冠心病经皮冠状动脉介入术后患者下肢深静脉血栓形成的预防性护理［J］. 血栓与止血学，2020，26（1）：136-137.

［3］陈秀玲. 一例膀胱动脉栓塞术后致股动脉血栓的护理体会［J］. 云南医药，2016，37（6）：717-719.

［4］杨兵. 急性下肢动脉血栓栓塞症的溶栓治疗及护理［J］. 血栓与止血学，2018，24（5）：859-861.

［5］施群，王玉琦. 实用外科学（上册）［M］. 北京：卫生人才出版社，1994.

［6］康玉柱，王锦. 急性肢体动脉栓塞的外科治疗［J］. 内蒙古中医药，2014，33（4）：31，77.

（空军特色医学中心老年医学科：张立宁　崔　菲）

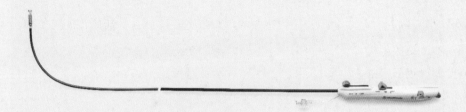

图 1-8-6　Micra 起搏器输送鞘（23 F）

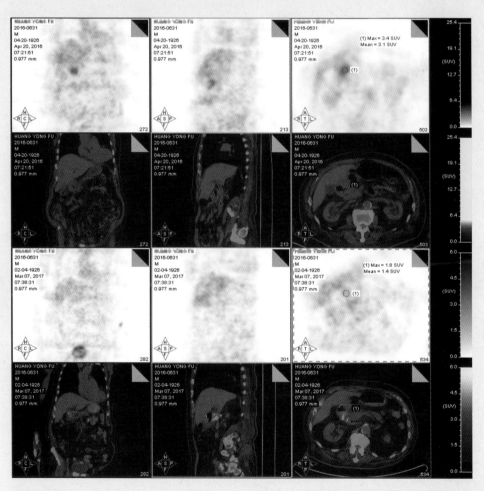

图 1-16-1　2016-04-20 PET/CT 检查提示：胃窦部明显代谢升高肿物（圆形红色）；2017-05-07 PET/CT 检查提示：之前胃窦部高代谢物消失；未见淋巴结转移

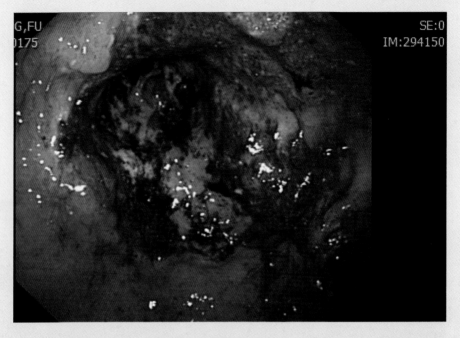

A组：胃镜提示：胃窦部溃疡病变、黏膜组织僵硬、易出血；未见淋巴结转移；幽门螺杆菌感染试验阴性

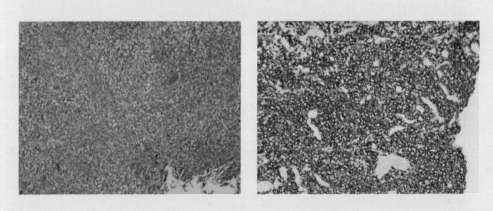

B组：组织病理学分析确诊：PGDLBL　　C组：免疫组化 CD20

图 1-16-2　胃镜、组织病理学和免疫组化检查结果

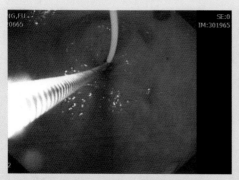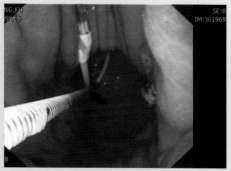

图 1-16-3　胃镜引导下放置鼻饲三腔管（胃－十二指肠－空肠）

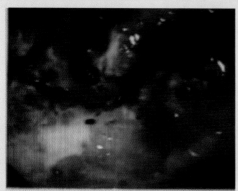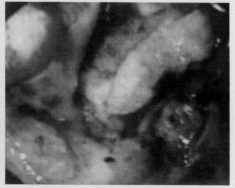

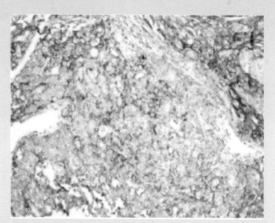

图 1-17-1　胃镜及病理：胃镜下见胃窦前壁大片浸润性病变，考虑恶性肿瘤，取病变组织送病理。病理报告胃窦至胃体小弯低分化腺癌，免疫组化：CKpan（+）、LCA（-）、Ki-67（70%+）、Her-2（0）

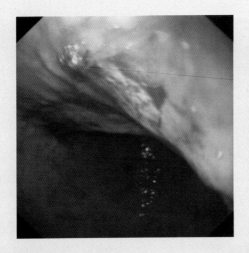
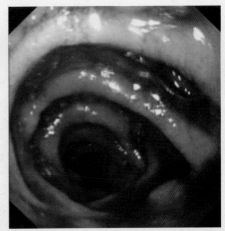

图 1-18-1　2013 年 11 月 11 日胃镜检查及钛夹治疗

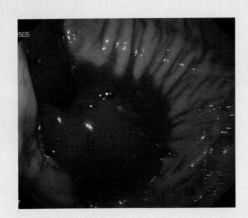
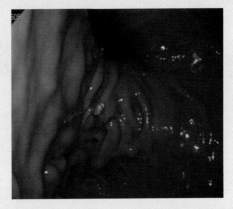

图 1-18-2　2013 年 11 月 16 日胃镜检查及钛夹治疗

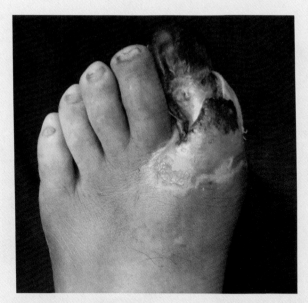

图 1-20-1　糖尿病足

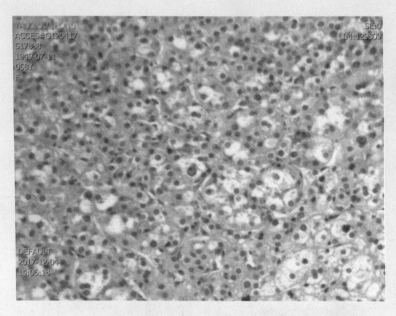

图 1-21-3　肾上腺病理

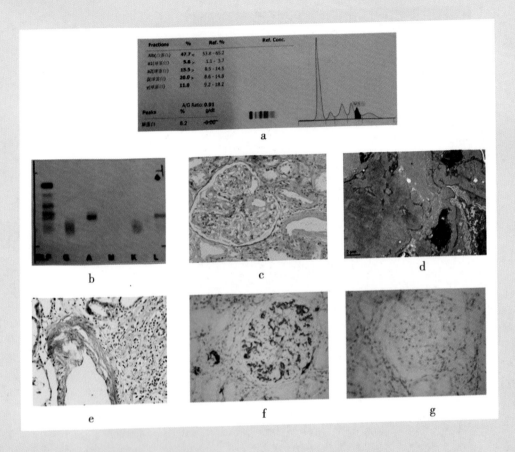

a. 血清蛋白电泳显示 M 蛋白;

b. 血清免疫固定电泳显示 M 蛋白为 IgA-LAM 型;

c. 肾脏病理显示肾小球系膜区及血管壁均有均匀粉染淀粉样物质沉积 (PAS 染色 ×400);

d. 电镜显示肾小球系膜基质增多,基底膜厚,可见大量纤维样物质沉积,直径 < 10 nm,排列紊乱,上皮细胞足突融合;

e. 刚果红染色 (+) (×400);

f. 免疫组化 LAM (+) (×400);

g. 免疫组化 KAP (−) (×400)。

图 1-22-1 血清电泳及肾活检病理结果

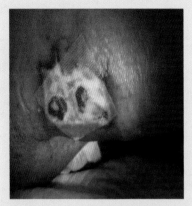

图 2-5-1　清创后优拓覆盖

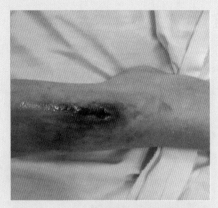

图 2-6-1　发现患者皮肤破溃后，及时去除敷料，碘伏消毒

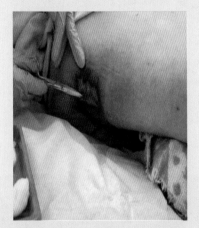

图 2-5-2　处理结痂皮肤

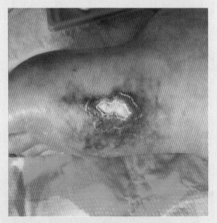

图 2-6-2　常规护理换药 10 d 后

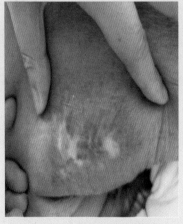

图 2-5-3　皮肤完全愈合

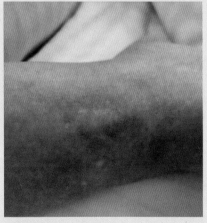

图 2-6-3　换药 27 d 后皮肤完全愈合

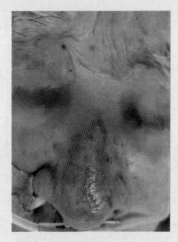 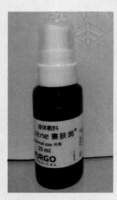 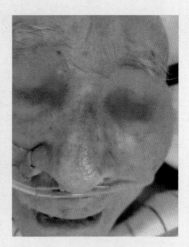

图 2-7-1　鼻部压迫性损　图 2-7-2　赛肤润　图 2-7-3　鼻部护理后
伤后

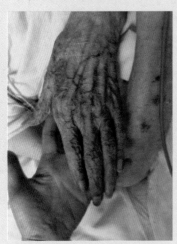 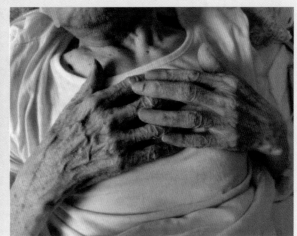

图 2-8-1　5 月 13 日发现左　图 2-8-2　7 月 1 日左手颜色恢复正常
手发绀